Juliane Falk
Basiswissen Demenz

Pflegepädagogik

Herausgegeben von Juliane Falk

Deltra Akademie ICA

Juliane Falk

Basiswissen Demenz

Lern- und Arbeitsbuch für berufliche Kompetenz und Versorgungsqualität

3. Auflage

BELTZ JUVENTA

Die Autorin

Juliane Falk, Jg. 1949, ist Erziehungs- und Sozialwissenschaftlerin mit 1. und 2. Staatsexamen. Sie war Leiterin einer Pflegeschule, Interne Auditorin (DGQ) und Referentin für Unternehmenskommunikation. Sie ist Mitherausgeberin und Redakteurin der Zeitschrift Pflege & Gesellschaft und freiberufliche Dozentin im Gesundheits- und Sozialbereich.

Ihre Arbeitsschwerpunkte sind Qualitäts- und Dienstleistungsmanagement, Informations- und Kommunikationsentwicklung, Schulberatung und Begleitung gerontopsychiatrisch erkrankter Menschen.

FSC
www.fsc.org
MIX
Papier aus verantwortungsvollen Quellen
FSC® C089473

Bibliografische Information der Deutschen Nationalbibliothek

Die Deutsche Nationalbibliothek verzeichnet diese Publikation in der Deutschen Nationalbibliografie; detaillierte bibliografische Daten sind im Internet über http://dnb.d-nb.de abrufbar.

1. Auflage 2004
2., völlig überarbeitete Auflage 2009
3., aktualisierte und erweiterte Auflage 2015

www.beltz.de · www.juventa.de
Druck und Bindung: Beltz Bad Langensalza GmbH, Bad Langensalza
Druck nach Typoskript
Printed in Germany

ISBN 978-3-7799-2402-9

Vorwort zur 3. Auflage

Die erste Auflage des Lern- und Arbeitsbuches „Demenz" erschien im Jahr 2004, 2009 die zweite, 2015 erscheint die dritte Auflage.

Als ich vor Jahren plante, ein Lern- und Arbeitsbuch für Personen zu schreiben, die Menschen mit Demenz und ihre Angehörigen beruflich begleiten, mutete das Thema eher exotisch an. Zwar waren den Begleitpersonen die Schwierigkeiten und Probleme – heute Herausforderungen genannt – in der Interaktion mit Menschen mit Demenz bekannt, in der öffentlichen Aufmerksamkeit fristete das Thema jedoch ein Schattendasein. Das hat sich in der Zwischenzeit geändert. Das Thema hat nicht nur die beruflich mit dem Thema Demenz befassten Berufsgruppen erreicht, sondern auch eine breite interessierte Öffentlichkeit – nicht zuletzt angestoßen durch politische Initiativen:

Hier einige Beispiele gesellschaftspolitischer Fördermaßnahmen:

Von 2002-2009 ist *„das Kompetenznetz Demenzen"* vom Bundesministerium für Bildung und Forschung (BMBF) gefördert worden. Es ist ein Forschungsverbund, das seit 2009 als eingetragener Verein (KND e.V.) fortbesteht. Die Ziele des Kompetenznetzes Demenzen sind u. a. eine effektivere Koordination der Demenzforschung durch gezielte Projektkoordinationen und interdisziplinäre Kooperationen, die Erarbeitung bundesweit einheitlicher Richtlinien für Diagnostik und Therapie demenzieller Erkrankungen, die Entwicklung wirksamerer Therapien usw.

Das *„Kompetenznetz Degenerative Demenzen"* ist ein Netzwerk von Forschungsprogrammen zu neurodegenerativen Erkrankungen, die zu Demenzen führen. Dabei werden u. a. Ursachen und Risikofaktoren, Entstehung und Entwicklung, Verlauf und Folgen, Vorbeugung und Therapie untersucht.

In der EU leben derzeit ungefähr 7,3 Millionen Menschen mit Demenz, eine Zahl, die sich bei steigender Lebenserwartung der Bevölkerung in den kommenden 20 Jahren wahrscheinlich verdoppeln wird. Die Demenz wird in allen EU-Ländern immer mehr zu einem Problem und verursacht gewaltige Kosten – laut Europäischer Kommission (2005) in ganz Europa ungefähr 130 Milliarden Euro. Daher wird in Europa ein neuer Weg in der Demenzforschung beschritten: Die EU-Kommission regt mit entsprechender Unterstützung EU-Länder an, ihre Forschungsressourcen zu bündeln, um doppelte Arbeit zu verhindern und die begrenzten Finanzmittel besser einzusetzen (URL: EU-Kommission, Stand 12.7.2014).

Wir können feststellen, dass sich nach wie vor beim Thema Demenz die Hoffnung auf Forschung und Wissenschaft konzentriert. Doch bisher gibt es immer noch keine wirksamen Heilungs- und Behandlungsmöglichkeiten, obwohl immer wieder von einem Durchbruch in der Demenzforschung berichtet wird.

Das „*Leuchtturmprojekt Demenz*" legte den Schwerpunkt auf eine Verbesserung der Versorgungssituation von Menschen mit Demenz und den Angehörigen. In den Jahren 2008 und 2009 wurden 29 Projekte vom Bundesministerium für Gesundheit (2011) gefördert, die durch ihre Vorbildfunktion dazu beitragen sollten, die medizinische und pflegerische Versorgung weiter zu entwickeln. Die geförderten Projekte bezogen sich auf vier Themenschwerpunkte:

- Nicht-medikamentöse Maßnahmen: Wirksamkeit, Nutzen, Stellenwert
- Was hilft den Angehörigen?
- Erfolgsfaktoren in der stationären Pflege von Menschen mit Demenz
- Koordinierung der ambulanten Versorgung – Netzwerke und andere Möglichkeiten.

Die durch das Leuchtturmprojekt Demenz gewonnenen Erkenntnisse werden durch das derzeitige Förderprogramm „*Zukunftswerkstatt Demenz*" des Bundesministeriums für Gesundheit ergänzt, in der Absicht die Erkenntnisse aus dem Projekt in die Routineversorgung zu integrieren. Die Umsetzung bezieht sich vor allem auf zwei Handlungsfelder:

- Aufbau regionaler Demenznetzwerke
- Unterstützung der pflegenden Angehörigen von Menschen mit - Demenz.

Ein weiteres Projekt ist die vom Bundesgesundheits- und Bundesfamilienministerium ins Leben gerufene „*Allianz für Menschen mit Demenz*". Informationsmängel und Vorurteile tragen dazu bei, Demenzpatienten und ihre Betreuer zu stigmatisieren und zu isolieren. Ziel der Allianz ist die Weiterentwicklung von Hilfen und Unterstützung für Betroffene sowie die Förderung von Verständnis und Sensibilität für Demenzerkrankungen, um so gesellschaftlicher Ausgrenzung entgegenzuwirken. Angestrebt wird die Gründung von Hilfenetzwerken im Lebensumfeld der Menschen mit Demenz und deren Begleiter, die als Lokale Allianzen mehr soziale Teilhabe und Hilfestellung ermöglichen.

Das Förderprogramm der „Robert Bosch Stiftung" „*Menschen mit Demenz in der Kommune*" unterstützt lokale Projekte, in denen zivilgesellschaftliche Aktivitäten zur Begleitung und Beteiligung von Menschen mit Demenz angestoßen und umgesetzt werden.

Darüber hinaus fördert die Robert Bosch Stiftung die Entwicklung und Umsetzung von Konzepten, die gezielt auf die Bedürfnisse von Patienten mit Demenz im Akutkrankenhaus eingehen.

Trotz dieser umfangreichen gesellschaftlichen und politischen Initiativen erscheint die Versorgungssituation von Menschen mit Demenz immer noch defizitär. Schaeffer und Wingelfeld (2008: 294) stellen in ihrer Untersuchung „Qualität der Versorgung Demenzkranker: Strukturelle Probleme und Herausforderungen" fest, dass die Gesundheitsprofessionen nicht hinreichend an die mit der wachsenden Zahl Demenzkranker verbundenen Anforderungen vorbereitet sind. Für die Profession der Pflege ist dies besonders unerfreulich, weil sie den intensivsten Kontakt mit den demenzkranken Patienten und ihren Angehörigen hat.

In mehreren Studien ist der Zusammenhang zwischen Versorgungsqualität und Qualifikation belegt worden. In der Studie „Möglichkeiten und Grenzen selbständiger Lebensführung" – MuG IV, gefördert vom BMFSFJ aus dem Jahr 2008, wird ein Zusammenhang zwischen dem Einsatz von gerontopsychiatrisch qualifizierten Kräften und einer gesteigerten Lebensqualität von Menschen mit Demenz zwar nur angedeutet (Schäufele, Weyerer 2008). In einer weiteren Studie zum Thema stellen Rüsing et al. (2008: 307) ausdrücklich fest, dass bei der Betreuung und Versorgung Demenzerkrankter das räumliche Milieu und die Pflegenden selbst in ihrer Wirkung auf Demenzerkrankte eine entscheidende Rolle spielen.

Indirekt lassen sich Rückschlüsse von der Qualifikation der Begleitpersonen auf die Versorgungssituation ziehen, wenn man sich der Frage nach dem demenzspezifischen Wissen von Pflegenden zuwendet. Die „Studie zur Demenzversorgung im ambulanten Sektor" (Grass-Kapanke et al. 2008: 35) „Wissensstand und Fortbildungswünsche der ambulanten Pflegedienste" zeigt auf, dass ein erheblicher Informationsbedarf zur Demenz besteht. Nur 9,2% der Pflegedienste fühlten sich sehr gut zum Themenkreis der Demenzen informiert. Weitere 35,5% gaben an, dass sie immerhin über ein ausreichendes Basiswissen verfügen. Jedoch die deutliche Mehrheit von 52,9% gab an, dass mehr Wissen über Demenzen ihre Arbeit erleichtern würde.

Die Autoren erhoben darauf hin die Fortbildungswünsche der Pflegedienste und ermittelten, dass sich die Themen insbesondere auf den direkten Umgang mit dem Patienten bzw. den Angehörigen beziehen. Spitzenreiter der Nennungen war das Thema „Umgang mit Demenzkranken", gefolgt von „Kommunikation mit Demenzkranken und Angehörigen". An dritter Stelle wurde „Angehörigenschulung" genannt mit dem Schwerpunkt: „Wie zeige ich dem Angehörigen auf, sich dem Demenzkranken gegenüber adäquat zu verhalten?" Es folgten Themen, die nicht in unmittelbarem Zusammenhang mit der alltäglichen Pflegesituation stehen, sondern eher ein Hintergrundwissen vermitteln. Dazu zählen Fortbildungswünsche zu „Rechtliche(n)

Aspekte(n) in der Versorgung dementer Patienten", „Ursachen, Diagnostik, Einteilung der Demenz" und „Therapie der Demenz". Das Thema „Umgebungsgestaltung der Demenzkranken" bildete den Abschluss im Themenranking (Grass-Kapanke et al. 2008: 36).

Die oben aufgeführten Einzelbeispiele zeigen auf, dass das Lern- und Arbeitsbuch nach wie vor aktuell ist und dem Anliegen der Leserinnen und Leser nach differenziertem Grundlagenwissen entspricht.

Ich habe die dritte Auflage des Lern- und Arbeitsbuches überarbeitet. Entwicklungen und Veränderungen in Gesundheitspolitik, Pflegewissenschaft, Gerontologie und Lehre, die eine Veränderung und Ergänzung der Inhalte notwendig machten, habe ich aufgenommen und eingearbeitet; u. a. habe ich Kapitel 3 „Behandlung und Begleitung demenzkranker Menschen" um die Lerneinheit „Therapeutische und psychosoziale Interventionen unter Berücksichtigung von Evidenz" ergänzt. Unter dem Anspruch einer evidenzbasierten Praxis werden Interventionen im Hinblick auf ihre Wirksamkeit erläutert.

Wie zu erwarten, habe ich insbesondere Kapitel 4 verändern müssen, weil in das Kapitel vor allem die Veränderungen aus der Politik einfließen mit ihren Auswirkungen und Folgen für die Menschen mit Demenz, die Angehörigen, Pflegekräfte und die Qualitätsentwicklung von Pflegeeinrichtungen.

Ich wünsche mir, dass die Lern- bzw. Lehreinheiten für Sie informativ, möglicherweise auch anschaulich, auf jeden Fall hilfreich für Ihre Arbeit mit demenzkranken Menschen sowie ihren Angehörigen sein werden.

Zu guter Letzt: Dass Demenzforschung die Bestätigung erbringt, dass „ein Gläschen in Ehren", niemandem verwehrt werden sollte, der Demenz vorzubeugen beabsichtigt, hätte ich auch nicht gedacht. Dies stellten jedenfalls Weyerer und Schäufele in einer Studie fest, die in dem psychiatrischen Fachblatt „NeuroTransmitter" veröffentlicht worden ist (Quelle: Hamburger Abendblatt 9.7.2014: 19). Die Betonung liegt allerdings auf „ein" und -„Gläschen" – na, wenn diese Nachricht nicht hoffnungsvoll stimmt …

Juliane Falk

Hamburg, im Juli 2014

Inhalt

Einleitung

Kaum ein anderes Gesundheitsproblem stellt gegenwärtig eine derartig große Herausforderung dar wie die Demenzerkrankungen. In der Europäischen Union leben laut EU-Kommission (2014) mehr als 7,3 Millionen Demenzkranke. Weltweit schätzt man die Zahl der Demenzkranken auf 36 Millionen Menschen. Man rechnet damit, dass die Zahl der Erkrankungen bis zum Jahr 2040 in den Industrieländern um die Hälfte ansteigen wird. Im Jahr 2030 werden es 66 Millionen und 2050 rund 115 Millionen sein. Das berichtet die Organisation Alzheimer's Disease International in ihrem World Alzheimer Report 2012. Die Zahl der von der Krankheit betroffenen und belasteten Angehörigen und Pflegekräfte ist verständlicherweise um ein Vielfaches höher.

Während in den vergangenen Jahren zahlreiche Ansätze in der pflegerisch-therapeutischen Begleitung entwickelt worden sind, von denen verschiedene Berufsgruppen, u. a. Pflegekräfte, Ergotherapeuten, Physiotherapeuten, Psychologen, Sozialarbeiter und nicht zuletzt Geriater und Gerontopsychiater, profitieren, fehlt es an wissenschaftlichen Erkenntnissen zu den Ursachen der Erkrankung. Es gibt bisher keine allgemeingültige Theorie über Ätiologie und Pathogenese insbesondere der Alzheimer-Krankheit. Es wird davon ausgegangen, dass die schweren psychischen Störungen und die gravierenden Veränderungen in der Persönlichkeit organisch bedingt sind. Die meisten Demenzkrankheiten sind immer noch nicht heilbar.

Darüber hinaus gibt es derzeit keine Medikamente, die in entscheidendem Maße den Krankheitsverlauf beeinflussen. Die Forschung konzentriert sich daher auf die biologischen Ursachen der Erkrankung und hilfreiche Medikamente.

Trotz der zahlreichen Erkenntnisse und einer Flut von Veröffentlichungen zum Thema Demenz lässt die Versorgungssituation Demenzkranker immer noch zu wünschen übrig. Angehörige und professionelle Begleiter[1] stoßen an ihre Grenzen, wenn sich die demenzkranken Menschen in einer für sie nicht nachvollziehbaren Weise verändern und die Kranken Verhaltensweisen entwickeln, die sie nicht einordnen können und sie belasten. Die demenzkranken Menschen selber sind nicht in der Lage, über ihr psychisches Erleben und Verhalten und über ihre Veränderungen zu berichten, so dass Unverständnis, Zurechtweisung und Isolierung zu einer täglichen Realität für die Demenzkranken werden können.

---

[1] Zur besseren Lesbarkeit habe ich in der Regel nur eine geschlechtsspezifische Bezeichnung gewählt, diese Bezeichnung gilt auch für das andere Geschlecht. Beide Bezeichnungen stehen gleichberechtigt nebeneinander.

Nun ist schon vor über 20 Jahren in zahlreichen Studien (u. a. Baltes, Gutzmann 1990; Wächter, Hirsch, Kortus, Stoppe 1996; Werner 1997; Hirsch 1994; Zgola 1989; Tackenberg und Abt-Zegelin 2000) belegt worden, dass informierte und qualifizierte Angehörige und Begleiter die Versorgung Demenzkranker verbessern – ein Ansatzpunkt, an dem das vorliegende „Lern- und Arbeitsbuch Demenz" anknüpft. Wissen ermöglicht Distanz und Nähe professionell auszuloten, und eröffnet Perspektiven im multiprofessionellen Handeln. Anliegen des Lern- und Arbeitsbuches ist es, die fachlichen, sozial-kommunikativen, methodischen und personalen Kompetenzen der professionellen Begleiter zu stärken. Das Buch führt in die Demenzkrankheiten ein, stellt Behandlungsansätze und die derzeit diskutierten Pflege- und Betreuungskonzepte vor, erläutert deren Evidenz und zeigt verschiedene Beratungsangebote auf. Es gliedert sich in vier Kapitel:

1. Grundlegende Informationen zu den Demenzen
2. Problemlagen erkennen in der Arbeit mit Demenzkranken und Angehörigen sowie in der eigenen Berufstätigkeit
3. Behandlung und Begleitung demenzkranker Menschen
4. Grundpfeiler in der Begleitung Angehöriger: Informieren – Beraten – Reflektieren

Diese vier Kapitel gliedern sich in weitere Unterabschnitte bzw. Lerneinheiten auf.

Kapitel 1 „Grundlegende Informationen zu den Demenzen" beschreibt im ersten Teil die Demografische Entwicklung, insbesondere die Entwicklung der Zahl der pflegebedürftigen und an Demenz erkrankten Menschen als eine Herausforderung für die Zukunft.

Darüber hinaus wird die Problematik der Früherkennung sowie der differentialdiagnostischen Abgrenzung aufgezeigt. Dabei werden andere, ähnliche Zustandsbilder von der Demenz abgegrenzt. Die Symptommuster der Demenzen werden nach ICD-10 (DIMDI 2013) beschrieben sowie mögliche Ursachen der Erkrankung vorgestellt.

Kapitel 2 zum Thema *„Problemlagen erkennen in der Arbeit mit Demenzkranken und Angehörigen sowie in der eigenen Berufstätigkeit"* beschreibt in Form eines Gesamtüberblicks den Verlauf der Demenz in drei Stadien. Es werden Erhebungsbögen vorgestellt, die in die Lage versetzen sollen, gezielt Verhaltensbeobachtung Demenzkranker durchzuführen und Angaben zum Verlauf der Erkrankung zu machen. Darüber hinaus werden Assessmentinstrumente zur Erfassung der psychosozialen Belastungssituation Angehöriger sowie der Pflegenden vorgestellt.

Kapitel 3 konzentriert sich auf die *„Behandlung und Begleitung demenzkranker Menschen"*. Dieses Kapitel gliedert sich in drei Hauptstränge:

Unter dem Thema „Psychosoziale und pflegerisch-therapeutische Begleitung" werden ausgehend von den in Kapitel 1 beschriebenen Symptommustern nach ICD-10 die entsprechenden pflegerisch-therapeutischen Grundsätze mit einzelnen Interventionen und Maßnahmen vorgestellt.

Der zweite Strang bezieht sich auf die medikamentöse Versorgung. Die Informationseinheiten vermitteln einen Überblick über

- die Medikamente, die die Hirnleistungsstörungen beeinflussen und
- die Medikamente, die bei den Verhaltensstörungen und Persönlichkeitsveränderungen ansetzen.

Der dritte Strang „Therapeutische und psychosoziale Interventionen unter Berücksichtigung von Evidenz" stellt Empfehlungsgrade entsprechend der S3-Leitlinien „Demenzen" für einzelne Interventionen vor.

In Kapitel 4 „Grundpfeiler in der Begleitung Angehöriger: Informieren – Beraten – Reflektieren" stehen die professionellen Begleiter im Mittelpunkt. Zu ihren Hauptaufgaben gehört die Beratung der pflegenden Angehörigen. Die häusliche Pflege eines an Demenz erkrankten Familienmitglieds ist für die Angehörigen eine Aufgabe, die mit körperlichen, seelischen und finanziellen Belastungen verbunden ist. Der hohe Zeit- und Kraftaufwand, besonders wenn ständige Anwesenheit erforderlich ist, kann zu gesundheitlichen Beeinträchtigungen, zur Vernachlässigung eigener Interessen und zu Konflikten mit den weiteren Familienmitgliedern und mit dem Freundes- und Bekanntenkreis führen. Zur Unterstützung pflegender Angehöriger und demenzkranker Menschen gibt es ein breites Spektrum professioneller Hilfsmöglichkeiten, z. B. ambulante, teilstationäre und stationäre Pflege- und Betreuungsmöglichkeiten für die Demenzkranken, zum anderen Unterstützungs- und Beratungsmöglichkeiten sowie Selbsthilfegruppen für die Angehörigen. Dieses Spektrum muss professionellen Begleitern bekannt sein, um zielorientiert und individuell beraten zu können.

Nicht nur die Angehörigen sondern auch die professionellen Fachkräfte sind in der Begleitung demenziell erkrankter Menschen durch Überforderung und Burnout gefährdet. Eine gerontopsychiatrische Fachkompetenz gepaart mit diagnostisch-methodischer, planerischer sowie psychosozialer (Gesprächsführungs-)Kompetenz ermöglicht einerseits, eine professionelle Distanz aufzubauen und erlaubt andererseits, eine für die Patienten heilsame Nähe zuzulassen.

Das Lern- und Arbeitsbuch will das notwendige kognitive und methodische Wissen sowie Grundlagen der Gesprächsführung vermitteln, um handlungsfähig in der Arbeit mit an Demenz erkrankten Menschen und den Angehörigen zu sein. Handlungskompetenz setzt sich aus den vier Kompetenzbereichen zusammen:

Fachkompetenz:
In der Demenzversorgung Tätige

- kennen die Krankheitssymptome, unterschiedliche pflegerisch-therapeutische Konzepte und die Bedeutung der medikamentösen Versorgung
- kennen die gesetzlichen Leistungen und Versorgungsangebote, um Angehörige zu beraten
- können Qualitätskriterien für die Versorgung Demenzkranker angeben

Soziale und kommunikative Kompetenz:
In der Demenzversorgung Tätige

- fühlen sich ermutigt, die Würde und den Respekt vor der Person in den Mittelpunkt ihrer pflegerischen und therapeutischen Interaktion zu stellen
- verstehen den demenziell erkrankten Menschen zu motivieren, seine Alltagskompetenzen aufrechtzuerhalten und ihn bei seinen kognitiven und sozialen Kompetenzeinbußen zu unterstützen
- wissen, dass eine vertrauensvolle und konstante Beziehung die Voraussetzung ist, dass der Demenzkranke Halt, Vertrauen und Orientierung findet
- fühlen sich verantwortlich für ihren eigenen Kompetenzbereich; diesen gestalten und organisieren sie in Absprache und Kooperation mit ihren Kollegen, anderen beteiligten Berufsgruppen und Vorgesetzten im Gesamtzusammenhang eines multiprofessionellen Auftrags

Planungs- und Methodenkompetenz:
In der Demenzversorgung Tätige

- ermitteln die Gesundheits- und Lebenssituation und beschreiben den Krankheitsverlauf mit Hilfe von Erhebungsbögen
- erstellen einen Pflegeplan entsprechend des Regelkreismodells, beachten dabei verhaltenstherapeutische Grundsätze und führen auf der Basis der Planung die Versorgung durch, dokumentieren den Verlauf und kontrollieren das Ergebnis durch Soll-Ist-Vergleich
- erstellen ein gerontopsychiatrisches Wohn- und Betreuungskonzept

Personale Kompetenz:
In der Demenzversorgung Tätige

- entwickeln Bereitschaft, ihr berufliches Handeln auf ethische Grundeinstellungen hin zu überprüfen. Sie orientieren ihr eigenes moralisches Handeln an einer Haltung des Respekts. Sie achten die Würde der Person in ihrem Anderssein.

- reflektieren sich in ihrer Beziehung zu den Patienten und Angehörigen und entwickeln eine „Suchhaltung" in Problem- und Konfliktsituationen und setzen sich mit ihren individuellen Belastungserfahrungen auseinander
- entwickeln sich fachlich und persönlich über selbst gesteuertes Lernen weiter.

Das Lern- und Arbeitsbuch regt zum selbst gesteuerten und eigenverantwortlichen Lernen an. Die oben aufgeführten vier Themenschwerpunkte sind einheitlich didaktisch gegliedert:

Nach einer Einführung in den Themenschwerpunkt des Kapitels folgt die Darstellung der einzelnen Lern- bzw. Informationseinheiten. Die Lerneinheiten werden jeweils eingeleitet durch eine Beschreibung der Ziele, die mit dem Durcharbeiten der Lerneinheiten verbunden sind. Übungs- und Reflexionsaufgaben, z. B. in Form von „Leittexten", am Ende der Informationseinheiten ermöglichen dem Leser/der Leserin, das erworbene Wissen zu reflektieren, zu überprüfen und/oder in der Praxis anzuwenden.

Das Buch liefert nicht nur dem/der interessierten Leser/Leserin die Wissensbasis, Demenzkranke fachlich kompetent zu begleiten. Es kann darüber hinaus die Grundlage bieten, um die Organisation konzeptionell und fachlich weiterzuentwickeln.

Demenz ist eine Herausforderung. Diese Formulierung legt eine positive und ermutigende Sichtweise nahe. Eine ermutigende Sichtweise sagt *„Ja zum Leben mit Demenz in geteilter Verantwortung"* (Klie 2001). Voraussetzung, um Verantwortung auf unterschiedliche Schultern zu verteilen, ist das Wissen um die vielschichtigen Dimensionen von Demenz.

Das Lehrbuch will zu dieser mehrdimensionalen Sicht- und Herangehensweise ermutigen und Begleiter befähigen, sich der „Herausforderung Demenz" zu stellen.

Didaktische Skizze

Das Buch hat einen doppelten Anspruch: es will ein Lehren und ein Selbstlernen mit Transfer in die Praxis ermöglichen. Den Lehrenden will es didaktische Anregungen geben, wie sie ihren Unterricht bzw. ihre Lehrveranstaltungen gestalten können. Den Lernenden will es eine Hilfe sein, selbst gesteuert zu lernen und ihr Wissen in der Praxis anzuwenden.

Die Frage, die mich bei der Erarbeitung dieses Lehr-Lernbuches bewegte war, in welcher Weise kann man anregen, Menschen mit Demenz zu begleiten, die über das, was sie stört oder freut, nicht mehr Auskunft geben können, die über ihre Motive, Gefühle und Gedanken nicht kausal berichten, die sich nicht mehr situationsadäquat verhalten können?

Es handelt es sich hier eigentlich um eine grundsätzliche Frage, die alle pflegerischen und sozialen Berufe betrifft: Wie lernen (Pflege)Schüler oder auch Mitarbeiter Menschen zu begleiten, die anders denken, sich – in den eigenen Augen – ungewohnt verhalten, die sich durch ihre Lebensentwürfe, Werte, Einstellungen und Normen von mir unterscheiden?

Ich möchte die Fragestellung unter drei Aspekten aufgreifen:

- Die Bedeutung von Leitbildern (Normen und Werte) für das Handeln
- Biografisches Lernen
- Ethisches Lernen

1. Die Bedeutung von Leitbildern (Normen und Werte) für das Handeln

Leitbilder sind bildhafte Ziel- und Normvorstellungen. Das Wort „Leitbild" besteht aus dem Bestimmungswort „Leit", also leiten bzw. Richtung geben, und dem Grundwort „Bild". Ein Leitbild gibt Richtung, weckt Emotionen, verdeutlicht ein erstrebenswertes Ideal, gewünschte Werte und Normen. Leitbilder geben dem Handelnden eine Struktur, sie wirken sinnstiftend und motivierend.

Leitbildern liegt ein bestimmtes Menschenbild zugrunde, auch wenn man sich dessen nicht bewusst ist. In unserer abendländisch-christlichen Kultur hat das christliche Menschenbild säkularisiert seinen Niederschlag gefunden u. a. in Rechtsprechung, Politik, den Grund- bzw. Menschenrechten, z. B. in Art. 1 Grundgesetz: „*Die Würde des Menschen ist unantastbar.*"
Welche Bedeutung haben Leitbilder für die gesundheitliche Versorgung von Menschen?

Im Zusammenhang mit der Versorgung kranker und pflegebedürftiger Menschen hat sich in den vergangenen Jahrzehnten ein Paradigmenwechsel vollzogen. Der selbst bestimmte Patient ist in den letzten 40 Jahren zum Leitbild im Gesundheitswesen geworden – der selbst bestimmte Patient, der zugleich ein selbst bestimmter Konsument ist als Teil einer Marktbeziehung, die scheinbar durch Rationalität und Gleichberechtigung gekennzeichnet ist. Diesem Leitbild liegt das Menschenbild des „Homo oeconomicus" zugrunde. Es beschreibt das Modell eines Menschen, der vor der Entscheidung alle möglichen Alternativen rational prüft und abwägt, der Prioritäten setzen kann und sich dann für die Lösung entscheidet, die ihm am meisten zusagt.

Gleichzeitig erfährt das Prinzip der Fürsorge unter dem Vorwurf des Paternalismus eine stetige Abwertung. Ohne Zweifel stellt die Autonomie eine Grundverfasstheit eines jeden Menschen dar. Nun verliert der Mensch mit Demenz im Verlauf seiner Krankheit zunehmend die Kontrolle über sein eigenes Leben. Ist dann das Prinzip der Autonomie hilfreich und angemessen im Umgang mit demenzkranken Menschen? Braucht es nicht eher einer Vergewisserung in dem traditionellen Wert, nämlich dem „Ethos der Fürsorge"? Fürsorge findet ihren Grund in der Natur des Menschen: in seinem Angewiesensein auf die Zuwendung anderer (Geisler 2004).

In der Versorgung und Begleitung von Menschen mit Demenz bedarf es eines Perspektivenwechsels, der das Prinzip der Fürsorge wieder anerkennt. Fürsorge heißt, für jemanden Sorge tragen, der für sich selbst nicht mehr Sorge tragen kann, Fürsorge im Sinne von Unterstützung und Beistand.

Leitbilder, gesellschaftliche Normen und Werte sind handlungsleitend; sie entscheiden darüber welche Ressourcen, welche Versorgungsleistungen für bestimmte Personengruppen zur Verfügung gestellt werden. Wie bewerten Sie, verehrte Leserinnen und Leser, die Bemühungen der Politik, die Lebenssituation der Menschen mit Demenz und ihrer Angehörigen zu verbessern (siehe dazu in Kapitel 4 die Lerneinheit „Gesetzliche Leistungen")?

Die in der (beruflichen) Sozialisation vermittelten Leitvorstellungen bestimmen zudem das Professionsverständnis sowie das Rollenhandeln der beteiligten Berufsgruppen. Leitbilder bzw. -vorstellungen werden zu einer Art Hintergrundfolie für die Reflexion und das darauf basierende berufliche Handeln. So kann ein Pflegeverständnis und Pflegehandeln, das Pflege auf verrichtungsbezogene Tätigkeiten im Minutentakt reduziert, den erkrankten Menschen nicht – schon gar nicht den an Demenz erkrankten – gerecht werden.

Aber auch gesellschaftliche Vorurteile über ein Krankheitsbild haben Einfluss auf die Versorgungssituation. Über die Jahre hat sich ein Schreckensszenario im Zusammenhang mit der Demenz aufgebaut, gegen das vorzugehen nahezu aussichtslos erscheint. Mit dem Begriff „Demenz" assoziieren die meisten Menschen Abbau, Ausweglosigkeit, Verzweiflung. Schreckensszenarien und die Furcht vor Kontrollverlust dienen aber eher der kollektiven Abwehr, denn der rationalen Auseinandersetzung und der Anerkennung, dass es Lebensqualität im Zusammenhang mit demenzkranken Menschen gibt. „*Die Frage, ob das Leben mit Demenz nur als Leiden oder ... als eine andere lebenswerte Form der menschlichen Existenz aufgefasst werden kann, ist für den Umgang mit dieser Erkrankung von grundsätzlicher Bedeutung*" (4. Altenbericht: 178).

Können Sie sich ein lebenswertes Leben mit Demenz vorstellen?

Im Jahr 2003 ist die „Charta der Rechte hilfe- und pflegebedürftiger Menschen" veröffentlicht worden. In der Charta wird der Versuch unternommen, die allgemeinen Menschenrechte, verankert im Grundgesetzt, zu übertragen auf die Gruppe der hilfe- und pflegebedürftigen Menschen. Allein die Tatsache, dass dieser Versuch unternommen wird, deutet auf eine Praxis hin, in der die allgemeinen Menschenrechte für diese Zielgruppe nicht uneingeschränkt gelten.

Die Charta geht zurück auf die Arbeiten des im Herbst 2003 vom Bundesministerium für Familie, Senioren, Frauen und Jugend und dem Bundesministerium für Gesundheit initiierten „Runden Tisches Pflege".

„Jeder Mensch hat uneingeschränkten Anspruch auf Respektierung seiner Würde und Einzigartigkeit. Menschen, die Hilfe und Pflege benötigen, haben die gleichen Rechte wie alle anderen Menschen und dürfen in ihrer besonderen Lebenssituation in keiner Weise benachteiligt werden. Da sie sich häufig nicht selbst vertreten können, tragen Staat und Gesellschaft eine besondere Verantwortung für den Schutz der Menschenwürde hilfe- und pflegebedürftiger Menschen", so heißt es im 1. Absatz der Präambel der „Charta der Rechte hilfe- und pflegebedürftiger Menschen" (Bundesministerium für Familie, Senioren, Frauen und Jugend; Bundesministerium für Gesundheit 2010: 6).

Die Charta enthält 8 Artikel, die diese Grundrechte näher erläutern und interpretieren. An dieser Stelle werden sie nur genannt:

Artikel 1: Selbstbestimmung und Hilfe zur Selbsthilfe

Jeder hilfe- und pflegebedürftige Mensch hat das Recht auf Hilfe zur Selbsthilfe sowie auf Unterstützung, um ein möglichst selbst bestimmtes und selbstständiges Leben führen zu können.

Artikel 2: Körperliche und Seelische Unversehrtheit, Freiheit und Sicherheit

Jeder hilfe- und pflegebedürftige Mensch hat das Recht, vor Gefahren für Leib und Seele geschützt zu werden.

Artikel 3: Privatheit

Jeder hilfe- und pflegebedürftige Mensch hat das Recht auf Wahrung und Schutz seiner Privat- und Intimsphäre.

Artikel 4: Pflege, Betreuung und Behandlung

Jeder hilfe- und pflegebedürftige Mensch hat das Recht auf eine an seinem persönlichen Bedarf ausgerichtete, gesundheitsfördernde und qualifizierte Pflege, Betreuung und Behandlung.

Artikel 5: Information, Beratung und Aufklärung

Jeder hilfe- und pflegebedürftige Mensch hat das Recht auf umfassende Informationen über Möglichkeiten und Angebote der Beratung, der Hilfe, der Pflege sowie der Behandlung.

Artikel 6: Kommunikation, Wertschätzung und Teilhabe an der Gesellschaft

Jeder hilfe- und pflegebedürftige Mensch hat das Recht auf Wertschätzung, Austausch mit anderen Menschen und Teilhabe am gesellschaftlichen Leben.

Artikel 7: Religion, Kultur und Weltanschauung

Jeder hilfe- und pflegebedürftige Mensch hat das Recht, seiner Kultur und Weltanschauung entsprechend zu leben und seine Religion auszuüben.

Artikel 8: Palliative Begleitung, Sterben und Tod

Jeder hilfe- und pflegebedürftige Mensch hat das Recht, in Würde zu sterben.

Konsequenzen, die sich für den Lehr-Lern-Prozess ergeben, sind einmal die dem Handeln zugrunde liegenden Leitbilder und -vorstellungen offen zu legen und zu reflektieren. Zum andern – auf dem Hintergrund pluraler Anschauungen und Lebensentwürfe –, Lernende dafür zu sensibilisieren, die eigenen Werte und Normen im Handeln wahrzunehmen, die eigene Position im Dialog zu vertreten, offen zu sein für andere Denkweisen und Überzeugungen und im Vergleich mit anderen Vorstellungen gegebenenfalls die eigenen zu korrigieren und weiterzuentwickeln.

2. *Biografisches Lernen*

Die mit den Hirnleistungsstörungen bei Demenz einhergehenden Veränderungen werden als Verhaltens- und Persönlichkeitsstörungen beschrieben. Der Begriff „Störung" soll den problematischen Gebrauch der Begriffe „Erkrankung" bzw. „Krankheit" ersetzen. *„‚Störung' ist kein exakter Begriff"*; er soll laut ICD-10 *„einen klinisch erkennbaren Komplex von Symptomen und Verhaltensauffälligkeiten anzeigen, die immer auf der individu-*

ellen und oft auch auf der Gruppen- oder sozialen Ebene mit Belastung und mit Beeinträchtigung von Funktionen verbunden ist" (DIMDI 2013: 23).

Man verbindet mit „Störung" Verhaltensweisen wie „Aggressivität, Agitation, Wandering, sexuelle Enthemmung, disruptive Vokalisation, Apathie und Depressivität" (Bartholomeyczik et al. 2008: 342). Für diese Persönlichkeits- und Verhaltensstörungen hat sich in der Pflegewissenschaft der Begriff „herausforderndes Verhalten" etabliert. „*Dieses oft wie eine unliebsame Symptomatik der Demenz behandelte Verhalten sollte als mögliche Ausdrucksweise von Bedürfnissen der Menschen mit Demenz betrachtet werden und gewinnt dadurch den Charakter einer Botschaft, die in der Interaktion angesiedelt ist und dort nach einer Antwort sucht. Daher werden diese Verhaltensweisen als herausfordernd bezeichnet*" (ebenda).

Psychosoziale Mängel sind beispielsweise häufig die Ursache für „herausforderndes Verhalten". Denn Einsamkeit, Unter- und Überforderung fördern Verhaltensauffälligkeiten. Oder das „herausfordernde" Verhalten einer demenzkranken Person kann durch Schmerzen verursacht sein. Erst ein effektives Schmerzmanagement könnte Anhaltspunkte liefern, welches Bedürfnis dem herausfordernden Verhalten zugrunde liegen mag.

Ich möchte den Gedankengang der „Herausforderung" didaktisch erweitern und vertiefen. Herausforderndes Verhalten drückt einen Beziehungsaspekt aus: ich bin herausgefordert durch das Verhalten eines anderen Menschen. Herausforderungen sind jene menschlichen Verhaltensweisen – ob von gesunden oder kranken Menschen –, welche ich zunächst nicht verstehe. Das sind Verhaltensweisen, auf die ich selbst nicht angemessen reagieren kann, die mich überfordern, mir meine Grenzen aufzeigen, weil ich derzeit keine Antwort darauf habe.

Die Herausforderung besteht darin, dass Begleiter an ihrer Einstellung, an ihren Wissenslücken arbeiten, die eigene kommunikative Kompetenz erweitern, das Verhaltensrepertoire verändern, um die Situation besser meistern zu können. Herausforderungen haben eine motivierende Kraft, sie motivieren, sich weiterzuentwickeln.

Unter welchen Bedingungen erleben Lernende Situationen als motivierend im Sinne einer Herausforderung? Jeder Mensch hat Probleme, hat Schwierigkeiten, bestimmte Situationen zu meistern. Wenn wir ein Ziel haben, gibt es auch Hürden, die dem Erreichen dieses Ziels entgegenstehen. Ein durch ein Hindernis blockiertes Ziel ist ein Problem. Diese Hürde zu überwinden und das Ziel zu erreichen, d. h. das Problem zu lösen, darin besteht die Herausforderung für den Einzelnen.

Lernen als Herausforderung stütz sich auf die Zuversicht, dass man über die Fähigkeit verfügt, schwierige Probleme und Aufgaben zu bewältigen. Der Lernende ist von seiner eigenen „Selbstwirksamkeit" überzeugt (Badura 1997). Die Erwartung an die eigene „Selbstwirksamkeit" ist das Vertrauen darauf, über die nötigen Fähigkeiten und Lernstrategien zu verfügen, um wirksam lernen und handeln zu können. Die eigene Einschätzung beeinflusst wesentlich, wie die Lernenden sich engagieren oder Interesse entwickeln, aber auch wie groß der Durchhaltewillen und die Aufmerksamkeit während des Lernprozesses sind. Selbstwirksamkeitserwartungen werden vor allem durch erfolgreiches Handeln und die daraus entstehenden Erfolgserlebnisse aufgebaut. Sie ist die Grundlage dafür, Aufgaben und Herausforderungen mit der erforderlichen Zuversicht anzugehen, auch wenn diese Mühe bereiten (Falk 2010, 2014). Lehrende können diese Selbstwirksamkeitsüberzeugung kontinuierlich fördern, durch eine Lernumgebung, die dem Lernenden Anreize bietet, seine Lernneugierde und Interessen zu entfalten und in die er seine Kompetenzen und Erfahrungen einbringen kann.

Lernsituationen, die eine Auseinandersetzung mit der eigenen und mit fremden Biografien anregen, sind für Lernende in pflegerischen und sozialen Berufen in der Regel hoch motivierend. Lernende wollen etwas über sich selbst und andere erfahren. Wenn einem Menschen durch Selbsterkenntnis klar wird, warum er so ist, wie er ist, bringt er möglicherweise dieses Verständnis auch für andere auf. Ausgangspunkt für das Lernen sind daher die Lernenden selbst und ihre biografische Erfahrungen. In der Auseinandersetzung mit der eigenen Person erkennen sie ihre Stärken, aber auch ihre Unzulänglichkeiten, vielleicht auch „Ver-Rücktheiten". Wenn Lehrende eine Atmosphäre der Akzeptanz schaffen, eine Fehlerkultur ermöglichen, in der es nicht um Versagen, sondern um Akzeptanz geht, dann lernen Menschen, sich selbst und den anderen in ihren Stärken und Schwächen anzunehmen.

3. *Ethisches Lernen*

Im allgemeinen Sprachgebrauch wird zwischen „Moral" und „Ethik" nicht unterschieden. In der wissenschaftlichen Diskussion haben beide Termini einen unterschiedlichen Bedeutungsgehalt. Moral (mos, pl.: mores = Wille, Ordnung, Regel) ist als Inbegriff von Sitte und Brauchtum vor allem ein Ausdruck herkömmlicher Wertvorstellungen. Die Moral orientiert sich an Normen, die über einen konkreten Fall hinaus Gültigkeit besitzen. Ethik (ethos = Gewohnheit, Sitte) als die Lehre vom rechten Handeln beinhaltet die philosophische Reflexion der Moral.
Ethische Kompetenz zeigt sich in einer Haltung, in der der andere Mensch als ein moralisch gleichberechtigter zu betrachten und zu behandeln ist. Seinen Wünschen, Interessen und Ängsten wird dasselbe Gewicht zugebilligt wie den eigenen.

Ethische Kompetenz erweist sich immer erst im Handeln. Sie zeigt sich – ganz grundsätzlich – darin, wenn der Einzelne in der konkreten Situation eine Balance anstrebt zwischen dem eigenen Lebens- und Berufskonzept, der Bereitschaft zur Begegnung und zum Engagement und in der gleichwertigen Beziehungsgestaltung zu den Interaktionspartnern.

Was bedeutet gleichwertige Beziehungsgestaltung im Kontakt zu demenzkranken Menschen? Hat dieser Anspruch ebenfalls Geltung für die Pflege und Begleitung von Menschen mit Demenz, die Wünsche, Bedürfnisse nicht mehr äußern können, sich – in den Augen der anderen – nicht mehr situationsadäquat verhalten können?

Ich beginne mit einem allseits bekannten Sprichwort: „Was Du nicht willst, das man Dir tu, das füg' auch keinem andern zu". Kants Ethik des „Kategorischen Imperativs" formuliert es anspruchsvoller: *„Handle so, daß die Maxime deines Willens jederzeit als Prinzip einer allgemeinen Gesetzgebung gelten könne."* Moralprinzipien, die mit dem Anspruch von hoher Allgemeingültigkeit auftreten wie der „Kategorische Imperativ" (Kant für Anfänger. Der kategorische Imperativ, URL), bedürfen immer einer Interpretation für die konkrete Situation. Aufgrund der sozialen Differenziertheit unserer Gesellschaft kann man nicht von einem allgemeinen Konsens ausgehen, wie in bestimmten Problemsituationen zu handeln ist oder in welcher Weise Konflikte zu lösen sind.

Geht man zurück auf die christlichen Ursprüngen unserer Kultur, dann lautet die sog. „Goldenen Regel" (NT Matthäus Kap 7, Vers 12): *„Alles nun, was ihr wollt, daß euch die Leute tun sollen, das tut ihr ihnen auch..."* Die „Goldene Regel" bezieht sich auf die einzelne Handlung statt auf die handlungsleitende Norm. Sie lässt die Verallgemeinerung auch ganz subjektiver und auf die konkrete Situation bezogener Bewertungen zu.

Wir finden in der Bibel ähnlich lautende Aussagen: *„Du sollst deinen Nächsten lieben wie dich selbst"* (3. Mose 19, 18), so lautet die christliche Übersetzung der biblischen Weisung zur Nächsten- und Fremdenliebe.

Der jüdische Religionsphilosoph Martin Buber übersetzt diese Bibelstelle nicht „Wie dich selbst", sondern „dir gleich", „als dir gleich". *„Liebe deinen Genossen dir gleich."* Buber versteht unter „Genosse" nicht die Menschheit im Allgemeinen, sondern „der mir jeweils lebensmäßig begegnenden Mensch; *„der Genosse als der mir Gleiche"* (Buber 1984: 217). Anders formuliert heißt die Aufforderung: *„Liebe deinen Nächsten, denn er ist wie du."* Erkenne in dem Nächsten das Recht auf Leben und Unversehrtheit an wie Du es für dich selbst beanspruchst. Liebe meint nicht die Liebe zwischen Partnern oder Eltern und Kindern, sondern Liebe verstanden als Achtung, Wertschätzung, Respekt, „Für"-Sorge. „Erkennen", hebräisch „jda" bedeutet in der Bibel zugleich „lieben". Verfolgt man diesen Strang weiter, bei sich selbst und von seinen Bedürfnissen nach Achtung, Anerkennung, körperlicher und psychischer Unversehrtheit auszugehen heißt dies, sich zu fragen, wie würde es mir in der Situation ergehen, was würde ich empfinden, was würde ich wollen?

Und im Vertrauen darauf, dass in Jedem die Fähigkeit zu empfinden und zu verstehen vorhanden ist, dass es eine gemeinsame menschliche Basis in Bezug auf die Bedürfnisse nach Wertschätzung, Anerkennung und Achtung gibt, werden Menschen das Richtige tun. Diese Haltung ist nicht gleichzusetzen mit Ratschläge geben oder Meinungen aufoktroyieren. Bei sich ansetzen, sich selbst zu reflektieren und hoffen, dass man zu ungeteilten allgemeingültigen Prinzipien des Umgangs und des Verstehens kommt: „Liebe deinen Nächsten, denn er ist wie du."

Mein didaktischer Ansatz besteht darin, Lernenden Raum zur Selbstreflexion zu geben und zum Perspektivwechsel, um sich in die Situation des anderen hineinzuversetzen, aber nicht mit der Frage: Was braucht der andere, sondern mit der Frage, wie würde es mir ergehen, was würde ich in dieser Situation wollen, dass die Menschen tun oder unterlassen sollen?

Die Frage „was braucht der andere?" verführt m. E. zur Interpretation und Spekulation. Ich interpretiere aufgrund meiner Vorstellungen und meiner Erfahrungen das Verhalten eines anderen Menschen, deute seine Motive und Wünsche. Ich selbst werde zum Maßstab für meine Einschätzung, mein Urteil. Die Nähe zur Projektion ist allgegenwärtig. Projektionen sind unbewusste menschliche Regungen, die darauf beruhen, dass ich eigene Unzulänglichkeiten und moralischer Wünsche, die ich mir selbst nicht einzugestehen vermag, auf andere übertrage – und unter Umständen im anderen bekämpfe. *„Projektion ist das Verfolgen eigener Wünsche in anderen*", so Siegmund Freud. Anna Freud (1993), die Tochter Siegmund Freuds, versteht unter Projektion einen Abwehrmechanismus, der unbewusst eingesetzt wird, um die Person vor Angstüberflutung zu schützen.

Bei sich selbst bleiben ist mein didaktischer Ansatz. Der Begriff „Empathie" meint Ähnliches. Mit Empathie bezeichnet man die Fähigkeit eines Menschen, einen anderen Mensch von außen – ohne persönliche Grenzen zu überschreiten – zu erfassen, dessen Einstellungen und Gefühle zu verstehen, nicht jedoch notwendig auch zu teilen, und sich damit über dessen Verstehen und Handeln klar zu werden.

„Empathie" wird gleichbedeutend mit dem Begriff „Einfühlungsvermögen" gebraucht, in der Psychoanalyse jedoch in einem etwas anderen Sinne als gemeinhin verstanden. Siegmund Freud (1970) geht davon aus, dass „Einfühlung" kein Sich-Gleichmachen mit dem Patienten ist. Statt sich mit dem Patienten zu identifizieren – ich empfinde, was du meinst –, sorgt der Psychoanalytiker für genügend Fremdheit bzw. Distanz, so dass der Patient in dem Beziehungsgeschehen seine unbewussten Strebungen zu ergründen vermag.

Solche Art der „Einfühlung", bei dem Anderen sein, ohne sich selbst als Person „mitreißen" zu lassen, bedarf einer langwierigen Schulung und – tiefenpsychologisch orientierten – Analyse sowie der Kenntnis der Mechanismen von „Übertragung" und „Gegenübertragung". Dieser Ansatz ist für Pflegekräfte und Begleitpersonen in psychoanalytisch orientierten Veranstaltungen zu vermitteln. Diese erstrecken sich mit Eigenanalyse in der Regel über Jahre. Was jedoch in Aus-, Fort- und Weiterbildungsveranstaltungen vermittelbar ist, ist die eigene Person als Ausgangspunkt der Reflexion zu nehmen und darüber nachzudenken.

Von daher habe ich – wenn der Inhalt es zulässt – Reflexionsaufgaben hinter die Lerneinheiten angeschlossen, die den Lernenden eine Rückschau und ein Wahrnehmen von Verhaltensweisen, Entwicklungsverläufen, Einstellungen, Wünsche usw. ermöglichen unter der Aufforderung: „Alles nun, was du willst, daß dir die Leute tun sollen, das tu' du ihnen auch ..."

1. Grundlegende Informationen zu den Demenzen

Das Schwerpunktthema „Grundlegende Informationen zu den Demenzen" des 1. Kapitels vermittelt fachliches Hintergrundwissen zu den Demenzen. Dieses bildet eine Art „Fundament" in der Versorgung von Menschen mit Demenz. Der erste Abschnitt bietet Informationen zur demografischen Entwicklung sowie zur Zahl der pflegebedürftigen Menschen und der Menschen mit Demenz und deren Versorgungssituation. In Zukunft ist mit einem Anstieg der Pflegezahlen zu rechnen, hervorgerufen durch die veränderte Altersstruktur der Gesellschaft und den überproportionalen Anstieg der Zahl der älteren Menschen durch den demografischen Wandel.

Dieses Wissen ermöglicht in der Demenzversorgung Tätigen die Entwicklung ihrer Arbeit auf dem Hintergrund der demografischen Veränderungen und der Prävalenzraten einzuschätzen.

Daran schließt sich eine Lerneinheit über die Bedeutung von Früherkennung, Diagnostik und Differentialdiagnose an.

Die dritte Informationseinheit beschreibt das demenzielle Syndrom sowie die Formen und die Häufigkeit der Demenzen.

Demografische Entwicklung

Die Demografische Entwicklung beschreibt die Veränderungen innerhalb einer Bevölkerung bezüglich

- der Altersstruktur bzw. Altersverteilung
- dem quantitativen Verhältnis von Männern und Frauen
- den Anteilen von In- und Ausländern sowie eingebürgerten Personen an der Bevölkerung
- der Geburten- und Sterbefallentwicklung
- den Zu- und Fortzügen

Die Altersstruktur in Deutschland ist gekennzeichnet durch eine seit 1972 festzustellende höhere Sterberate (Mortalität) gegenüber einer niedrigeren Geburtenrate. Durch die höhere Lebenserwartung der Bevölkerung bei gleichzeitig rückläufiger Geburtenrate steigt der Anteil älterer Menschen gegenüber dem Anteil jüngerer. Gleichzeitig schrumpft die Bevölkerung der Bundesrepublik Deutschland kontinuierlich. Am 31.12.2011 lebten in

Deutschland 80,3 Millionen Menschen. Das Durchschnittsalter der Bevölkerung betrug zu diesem Zeitpunkt 43,9 Jahre.

Mit dem Ansteigen der Anzahl hochaltriger Menschen ist ein höheres Risiko der Pflegebedürftigkeit verbunden. Ebenso steigt mit zunehmendem Alter die Wahrscheinlichkeit, an einer Demenz zu erkranken. Das hohe Krankheitsrisiko führt zu einer verstärkten Inanspruchnahme internistisch-geriatrischer und neurologisch-psychiatrischer sowie sozialer Hilfen.

Gleichzeitig nimmt das Pflegepotenzial der Jüngeren und der Familie ab.

Die Auswirkungen des Demografischen Wandels stellen die Gesellschaft vor neue Herausforderungen, die sich vor allem auf die Gesundheitsversorgung, die Altenpflege, die Rentenversicherung/Altersvorsorge und Arbeitswelt beziehen.

Ziele

Im Zusammenhang mit der Bevölkerungsentwicklung wissen Sie, dass

- Geburtenrückgang, Alterung und schrumpfende Bevölkerung den demografischen Wandel in unserer Gesellschaft kennzeichnen
- mit der Alterung der Bevölkerung nicht automatisch Krankheit und Pflegebedürftigkeit verbunden ist
- das Risiko an Demenz zu erkranken vom Alter abhängig ist
- die Bedeutung der Demenz im Zusammenhang mit der Altersentwicklung der Gesellschaft zunehmen wird
- die sinkende Bevölkerung im erwerbsfähigen Alter bei gleichzeitig steigender Zahl älterer Menschen die Folgen vor allem für die sozialen Sicherungssysteme und zukünftigen Versorgungsstrukturen ins Zentrum der Diskussion rücken lässt

Bevölkerungsentwicklung und Pflegebedürftigkeit

Im Jahr 2009 kamen auf 100 Personen im Erwerbsalter (20 bis unter 65 Jahre) 34 Personen im Rentenalter (ab 65 Jahre); 2030 dürften es mehr als 50 sein. 1970 lag dieser so genannte Altenquotient noch bei 25 (Statistische Ämter des Bundes und der Länder 2011: 3).

Im Jahr 2030 werden rund 7,3 Millionen mehr 60-Jährige und Ältere in Deutschland leben (28,5 Millionen) als im Jahr 2009 (21,2 Millionen). Dies entspricht einer Zunahme von 34,5%. Im Jahr 2030 würden dann 37% der Einwohner in Deutschland zu den 60-Jährigen und Älteren zählen (2009: jeder Vierte). Bei deutlich gesunkener Bevölkerungszahl würde sich bis

2050 der Anteil der über 60-Jährigen auf 40% der Bevölkerung weiter erhöhen (Statistisches Bundesamt 2010[2]: 5).

Die folgende Tabelle gibt einen Überblick, wie sich die einzelnen Altersgruppen bis zum Jahr 2050 gegenüber 2009 voraussichtlich entwickeln werden. Betrachtet man die prozentualen Veränderungen, so zeichnet sich eine deutliche Verschiebung der Altersstruktur der Bevölkerung hin zu den höheren Altersklassen ab. Bis 2030 erhöht sich die Bevölkerungszahl gegenüber heute in allen Altersstufen über 60 deutlich. Auch innerhalb der Gruppe der 60-Jährigen und Älteren steigen aufgrund des aktuellen Altersaufbaues immer mehr Menschen in die höheren Altersstufen hinauf: Im Jahr 2050 gibt es dann mehr als 10 Millionen über 80-Jährige (2009: gut 4 Millionen), die Zahl der 60- bis 80-Jährigen ist gegenüber 2030 (22 Millionen) aber schon wieder deutlich auf 17,7 Millionen gefallen.

Damit verschiebt sich die Struktur innerhalb der älteren Bevölkerung zu den Altersgruppen, die tendenziell ein höheres Risiko haben, pflegebedürftig zu werden oder in Folge einer Krankheit stationär behandelt zu werden (Statistisches Bundesamt 2010: 5).

Bevölkerung im Alter von ... bis unter ... Jahren	*2009*	*2020*	*2030*	*2050*
	Anzahl in 1 000			
Insgesamt	81 735	79 914	77 350	69 412
darunter				
60 – 70	9 197	10 911	12 572	9 541
70 – 80	7 839	7 628	9 479	8 159
80 – 90	3 656	5 086	4 929	7 905
90 und mehr	477	922	1 488	2 319
	Veränderung gegenüber 2009 in %			
Insgesamt	–	– 2,2	– 5,4	– 15,1
darunter				
60 – 70	–	18,6	36,7	3,7
70 – 80	–	– 2,7	20,9	4,1
80 – 90	–	39,1	34,8	116,2
90 und mehr	–	93,3	211,9	386,0

Bevölkerung Deutschlands in den Altersgruppen mit erhöhtem Krankheits- und Pflegerisiko 2009 bis 2050 (Statistisches Bundesamt 2010a: 6)

Die Wahrscheinlichkeit, dass ältere Menschen pflegebedürftig werden, steigt mit zunehmendem Alter deutlich an. Die folgende Tabelle zeigt die

2 Diese Vorausberechnungsvariante basiert auf den Annahmen einer annähernd konstanten Geburtenhäufigkeit von 1,4 Kindern je Frau, eines Anstiegs der Lebenserwartung Neugeborener bis 2060 auf 85 Jahre (Jungen) bzw. 89,2 Jahre (Mädchen) und eines jährlichen Außenwanderungssaldos von + 100 000 Personen (Statistisches Bundesamt 2010a: 5).

Entwicklung der Zahl der Pflegebedürftigen im Rahmen der Pflegeversicherung[3] für Ende 2011 auf (Statistisches Bundesamt 2013):

	Pflegebedürftige		*Pflegestufe*			*Bisher ohne Zuordnung*	*Anteil an Pflegebedürftigen insgesamt*
	insgesamt	darunter weiblich	I	II	III[1]		
	Anzahl	%					
Insgesamt	2 501 441	65,5	54,8	32,7	12,2	0,3	100
Pflegebedürftige zu Hause versorgt	1 758 321	61,9	61,8	29,5	8,7	-	70,3
davon:							
allein durch Angehörige [2]	1 182 057	59,0	64,5	27,9	7,6	-	47,3
zusammen mit/durch ambulante(n) Pflegedienste(n)	576 264	67,9	56,3	32,8	10,9	-	23,0
Pflegebedürftige vollstationär in Heimen	743 120	74,0	38,1	40,3	20,4	1,1	29,7

Entwicklung der Zahl der Pflegebedürftigen nach SGB XI

(Ergebnisse der Pflegestatistik. – Stand zum Jahresende.
1 Einschließlich Härtefälle.
2 Entspricht den Empfängern/Empfängerinnen von ausschließlich Pflegegeld nach § 37 SGB XI. Empfängern/Empfängerinnen von Kombinationsleistungen nach § 38 SGB XI sind dagegen in den ambulanten Pflegediensten enthalten.

Quelle: Statistisches Bundesamt, Statistisches Jahrbuch 2013. Kapitel 4 Gesundheit, 4.1 Gesundheitliche Lage, 4.1.7 Pflegebedürftige im Rahmen der Pflegeversicherung 2011: 122)

Im Dezember 2011 waren 2,5 Millionen Menschen in Deutschland pflegebedürftig im Sinne des Pflegeversicherungsgesetzes (SGB XI); die Mehrheit (65%) waren Frauen.

Von den insgesamt 2,5 Millionen Pflegebedürftigen waren mehr als die Hälfte (55%) der Pflegestufe I zugeordnet. Ein Drittel (33%) erhielt Leis-

3 Erfasst werden Personen, die Leistungen nach dem SGB XI erhalten. Generelle Voraussetzung für die Erfassung als Pflegebedürftige/-r ist die Entscheidung der Pflegekasse bzw. des privaten Versicherungsunternehmens über das Vorliegen von Pflegebedürftigkeit und die Zuordnung der Pflegebedürftigen zu den Pflegestufen I bis III (einschließlich Härtefällen). Pflegebedürftig im Sinne des SGB XI sind Personen, die wegen einer körperlichen, geistigen oder seelischen Krankheit oder Behinderung für die gewöhnlichen und regelmäßig wiederkehrenden Verrichtungen im Ablauf des täglichen Lebens auf Dauer, voraussichtlich für mindestens sechs Monate, in erheblichem oder höherem Maße (§ 15 SGB XI) der Hilfe bedürfen (§ 14 Abs. 1 SGB XI).

tungen der Pflegestufe II. Der Anteil der Schwerstpflegebedürftigen (Pflegebedürftige der höchsten Stufe: Pflegestufe III) betrug 12,2%. (Alle Anteilsberechnungen hier ohne die Fälle „ohne Zuordnung").

Mehr als zwei Drittel (70% bzw. 1,76 Millionen) der Pflegebedürftigen wurden zu Hause versorgt. Davon erhielten 1 182 057 Pflegebedürftige ausschließlich Pflegegeld, d. h. sie wurden in der Regel zu Hause allein durch Angehörige gepflegt[4]. Weitere 576 264 Pflegebedürftige lebten ebenfalls in Privathaushalten. Bei ihnen erfolgte die Pflege jedoch zusammen mit oder vollständig durch ambulante Pflegedienste[5]. 30% (743 120) wurden in Pflegeheimen vollstationär betreut[6].

Das Risiko, pflegebedürftig zu werden, ist im hohen Maße altersabhängig. Die folgende Tabelle verdeutlicht (für das Jahr 2011), dass nach Vollendung des 60. Lebensjahres die Pflegequote[7], d. h. der Anteil der Pflegebedürftigen an der Gesamtbevölkerung in der gleichen Altersgruppe, deutlich ansteigt. In der Altersgruppe 85-90 Jahre liegt die Quote bei 38% und in der Altersgruppe 90 Jahre und älter bei 57,8%. Zugleich steigt mit dem Alter die Zahl der Pflegebedürftigen, die in einer stationären Einrichtung versorgt werden.

Dennoch dominiert die häusliche Versorgung in allen Altersgruppen. Selbst in den Altersgruppen der Hochaltrigen (über 85 Jahre) wird die Mehrzahl der Pflegebedürftigen zu Hause versorgt – durch Angehörige und unterstützt durch ambulante Dienste, s. folgende Tabelle.

Zwei Drittel aller Pflegebedürftigen sind Frauen (65,5%). Wegen ihrer höheren Lebenserwartung sind Frauen in den höheren Jahrgängen überproportional vertreten. Frauen weisen eine höhere Pflegewahrscheinlichkeit auf als Männer. Dies könnte damit zusammen hängen, dass Frauen nach dem Tod des meist älteren Partners häufig alleine leben und deshalb im Falle ihrer eigenen Pflegebedürftigkeit stärker auf professionelle Pflege angewiesen sind als Männer, die im Bedarfsfall vielfach von ihrer jüngeren Partnerin gepflegt werden.

---

4 Allein durch Angehörige versorgt: Hier werden die Pflegebedürftigen zugeordnet, die Pflegegeld für selbst beschaffte Pflegehilfen nach § 37 SGB XI erhalten.

5 Zusammen mit/durch ambulante Pflegedienste versorgt: Hier werden die Pflegebedürftigen erfasst, die von einem nach SGB XI zugelassenen ambulanten Pflegedienst Pflegesachleistungen (einschließlich Kombinationsleistungen oder häusliche Pflege bei Verhinderung der Pflegeperson) erhalten. In der Regel erfolgt hierbei auch zusätzliche Pflege durch Angehörige.

6 In Heimen versorgt: Hier werden die Pflegebedürftigen zugeordnet, die vollstationäre (Dauer- und Kurzzeitpflege) oder teilstationäre Pflege (Tages-/Nachtpflege) durch die nach SGB XI zugelassenen Pflegeheime erhalten.

7 Die Pflegequote ist ein Indikator, der Hinweise auf den Pflegebedarf von Personen unterschiedlicher Altersgruppen gibt.

Die Daten weisen zugleich darauf hin, dass die Lebensphase des Alters keinesfalls mit Pflegebedürftigkeit gleichgesetzt werden kann. So sind unter den Hochaltrigen (85-90 Jahre) fast zwei Drittel nicht pflegebedürftig. Lediglich in der höchsten Altersgruppe (90 Jahre und älter) sind etwas mehr als die Hälfte der Bevölkerung pflegebedürftig.

Alter von ... bis unter ... Jahren	*Pflegebedürftige*				*Anteil an jeweiliger Bevölkerungsgruppe (Pflegequote)*		
	davon		Insgesamt	darunter weiblich	Insgesamt	Männlich	Weiblich
	zu Hause versorgt	Vollstationär in Heimen					
	Anzahl			%			
Insgesamt	1 758 321	743 120	2 501 441	65,5	3,1	2,1	3,9
unter 15	67 594	140	67 734	39,8	0,6	0,7	0,5
15 – 60	234 444	34 228	268 672	46,7	0,5	0,6	0,5
60 – 65	66 984	18 777	85 761	47,7	1,8	1,9	1,6
65 – 70	88 192	26 312	114 504	48,8	2,8	3,0	2,7
70 – 75	180 531	58 451	238 982	52,9	4,8	4,8	4,7
75 – 80	248 762	88 296	337 058	60,5	9,8	8,9	10,5
80 – 85	338 705	146 113	484 818	68,7	20,5	16,6	22,9
85 – 90	326 791	195 210	522 001	78,2	38,0	28,6	41,9
90 und mehr	206 318	175 593	381 911	83,3	57,8	36,9	65,2

Pflegebedürftigkeit aufgeschlüsselt nach dem Alter

(Ergebnisse der Pflegestatistik. – Stand zum Jahresende. Quelle: Statistisches Bundesamt, Statistisches Jahrbuch 2013. Kapitel 4 Gesundheit, 4.1 Gesundheitliche Lage, 4.1.8 Pflegebedürftige nach dem Alter 2011: 122)

Bezogen auf den Gesundheitszustand der älteren Menschen ergibt sich folgendes Bild: Die Mehrheit der Menschen in der Phase des „dritten Lebensalters" (von 60 bis 80 Jahren) erfreut sich offensichtlich guter Gesundheit. Dagegen sind mit dem sog. „vierten Lebensalter" zunehmende gesundheitliche und soziale Risiken verbunden. Der Anteil derjenigen, die eine hohe Selbständigkeit in den Aktivitäten des Alltagslebens aufweisen, wird deutlich kleiner. Jenseits des 80. Lebensjahres gibt es ein deutliches Ansteigen von Krankheiten und darüber hinaus gravierende Einschnitte in das soziale Netz durch den Tod des Partners, von Familienangehörigen oder Freunden.

Gleichzeitig steigt mit dem Alter die Wahrscheinlichkeit, dass mehrere Krankheiten und Funktionseinbußen gleichzeitig auftreten. Etwa 30 Prozent der über 70-Jährigen haben fünf oder mehr Diagnosen. Das Spektrum der Krankheiten hat sich in den letzten Jahrzehnten insgesamt von der akuten hin zu den chronischen körperlichen Erkrankungen verschoben. Häufige chronische Erkrankungen bei Älteren sind Diabetes mellitus, hoher Blutdruck und zerebrale Erkrankungen. Zahlenmäßig am bedeutsamsten sind bei Hochbetagten neben den Störungen des Bewegungsapparates die Herz-Kreislauf-Erkrankungen. Verbunden mit dem gleichzeitigen Auftreten von verschiedenen chronischen Krankheiten ist eine häufige Anwendung von Arzneimitteln. Über ein Drittel der alten Menschen nehmen fünf oder mehr Medikamente gleichzeitig ein, wobei Über- oder Fehlmedikationen, aber auch Untermedikation vorkommen.

Als wichtigste Risikofaktoren für viele chronische Erkrankungen gelten Bewegungsmangel, Übergewicht und Rauchen. An diesen Faktoren sollte im mittleren Lebensalter die Prävention ansetzen.

Kennzeichnend für das höher Alter ist zudem das gleichzeitige Auftreten psychischer und körperlicher Erkrankungen. Aus zahlreichen Untersuchungen ist bekannt, dass das Risiko für eine psychiatrische Erkrankung wesentlich erhöht ist, wenn ältere Menschen aufgrund einer körperlichen Erkrankung in ihren Alltagsaktivitäten eingeschränkt sind. Im Zusammenhang mit den psychischen Alterserkrankungen nehmen die Demenzkrankheiten einen bedeutenden Stellenwert ein.

Aus der Anhäufung gesundheitlicher Probleme, der Ausdünnung des sozialen Netzes und damit verbundene Einsamkeit, möglicherweise Einschränkungen im finanziellen Spielraum, Mobilitätsprobleme und nicht an die Funktionseinschränkungen angepasste Wohnungen ergibt sich eine besondere Vulnerabilität, d. h. Verletzlichkeit, Hochaltriger. Die dargestellten Gesundheitsrisiken sowie psychosozialen Beeinträchtigungen bewirken, dass diese Personengruppe Unterstützung benötigt und auf formelle und informelle Versorgungsleistungen angewiesen ist. Umgekehrt wirken sich Mängel im Versorgungssystem besonders nachteilig auf ihre gesundheitliche Situation aus.

Die Änderung der Haushalts- und Familienstrukturen kann zudem dazu führen, dass ältere Menschen künftig weniger Unterstützungsleistungen aus dem unmittelbaren Familienkreis erwarten können und damit die Zahl der stationär Pflegebedürftigen zunimmt. Derzeit leisten die Töchter und Schwiegertöchter der Pflegebedürftigen, neben den Lebensgefährten, einen Hauptteil der familialen Pflege. Dennoch zeigt sich im langfristigen Zeitvergleich ein Trend hin zur professionellen Pflege in Pflegeheimen und durch ambulante Pflegedienste. So ist gegenüber 1999 die Zahl der in Heimen betreuten Pflegebedürftigen um rund 24% (+ 136 000) und die Zahl der durch ambulante Dienste Versorgten um 21% (+ 89 000) gestiegen, während die Pflege durch Angehörige, d. h. die Zahl der reinen Pflegegeldempfänger, um 1% (+ 6 000) nur leicht zunahm. Durch diese Entwicklung sank auch der Anteil der zu Hause Versorgten von knapp 72% im Jahr 1999 über 69% (2003) auf gut 68% im Jahr 2007 (Statistisches Bundesamt 2010a: 22).

Die Veränderung kann als Hinweis gedeutet werden, dass die Möglichkeiten zur familialen Pflege rückläufig sind (Statistisches Bundesamt 2010a: 23). Gesellschaftliche Entwicklungen wie die Erwerbsorientierung von Frauen, der Rückgang von Eheschließungen und Geburten und die wachsende Häufigkeit von Scheidungen sind Faktoren, die die häusliche Versorgung immer mehr einschränken werden (Falk 2012: 10).

Demenz – eine Herausforderung der Zukunft

In Deutschland leben zurzeit circa 1 bis 1,5 Millionen demenzkranke Personen. Die Demenz wird vor allem als ein Problem der Zukunft beschrieben. Sie gilt aufgrund der steigenden Lebenserwartung und der wachsenden Zahl von älteren Menschen als eine der stärksten Herausforderungen unserer Zeit. Das Kriterium „Alter" stellt im internationalen Vergleich das wichtigste und bisher einzige vorhersagbare Personenmerkmal für das Demenzrisiko dar. Insofern das Alter der wichtigste Risikofaktor für Demenzerkrankungen ist, werden Prognosen zur Prävalenz maßgeblich aus der demografischen Entwicklung abgeleitet. Die Prävalenz, d. h. die Anzahl der Kranken in der Bevölkerung zu einem bestimmten Zeitpunkt, liegt in der Altersgruppe der 65-69-Jährigen bei 1,2% und steigt steil mit dem Alter an. In der Altersgruppe der 90-Jährigen liegt die Prävalenz bereits bei 34,6%, siehe nachfolgende Tabelle.

Aufgrund der demografischen Entwicklung wird die Zahl der demenzkranken Menschen weiter zunehmen. Modellrechnungen ergaben, dass von einer Zunahme auf 1,67 bis 2,22 Millionen im Jahr 2020 ausgegangen werden kann.

Über zwei Drittel aller Demenzkranken sind Frauen. Dies ist hauptsächlich darauf zurückzuführen, dass Frauen im Vergleich zu Männern eine höhere Lebenserwartung haben.

Altersgruppen	*Mittlere Prävalenzrate (%)*	*Geschätzte Krankenzahl Anfang 2007*
65 bis 69 Jahre	1,2	66.000
70 bis 74 Jahre	2,8	111.000
75 bis 79 Jahre	6,0	184.000
80 bis 84 Jahre	13,3	288.000
85 bis 89 Jahre	23,9	256.000
90 Jahre und älter	34,6	197.000
65 und älter	6,8	1.102.000

Prävalenz von Demenzen in Abhängigkeit vom Alter (Bickel 2010: 1)

Angaben zur Zahl der Neuerkrankungen (Inzidenz) haben laut Bickel (2008: 1) nicht die gleiche Zuverlässigkeit wie Angaben zur Prävalenz. Internationalen Studien zufolge steigt das jährliche Neuerkrankungsrisiko von durchschnittlich 0,4% unter den 65-69-Jährigen bis auf über 10% bei den Hochbetagten an. Für Deutschland rechnet Bickel mit einer Neuerkrankung von 280.000 Menschen pro Jahr. Im statistischen Mittel stellt sich bei etwa jedem dritten Menschen, der ein Alter von 65 Jahren erreicht hat, im weiteren Altersverlauf eine Demenz ein, vgl. die folgende Tabelle (Bickel 2010):

Altersgruppe	*Mittlere Inzidenzrate pro Jahr (%)*	*Schätzung der jährlichen Neuerkrankungen in Deutschland im Jahr 2007*
65-69	0,4	22.000
70-74	0,9	35.000
75-79	1,9	55.000
80-84	4,1	77.000
85-89	6,5	53.000
90 und älter	10,1	38.000
65 und älter	1,8	280.000

Inzidenz von Demenzen in Abhängigkeit vom Alter (Bickel 2010: 2)

Zwei drittel der an Demenz erkrankten Menschen leben zuhause oder in der Familie. Davon können nur 12% der schwer, knapp 30% der mittelschwer und auch nur etwa 60% der leicht Demenzkranken ohne Schwierigkeiten für mehrere Stunden alleine gelassen werden (Weyerer et al. 2006).

Die Demenz ist der mit Abstand wichtigste Grund für eine Heimaufnahme. Der Anteil demenzkranker Heimbewohner hat in den letzten Jahrzehnten kontinuierlich zugenommen. Bis zu 80% aller Betroffenen treten im Verlauf der Demenz in ein Pflegeheim ein. Derzeit sind über 60% der Heimbewohner von dieser Krankheit betroffen (Weyerer 2005).

Nach der Krankheitskostenrechnung des Statistischen Bundesamtes (2010b) entfielen für das Jahr 2002 10% aller Krankheitskosten auf psychische und Verhaltensstörungen (22,4 Mrd. Euro). Bezogen auf einzelne Diagnosen zeigte sich, dass dabei die Kosten für Demenz (ICD-10: F00-F03) mit 5,6 Mrd. Euro einen erheblichen Anteil ausmachen und Kosten für stationäre und teilstationäre Pflege mit 3,6 Mrd. die größte Rolle spielen.

Reflexion und Übung

1. Erläutern Sie die demografische Entwicklung und die Prävalenz der Demenzen. Welchen Einfluss hat diese Entwicklung auf die Versorgungsstrukturen?
2. Vergegenwärtigen Sie sich, was Sie bereits alles zur Demenz wissen:

Wann und in welchem Zusammenhang haben Sie erstmals von der Krankheit gehört? Welche Vorstellungen verbinden Sie mit der Krankheit? Haben Sie Angst davor, selber an einer Demenz zu erkranken? Was würden Sie dann am meisten befürchten? Kennen Sie Menschen, bei denen der Arzt eine Demenz diagnostiziert hat? Welche Verhaltensweisen zeigen sie? Wie gehen die Angehörigen/die Begleitpersonen mit der Situation um? Machen Sie sich einige Notizen und vergleichen Sie Ihre Aufzeichnungen mit dem Wissen, welches Sie nach dem Durcharbeiten des Buches gewonnen haben.

Früherkennung, Diagnostik und Differentialdiagnose

Das Thema „Demenz" hat die Öffentlichkeit erreicht. Ein Ausdruck dieses Sachverhalts sind die kursierenden Witze über Vergesslichkeit und Verwirrung – eine Form kollektiver Bewältigungsstrategie und Angstabwehr? Ebenso kann die Flut von Veröffentlichungen zur Demenz als ein Indiz für die Popularität des Themas genommen werden. Allein aus der Anzahl kann man vermuten, dass das Thema „in" ist. Aber sind wir deswegen gleich informierter? Derzeit ist die Frühdiagnostik und Versorgung Demenzkranker immer noch unzureichend. „*Es ist eine bestürzende Tatsache, dass in Deutschland nur ein Bruchteil aller Patienten mit Alzheimer Krankheit diagnostiziert werden, von denen wiederum nicht einmal die Hälfte eine Behandlung bekommt, die den geltenden medizinischen Leitlinien entspricht*" (Kurz 2005: 3).

Patienten können im Zuge einer schweren körperlichen Erkrankungen, intensivmedizinischer Behandlung oder nach einer Operation psychische Störungen entwickeln wie Denk- und Gedächtnisstörungen, (vor allem optische) Halluzinationen, Antriebsarmut, aber auch Unruhe, plötzliche Stimmungsschwankungen und Schlafstörungen (oft mit Albträumen). Auch Zustände der zeitlichen wie räumlichen Desorientierung sind möglich. Bei dieser psychischen Störung handelt es sich um Delir bzw. „Durchgangssyndrom", das vorübergehend über die Dauer von Stunden oder Tage auftritt. Wird diese Störung mit dem Etikett „Demenz" versehen, kann ein Prozess im Sinne einer Self-Fulfilling-Prophecy in gang gesetzt werden, in dessen Folge mit der Diagnose entlassene Patienten stigmatisiert werden. Eine sich selbst erfüllende Vorhersage bewirkt, dass durch unbewusst ablaufende Verhaltensänderungen auf Seiten der begleitenden Personen, sich eine Erwartung oder Befürchtung tatsächlich erfüllt.

Eine frühzeitige eindeutige Diagnose bildet daher die Voraussetzung für eine umfassende Beratung und Therapie. Die Diagnostik einer Demenz ist nicht leicht. Die Demenz beginnt oft schleichend mit eher unauffälligen Anzeichen wie Vergesslichkeit und Verwechslungen. Aufgrund der Unkenntnis warten betroffene Personen viel zu lange, bis sie den Weg zum Arzt finden (Zaudig 1994).

Eine rechtzeitige Diagnose könnte helfen, sich auf krankheitsbedingte Veränderungen einzustellen. Zwar kann die Krankheit durch medikamentöse und therapeutische Maßnahmen nicht geheilt werden, aber die Maßnahmen zögern ihren Verlauf unter Umständen hinaus und erhalten das Wohlbefinden und die Lebensqualität der Betroffenen so lange wie möglich.

Ziele

Nach Durcharbeiten dieser Informationseinheiten sind Sie in der Lage,

- mögliche Kommunikationsstörungen und psychosoziale Probleme zu beschreiben, die im Zusammenhang mit der beginnenden Demenz auftreten können
- zu begründen, warum eine Differentialdiagnose Voraussetzung ist, den Krankheitsverlauf positiv zu beeinflussen
- einzelne diagnostische Maßnahmen zu erklären
- Untersuchungstests im Rahmen der psychometrischen Diagnostik zu erläutern
- die Differentialdiagnostik als Ausschlussverfahren anderer Krankheiten zu charakterisieren
- die Merkmale „normaler Alternsprozessen", einer „Depression" und eines „Delirs" zu beschreiben und von der Demenz abzugrenzen

Die Bedeutung der Früherkennung

Die Früherkennung einer Demenz ist besonders wichtig, aber auch schwierig. Die Leistungsfähigkeit des Gehirns nimmt nur langsam ab, so dass die Symptome nicht gleich erkannt werden.[8] Erste Krankheitssymptome sind Gedächtnislücken, Orientierungsschwierigkeiten und Probleme bei der Wortfindung. Im weiteren Krankheitsverlauf fällt es den Personen schwer, mehrere Aufgaben gleichzeitig zu erledigen. Aber auch tägliche Handlungen misslingen, z. B. sich kämmen oder waschen. Es fällt den Betroffenen schwer, Entschlüsse zu fassen, die Urteilsfähigkeit lässt nach, die gesamte Persönlichkeit verändert sich.

---

[8] Für die medizinische und psychosoziale Versorgung Demenzkranker sind in der Regel die Hausärzte verantwortlich. Sie kennen die Patienten, ihre Angehörigen und das soziale Umfeld. Bisher lässt die Frühdiagnostik und Versorgung Demenzkranker zu wünschen übrig. Deshalb hat die Deutsche Gesellschaft für Allgemeinmedizin und Familienmedizin – DEGAM – 2008 eine Leitlinie veröffentlicht, die den Hausärzten Wissen zum Krankheitsbild „Demenz" bereitstellt. Ziel ist es, die Handlungskompetenz der Hausärzte zu fördern und so die Versorgungssituation Demenzkranker zu verbessern.

Zwar werden die Veränderungen von den Erkrankten zumeist wahrgenommen, aber sie können die Veränderungen nicht einordnen. Häufige Reaktionen sind Scham und Angst. Demenzkranke versuchen ihre Verunsicherung zu kompensieren, indem sie ihre Einschränkungen so lange wie möglich vor der Umwelt verbergen und die ersten Anzeichen überspielen. Diese werden entweder Stressbelastungen oder dem Altersabbau zugeschrieben. Oder die Schuld für ihr Versagen wird anderen angelastet.

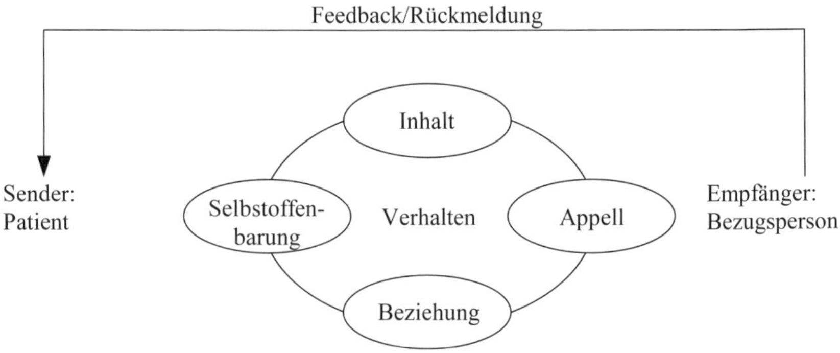

• Gedächtnisstörungen • Veränderungen im Sozialverhalten • Eingeschränktes Kommunikationsverhalten • nachlassende Spontaneität • Rückzugsverhalten	• Verunsicherung/Angst • Demenzkranker versucht, -Beeinträchtigungen zu verleugnen und zu überspielen	• Demenzkranker will verstanden werden • gibt anderen die Schuld	• Bedürfnis nach biografischer Kontinuität • Bewahrung der Ich-Identität	• Begleiter reagieren mit Unverständnis • sind verärgert

Kreislauf der Kommunikationsstörungen bei beginnender Demenz

Angehörige oder nahe Bezugspersonen reagieren auf die Einschränkungen und Verhaltensveränderungen eher verärgert. Denn wer vermutet schon, dass der Betroffene eine Demenz entwickelt und mit diesem veränderten Verhalten seine biographische Identität, seine persönliche Unversehrtheit und Lebenskontinuität, bewahren will? Wird dem erkrankten Menschen nicht frühzeitig geholfen, ist ein Kreislauf von Missverständnissen in der Familie und der sozialen Umgebung vorprogrammiert.

Das Schaubild (nach Schulz von Thun 1981) veranschaulicht den Kreislauf der Kommunikationsstörungen, in dessen Verlauf der Kranke durch die Reaktion der anderen zusätzlich verunsichert wird.

Das Wissen über die Veränderungen und den Verlauf der Krankheit hilft allen Beteiligten, Missverständnisse im zwischenmenschlichen Kontakt als krankheitsbedingt einzuordnen und Kommunikationsprobleme zu erkennen und zu beseitigen.

Im Zusammenhang mit der Früherkennung geht es auch um Vorsorge für die Zukunft. Für Menschen mit Demenz ist die Ungewissheit belastend, wie sich die Krankheit entwickeln wird und in welchem Maße sie von anderen abhängig – und damit möglicherweise auch fremdbestimmt – sein werden. Eine frühzeitige Diagnose eröffnet den Kranken die Möglichkeit, Vorkehrungen für die Zukunft zu treffen, so dass in ihrem Interesse entschieden und gehandelt wird, wenn sie selbst nicht mehr bestimmen können. Die Erkrankten und deren Angehörige können z. B. schriftlich Vorkehrungen treffen in Bezug auf das Testament oder die Vorsorge bei Pflegebedürftigkeit.

Außerdem lässt sich die Krankheit mit einer frühzeitigen Behandlung zielgerichteter beeinflussen und verlangsamen. Spezielle Therapien und eine entsprechende medikamentöse Behandlung heilen die Krankheit zwar nicht, zögern jedoch ein Fortschreiten zumindest hinaus.

Diagnostische Maßnahmen

Für die Erkennung der Frühform einer Demenz sind Experten mit unterschiedlichen methodischen Ansätzen aus verschiedenen Berufsgruppen erforderlich. Eine besondere Rolle kommt den Internisten, Geriatern, Gerontopsychiatern sowie Psychologen zu. Die Diagnose der Demenz wird durch Ausschlussverfahren gestellt, das heißt der Arzt versucht über verschiedene Untersuchungen und Tests andere Krankheiten auszuschließen, die kausal behandelbar sind.

Die Diagnostik beinhaltet unterschiedliche Untersuchungen und Tests:

- Anamnese
- Eigenanamnese
- Fremdanamnese
- Psychosoziale Untersuchungen
- Internistisch-geriatrische und psychiatrisch-neurologische Untersuchungen einschließlich Labordiagnostik
- Psychometrische Diagnostik
- Hirnmorphologische Diagnostik

Anamnese

Die Anamnese geht einer internistisch-geriatrischen Untersuchung voraus. Zu Beginn der Untersuchung wird die komplette Krankengeschichte erhoben. Sie basiert sowohl auf Eigenanamnese wie auf Fremdanamnese.

Bei der *Eigenanamnese* befragt der Arzt den Patienten nach früheren Erkrankungen, nach Erkrankungen in der Familie und besonderen Geschehnissen, die sich auf den Körper und die Psyche des Patienten ausgewirkt haben.

In der *Fremdanamnese* werden Angaben von Angehörigen und pflegenden Personen über frühere Krankheiten des Patienten mit einbezogen. Die Begleitpersonen geben Auskunft über den Beginn der Störungen, über ihren Verlauf, über Stimmungsschwankungen sowie über Veränderungen in der Persönlichkeit und problematische Verhaltensweisen.

Ein entscheidender Faktor für die Gesamtbeurteilung des Patienten ist die Medikamentenanamnese. Es wird festgestellt, welche Ärzte konsultiert und welche Medikamente von den verschiedenen Ärzten verschrieben worden sind.

Psychosoziale Untersuchungen

Im Rahmen von psychosozialen Untersuchungen wird der psychosoziale Status des Patienten erhoben. Dazu gehören die Sozialanamnese und die Kompetenzdiagnostik. Für sich allein genommen sind die Sozialanamnese und Kompetenzdimensionen wenig aussagekräftig. Erst im Verbund mit weiteren psychiatrisch-neurologischen Untersuchungen und Erhebungen ist eine Diagnosestellung möglich.

In der *Sozialanamnese* geht es um die soziale Lebensgeschichte des Patienten. Über eine Analyse der Ausbildungs- und Berufslaufbahn des Patienten entsteht ein Bild über seine prämorbide Intelligenz.

Des Weiteren wird der Patient befragt, wie er im Laufe seines Lebens mit Konflikten umgegangen ist und wie er auf Belastungen reagiert hat, um die Qualität und Quantität familiärer und außerfamiliärer Kontakte beurteilen zu können. Plötzliche Konflikte in einer ansonsten harmonischen Familienbeziehung können ein Indiz für eine beginnende Demenz sein.

Die *Prüfung der Kompetenzen* geschieht auf unterschiedlichen Ebenen. Wichtig ist die Frage, ob der Patient in der Lage ist, neue Bekanntschaften zu schließen. Nur wer sich klar ausdrücken kann und sich auch noch nach Tagen erinnert kann neue Bekanntschaften knüpfen. Voraussetzung dafür ist die Fähigkeit zu kommunizieren sowie ein intaktes Kurzzeit- und Langzeitgedächtnis.

Geprüft wird darüber hinaus die lebenspraktische Kompetenz, die sich z. B. darin zeigt, ob der Patient in der Lage ist, sich den Witterungsverhältnissen gemäß zu kleiden.

Im Zusammenhang mit der informativen Kompetenz ist zu prüfen, ob der Patient in der Lage ist, zu tagesaktuellen Geschehnissen Stellung zu beziehen z. B. zu Themen aus der Weltpolitik oder auch aktuellen Geschehnissen aus dem privaten Bereich. Bei der Überprüfung dieses Kompetenzbereichs findet man häufig ein fassadenhaftes Umgehen mit den eigenen Gedächtnisschwächen. Der Patient antwortet „knapp daneben", das Gespräch wird eintönig und verliert an Lebendigkeit.

Die Sprache des Patienten wird auf Vollständigkeit von Sätzen und Mitteilungsinhalten beurteilt. Wortfindungsstörungen können auf eine Demenz hinweisen.

Internistisch-geriatrische und psychiatrisch-neurologische Untersuchungen

Mit der internistisch-geriatrischen Untersuchung versucht der Arzt, internistisch-geriatrische Grunderkrankungen oder Infektionen auszuschließen. Dabei erfasst er alle körperlichen Befunde, die von der Norm abweichen.

Laboruntersuchungen unterstützen ihn in der Diagnostik. Hierzu gehören folgende Untersuchungen:

- Blutbild
- Leberwerte (Leberstatus)
- Blutfettwerte (Lipidstatus)
- Mineralstoffanalysen im Serum und Vollblut
- Elektrolytbestimmungen
- Urinstatus
- HIV-Bestimmung (AIDS-Test)
- Schilddrüsenfunktion
- Liquor (Nervenwasser-)Diagnostik

Er achtet insbesondere auf die vaskulären Risiken, die durch einen bestehenden Hypertonus bzw. Stoffwechselerkrankungen hervorgerufen werden, wie Diabetes mellitus und Fettstoffwechselstörungen. Er überprüft die Schilddrüsenfunktion, da Hypothyreose im Alter eine Demenz vortäuschen kann. Wichtig ist zudem, den Wasser- und Elektrolytehaushalt zu überprüfen. Der Arzt wird sein Augenmerk auf Ernährungsstörungen bei den älteren Patienten richten, die sich alleine versorgen. Bei ihnen kommt es häufig zu Vitaminmangelzuständen.

In der psychiatrisch-neurologischen Untersuchung geht es u. a. darum, andere neurologische Erkrankungen auszuschließen, z. B. den Apoplex oder die Parkinsonsche Erkrankung (Tabelle, Seite 42).

Beim An- und Auskleiden des Patienten kann der Arzt bereits eine Apraxie oder eventuell auch eine Agnosie feststellen, wenn der Patient nicht mehr in der Lage ist, die Kleidungsstücke zuzuordnen oder sie an- bzw. auszuziehen (Brandenberg, Fahnenstich 2000).

Schlaganfall (Apoplex)	*Parkinsonsche Erkrankung*
Der Schlaganfall (Apoplex) ist Folge einer plötzlichen Durchblutungsstörung des Gehirns. Die Symptome wie auch der Verlauf können – je nach Ort und Ausdehnung des geschädigten Hirnanteils – sehr unterschiedlich sein. Folgende Zeichen können auftreten: • Lähmung einer Körperhälfte (Hemiplegie), die auch die entsprechende Gesichtshälfte betreffen kann • Schluckstörungen • Sprechstörung (Dysphasie) bis zum Sprachverlust (Aphasie) • Störungen in den Wahrnehmungsempfindungen, z. B. für Wärme, Kälte, Berührung, aber auch die Lage der Gliedmaßen • Konzentrationsstörungen; die Stimmung wechselt, es tritt rasche Ermüdung ein • Störungen beim Wasserlassen und Stuhlgang • Apraxie, so dass der Ablauf einer Handlung nicht mehr geplant werden kann • Agnosie, die Gegenstände können ihrer Funktion nicht zugeordnet werden • Neglect (gestörtes Körpergefühl), die erkrankte Seite wird völlig vergessen, die Realität existiert nur noch auf der gesunden Seite. Etwa jeder dritte Schlaganfall kündigt sich durch flüchtige Durchblutungsstörungen des Gehirns an, den sog. Transistorischen ischämischen Attacken (TIA – vorübergehende Blutleere). Frühe Anzeichen sind: • plötzliche Schwäche oder Gefühlsstörung in Gesicht oder Arm • plötzlicher Verlust der Fähigkeit zu sprechen oder Sprache zu verstehen • plötzliche einseitige Sehstörungen • vorübergehende Doppelbilder • plötzlich auftretende, sehr heftige Kopfschmerzen • plötzlich auftretender Schwindel und Gangunsicherheit. (Nickel, Ungerer, Zenneck 1997)	Die Parkinsonsche Erkrankung beruht auf einer Störung des Informationsaustausches der Nervenzellen in bestimmten Zentren des Zwischenhirns und des Hirnstammes. Diese Zentren werden auch als extrapyramidales System bezeichnet. Die wichtigsten Symptome zeigen sich in • Bewegungsarmut (Akinese), • erhöhte Muskelspannung (Rigor), • Zittern (Tremor), • Störungen des vegetativen Nervensystems und in einer • Verlangsamung des Gedankenablaufs.

Ausschluss von Apoplex und Parkinson

Hirnmorphologische Diagnostik

Zur hirnmorphologischen Diagnostik werden zwei Verfahren praktiziert, die sog. Computertomographie (CT scan) und die Kernspintomographie (NMR). Mit diesen beiden Verfahren können Tumore und Blutergüsse im Schädelraum nachgewiesen und die Gestalt des Gehirns sichtbar gemacht werden. Dabei erscheinen auf den apparativ gewonnenen Bildern sowohl die Oberfläche des Großhirns mit Windungen und Furchen als auch die

Größe der Hirnventrikel (Hirnkammern). So lässt sich bei der Alzheimer-Demenz das Ausmaß des Hirnschwundes (Atrophie), eine Erweiterung der Gehirnfurchen und eine Erweiterung der Hirnventrikel nachweisen.

Hirnfunktionelle Diagnostik

Es gibt verschiedene apparative Verfahren zur hirnfunktionellen Diagnostik, um Hirnströme, Stoffwechselvorgänge und die Durchblutung im Gehirn zu messen.

Das Elektroenzephalogramm (EEG) ist die älteste apparative Untersuchungsmethode, welche zur Diagnostik in der Neurologie und Psychiatrie eingesetzt wird. Obwohl diese Methode keine eindeutigen Beweise für die Demenz liefert, kommt sie als zusätzliches Verfahren zum Einsatz (Heinitz 1997: 41). Mit Hilfe des EEGs werden die elektrischen Ströme der Nervenzellen des Gehirns aufgezeichnet. Die Verarbeitung von Informationen im Gehirn erfolgt mit Hilfe von elektrischen Signalen, die von der Schädeloberfläche als EEG registriert werden. Zur Ableitung des EEG werden an der Kopfhaut Elektroden angebracht. Die Frequenz der EEG-Wellen wird in verschiedene Bänder eingeteilt, die mit griechischen Buchstaben gekennzeichnet sind, den Alpha-, Beta-, Theta- und Deltawellen. Auf diese Weise wird es möglich, Aufschluss über die Hirnfunktionen zu erhalten.

Bei zahlreichen Funktionsstörungen des Gehirns, z. B. bei einer Verminderung der Hirndurchblutung oder bei Tumoren, verändert sich das EEG in typischer Weise. Auch bei den verschiedenen Formen der Demenz zeigt das EEG Änderungen in der Wellenfrequenz.

Psychometrische Diagnostik

Psychometrische Tests dienen sowohl zur Diagnosesicherung als auch zur Verlaufskontrolle: Die psychometrische Diagnostik wird in regelmäßigen Zeitabständen wiederholt, um anhand dieser Beurteilungen ein Bild vom Verlauf der Erkrankung zu bekommen. Eine Reihe von Untersuchungstests werden vom Untersucher ausgefüllt, z. B. der international häufig eingesetzte Mini-Mental-Status-Test (MMST), der von Pfizer, Karlsruhe, und Eisai, Frankfurt, entwickelte DemTect und der Uhren-Zeichen-Test. Daneben gibt es Testbögen, die die Patienten selbst beantworten, wie die Subjektive Beschwerdeskala – SB-S und die geriatrische Depressionsskala – GDS, die zur Erfassung depressiver Beschwerden eingesetzt wird.

Die Testfragen der Psychometrie beziehen sich auf kognitive, psychische und körperliche Funktionen und Persönlichkeitsstörungen.

Mini-Mental-Status-Test

Als wichtiger und international häufig eingesetzter Screening-Test, d. h. Suchtest, gilt der Mini-Mental-Status-Test. Der MMST gilt als Standardtest zur Erfassung von kognitiven Beeinträchtigungen. Er umfasst 11 Fragen.

Mit maximal 30 Punkten werden die Bereiche Orientierung (10), Merk- und Erinnerungsfähigkeit (6), Aufmerksamkeit und Rechenfähigkeit (5), Sprache (4), Anweisungen befolgen (4), Nachzeichnen (1) bewertet. Resultierende Werte von 23 und weniger Punkten weisen auf eine deutliche kognitive Beeinträchtigung hin, bei Werten von 20 und weniger liegt eine Demenz vor.

Der MMST ist nicht zur Diagnose früher, geringfügig ausgeprägter Störungen des Gedächtnisses und der Denkleistung geeignet.

	richtige Antwort = 1 Punkt	Total Punkte
Orientierungsvermögen 1. Fragen Sie nach: Jahr Jahreszeit Datum Tag Monat	....	1 1 1 1 1
2. Fragen Sie nach: Staat (Land) Bundesland Stadt bzw. Ortschaft Krankenhaus, Altenheim Stockwerk	....	1 1 1 1 1
Merkfähigkeit 3. Nennen Sie drei Gegenstände, 1 Sekunde pro Objekt. Der Patient soll sie wiederholen (1 Punkt für jede korrekte Antwort). Wiederholen Sie die drei Namen, bis der Patient alle gelernt hat.	....	3
Aufmerksamkeit und Rechnen 4. Beginnend mit 100, jeweils 7 substrahieren (1 Punkt für jede korrekte Antwort; Stopp nach fünf Antworten): Andere Möglichkeit: Lassen Sie ein Wort mit fünf Buchstaben rückwärts buchstabieren!	....	5
Erinnerungsfähigkeit 5. Fragen Sie nach dem Namen der unter 3. genannten Gegenstände! (1 Punkt für jede korrekte Antwort)	....	3
Sprachvermögen und Verständnis 6. Zeigen Sie einen Bleistift und eine Uhr! Der Patient soll sie beim Zeigen benennen! (1 Punkt für jede korrekte Antwort) 7. Lasen Sie nachsprechen: „Bitte kein Wenn und Aber!" 8. Lassen Sie einen dreiteiligen Befehl ausführen, z.B.: „Nehmen Sie das Blatt, falten Sie es in der Mitte und legen Sie es auf den Boden!" (max. 3 Punkte)	....	2 1 3

9. der Patient soll folgende, auf einem Blatt (groß)geschriebene Aufforderung lesen und befolgen: „Schließen Sie die Augen!" 10. Lassen Sie einen Patienteneinen Satz eigner Wahl schreiben (mit Subjekt, Prädikat und Objekt; soll einen Sinn ergeben; bei der Bewertung spielen Schreibfehler keine Rolle)!	....	1 1
11. Vergrößern Sie die untenstehende Zeichnung auf 1-5 cm pro Seite und lassen Sie sie den Patienten nachzeichnen (1 Punkt, wenn alle Seiten und Winkel richtig sind und die Überschneidungen ein Viereck bilden)! 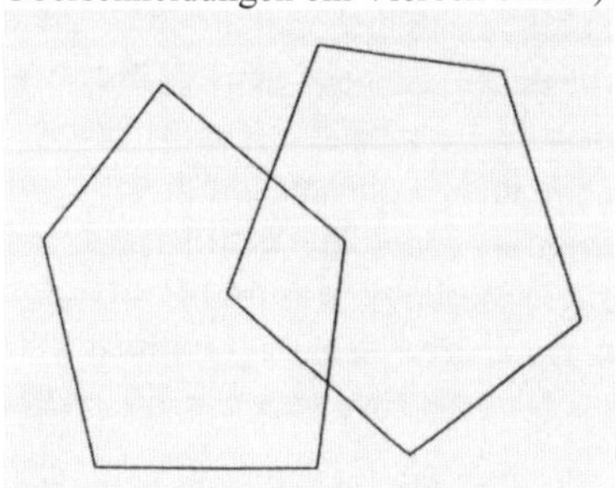	....	1 Totalpunktzahl: ....

Mini-Mental-Status-Test

DemTect

DemTect ist ein von Pfizer und Eisai entwickelter psychometrischer Test, der die frühzeitige Diagnostik demenzieller Erkrankungen ermöglichen soll. Er ist ein Screening Verfahren, auf dessen Basis geistige Beeinträchtigungen bei Patienten erkannt und der Verlauf des geistigen Abbaus beschrieben wird. Das Testverfahren besteht aus fünf Einzelaufgaben:

- insgesamt drei Gedächtnistests für Wörter und Zahlen
- einer Zahlenumwandlungsaufgabe, bei der Ziffern zu Zahlwörtern und Zahlwörter zu Ziffern umgeschrieben werden müssen
- einer variablen Flüssigkeitsaufgabe, bei der eine Minute lang Gegenstände genannt werden müssen, die es in einem Supermarkt zu kaufen gibt.

Da die Testleistungen im DemTect zum Teil alterssensitiv sind, wird eine separate Auswertung für 60-Jährige und Ältere sowie unter 60-Jährige vorgenommen. Die Ergebnisse der Einzelaufgaben werden in Punkte umgerechnet.

Der DemTect ist ein Verfahren, das zu einer ersten Demenzdiagnostik herangezogen werden kann; er ersetzt aber keine anderen Verfahren, die üblicherweise zur Absicherung der Diagnose verwendet werden.

Uhren-Zeichen-Test

Ein schnell und praktikabel anwendbarer Test ist der „Uhren-Zeichen-Test“. Der Patient wird aufgefordert, in einem Kreis die zwölf Zahlen einer Uhr korrekt zu platzieren, richtig zu nummerieren und eine korrekte Zeigereinstellung für eine vorgesehene Uhrzeit vorzunehmen – in diesem Beispiel 13.45 Uhr.

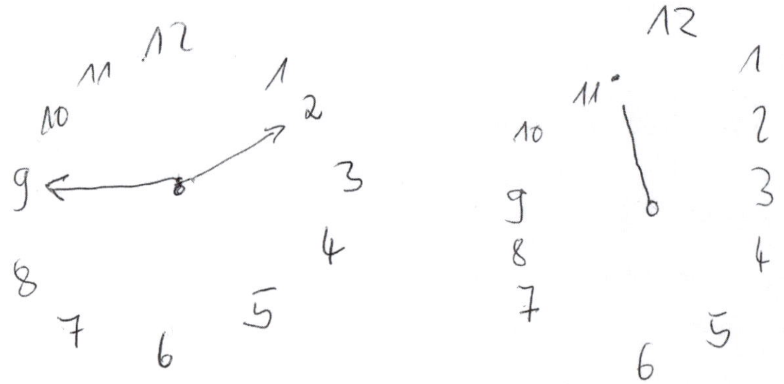

Uhren-Zeichen-Test

In Folge der Krankheit sind die Patienten immer weniger in der Lage, die Zahlen und die Zeiger korrekt zuzuordnen.

Subjektive Beschwerden-Skala (SB-S)

In der Psychiatrie gibt es eine Reihe von Fragebögen zur Selbstbeurteilung durch den Patienten. Diese sind nur bedingt einsetzbar für Patienten mit fortgeschrittener Demenz, da sie voraussetzen, dass das Denkvermögen nicht wesentlich eingeschränkt ist. Durch einen solchen Fragebogen wird dem Patienten Gelegenheit gegeben, seinen eigenen körperlichen und geistigen Zustand zu beschreiben.

Subjektive Beschwerdeskala – SB-S

Wie fühlen Sie sich zur Zeit? Kreuzen Sie bitte an, was für Sie zutrifft: Zur Zeit …	stimmt genau	stimmt überwiegend	stimmt kaum	stimmt nicht
1. bin ich besorgt				
2. regen mich schon Kleinigkeiten auf				
3. fehlt mir die Lust, etwas zu tun				
4. habe ich Schmerzen				

5. bin ich traurig				
6. bin ich unruhig				
7. fühle ich mich unsicher				
8. leide ich unter Druckgefühlen				
9. kann ich kaum etwas leisten				
10. habe ich Angst				
11. bin ich reizbar				
12. bin ich körperlich nicht in Ordnung				
13. habe ich keinen richtigen Appetit				
14. fühle ich mich niedergeschlagen				
15. ist mir alles gleichgültig				
16. fehlt es mir an Energie				
17. bin ich überempfindlich				
18. fürchte ich mich				
19. fühle ich mich müde				
20. bin ich nervös				
21. fühle ich mich einsam, selbst wenn ich mit anderen Menschen zusammen bin.				
Punktsumme:				

Subjektive Beschwerden-Skala
(Quelle: Unternehmensgruppe Dr. Willmar Schwabe, Karlsruhe (ohne Datum) „Das therapeutische Gesamtkonzept")

Geriatrische Depressionsskala (GDS)

Depressionen schränken die Lebensqualität von Betroffenen erheblich ein. Mit Hilfe der geriatrischen Depressionsskala werden die Patienten zu ihren Beschwerden befragt. Die Patienten beantworten selbständig die Fragen mit „ja" oder „nein".

Fragen der geriatrischen Depressionsskala (GDS)			
Name: männlich ☐ Datum:	Geburtsdatum: weiblich ☐		
Wählen Sie die beste Antwort dafür, wie Sie sich in der letzten Woche gefühlt haben:		ja	nein
1. Sind Sie grundsätzlich mit Ihrem Leben zufrieden?			
2. Haben Sie viele Aktivitäten und Interessen aufgegeben?			
3. Haben Sie das Gefühl, Ihr Leben sei unausgefüllt?			
4. Ist Ihnen oft langweilig?			
5. Sind Sie die meiste Zeit guter Laune?			
6. Haben Sie Angst, dass Ihnen etwas Schlimmes zustoßen wird?			

7. Fühlen Sie sich die meiste Zeit glücklich?		
8. Fühlen Sie sich oft hilflos?		
9. Bleiben Sie lieber zu Hause anstatt auszugehen und Neues zu unternehmen?		
10. Glauben Sie, mehr Probleme mit dem Gedächtnis zu haben als die meisten anderen?		
11. Finden Sie es sei schön, jetzt zu leben?		
12. Kommen Sie sich in Ihrem jetzigen Zustand ziemlich wertlos vor?		
13. Fühlen Sie sich voller Energie?		
14. Finden Sie, dass Ihre Situation hoffnungslos ist?		
15. Glauben Sie, dass es den meisten Leuten besser geht als Ihnen?		

Geriatrische Depressionsskala (GDS) nach Ysavage
(Quelle: Unternehmensgruppe Dr. Willmar Schwabe, Karlsruhe, ohne Datum, „Das therapeutische Gesamtkonzept")

Diagnostik und Differentialdiagnose

Bei der differentialdiagnostischen Abgrenzung geht es darum, dass der Arzt auf der Basis der durchgeführten Untersuchungen und Tests die Hirnleistungsstörungen schon im frühen Stadium von anderen Erkrankungen abgrenzt. Insbesondere im Frühstadium der Demenz ist es schwer zu erkennen, ob es sich bei den Gedächtnisproblemen um eine „normale" Alterserscheinung handelt oder um eine beginnende Demenz, denn altersbedingte Gedächtniseinbußen, depressive Verstimmungen oder akute Verwirrtheitszustände bzw. Delir, können zu ähnlichen Beeinträchtigungen führen.

Im Weiteren gilt es zu klären, welche Demenz vorliegt, ob eine Demenz vom Alzheimer Typ, eine vaskuläre Demenz oder eine sekundäre Demenz. Die Diagnose „Alzheimer-Demenz" kann der Arzt nur stellen, wenn alle anderen demenzverursachenden Krankheiten ausgeschlossen sind.

Die Diagnose bzw. das Erkennen einer Demenzerkrankung umfasst zwei Schritte.

1. Schritt: Zum ersten Schritt gehört die Prüfung, ob die Beschwerden des Patienten den Symptomen einer Demenz entsprechen. Dabei wird untersucht, ob den geistigen Einbußen eine andere Ursache als eine Demenz zugrunde liegen könnte. Diese können beispielsweise eine Depression oder ein Delir sein. Es kann auch lediglich eine altersbedingte Leistungsverminderung zugrunde liegen.

2. Schritt: Bestätigt sich der Verdacht einer Demenz, so ist im nächsten diagnostischen Schritt zu bestimmen, welche der Demenzformen vorliegt. Dabei gilt es, zunächst differentialdiagnostisch eine sekundäre Demenz auszuschließen. Anschließend muss unterschieden werden, ob es sich um eine primär zerebrale degenerative Form handelt, d. h. einer Demenz vom Alzheimer-Typ, oder ob es sich um eine vaskuläre Demenz handelt.

Schritte	*Frage*	*Differentialdiagnostische Abgrenzung*
1. Schritt	Liegt eine Demenz vor?	• Altersbedingte Leistungsverminderung • Depression (Pseudodemenz) • Delir

↓

Diagnose einer Demenz

↓

2. Schritt	Um welche der Demenzformen handelt es sich?	Primäre Demenzen, z. B. • Vaskuläre Demenzen • Demenz bei Alzheimer-Krankheit Sekundäre Demenzen

Diagnostische Schritte

Bei der Feststellung einer Demenz bei Alzheimer-Krankheit müssen daher folgende Voraussetzungen erfüllt sein:

- Es muss das Syndrom einer Demenz vorliegen.
- Alle anderen spezifischen Ursachen für eine Demenz müssen ausgeschlossen sein;
- erst dann kann die Diagnose einer Alzheimer-Demenz angenommen werden.

Altersbedingte Leistungsverminderung

Der erste diagnostische Schritt bezieht sich auf die Abgrenzung der Demenz von normalen altersbedingten Leistungsverminderungen, einer Depression und einem Delir.

Vor der Diagnosestellung einer Demenz muss geprüft werden, ob es sich bei den kognitiven Leistungseinbußen, z. B. bei Störungen der Konzentration und des Gedächtnisses, um altersbedingte kognitive Leistungseinbußen handelt.

Vorstellungen wie „Gedächtniseinbußen seien im Alter normal" erschweren die Diagnose einer Demenz. Dieses Stereotyp gründet auf der Annahme, im Alter seien „Abbauprozesse" üblich. Das Wort „Abbau" legt die Vorstellung nahe, im Alter würden die Fähigkeiten, die im Laufe des Lebens erworben worden sind, Schritt für Schritt zurückgehen.

Diese Annahme entbehrt der Realität. Gerade das im Leben angesammelte Wissen und Verständnis bleibt bis ins hohe Alter hinein erhalten und kann weiter zunehmen. Dagegen nimmt die von physiologischen Vorgängen abhängige Schnelligkeit und Flexibilität der Informationsverarbeitung mit dem Alter ab. Auch macht das Lernen unter Zeitdruck im Alter Mühe.

Dies bestätigen Erkenntnisse aus der Gehirn- und Gedächtnisforschung, ebenso wie Erkenntnisse der Psychologie in Bezug auf die Entwicklung der flüssigen und kristallinen Intelligenz. Die flüssige Intelligenz nimmt mit dem Alter ab, dagegen nimmt die kristalline Intelligenz, die auf Wissen und Erfahrung basiert, zu – allerdings nur unter der Voraussetzung der Offenheit und Lernfreude für Neues.

Die Neurowissenschaften belegen Erkenntnisse der Psychologie, dass die Geschwindigkeit von Lernprozessen (flüssige Intelligenz) im Alter abnimmt, was wie der Gehirnforscher Spitzer feststellt (2003), nicht eigentlich ein Problem darstellt. Denn das langsame Lernen bietet einen entscheiden Vorteil: *„Ältere Menschen ... lernen immer langsamer, können jedoch genau deswegen die zu lernenden Werte immer präziser in sich abbilden"* (Spitzer 2003: 40) – dies allerdings unter der Voraussetzung einer stabilen Umwelt. Ältere Menschen sind besser in der Lage als jüngere, neues Wissen in vorhandenes Wissen zu integrieren. *„Da Lernen zu einem nicht geringen Teil im Schaffen solcher internen Verbindungen besteht, haben ältere Menschen beim Lernen sogar einen Vorteil. Wissen kann helfen, neues Wissen zu strukturieren, einzuordnen und zu verankern. Es kommt darauf an, die Lernbedingungen so zu gestalten, dass die Vorteile des Alters genutzt und die Nachteile im Hinblick auf die Geschwindigkeit ausgeglichen werden"* (Spitzer 2003: 40).

Das gleiche gilt für die Persönlichkeit des Menschen. Vitalität und organische Funktionstüchtigkeit lassen mit den Jahren nach, nicht aber die sozialen Kompetenzen oder die Fähigkeit, Schwierigkeiten zu begegnen und Probleme zu lösen. Treten Persönlichkeitsveränderungen auf, so können diese eine Begleiterscheinung von Erkrankungen oder sozialer Schädigung sein z. B. in Folge von Isolierung und Vereinsamung. Die folgende Tabelle veranschaulicht die Unterschiede zwischen normalem Altern und den Anzeichen einer beginnenden Demenz.

	Frühe Demenz	*Normales Altern*
Vergessen	Häufig	Sporadisch
Wieder finden von Verlegtem	Selten, an unüblichen Orten	Meist rasch, an den üblichen Orten
Vergessene Inhalte	Ganze Erlebnisse und Begebenheiten	Details
Wieder erinnern	selten	häufig
Merkhilfen	Zunehmend nutzlos	Gleich bleibend nutzbar

Kontrolle: Beim Gesunden ist die Rekonstruktion des letzten Tages möglich.

Quelle: Kanowski, Neumann 1988, Arbeitsblatt, Max-Bürger-Zentrum, Berlin

Altern hat nichts mit Krankheit zu tun. Die Veränderungen von Zellen, Geweben und Organen können im Laufe des Lebens individuell unterschiedlich ausgeprägt sein. Es gibt Zellen, die rascher als andere Zeichen der Alterung aufweisen. Die Gesamtheit dieser Veränderungen führt bei der normalen Alterung zu Einbußen verschiedener Funktionen der unterschiedlichen Organe und Organsysteme.

Die Gerontologie untersucht und beschreibt diese Veränderungen, die mit dem Altern verbunden sind, welche psychosozial und körperlich bedingt sein können. Die Geriatrie beschäftigt sich mit den Krankheiten, die das Altern begleiten, um daraus Möglichkeiten zu einer Vermeidung (Prävention), Behandlung oder Rehabilitation abzuleiten.

Depression

Konzentrations- und Gedächtnisschwäche sowie Verhaltensauffälligkeiten sind häufig auch Begleitsymptome von depressiven Erkrankungen im Alter. Da eine Depression als eigenständiges Krankheitsbild jedoch therapiert werden kann, ist die Differentialdiagnose Demenz und Depression von großer Bedeutung.

Die ICD-10 (DIMDI 2013) beschreibt folgende Symptome einer Depression: *„Bei den typischen leichten (F32.0), mittelgradigen (F32.1) oder schweren (F32.2 und F32.3) Episoden, leidet der betroffene Patient unter einer gedrückten Stimmung und einer Verminderung von Antrieb und Aktivität. Die Fähigkeit zu Freude, das Interesse und die Konzentration sind vermindert. Ausgeprägte Müdigkeit kann nach jeder kleinsten Anstrengung auftreten. Der Schlaf ist meist gestört, der Appetit vermindert. Selbstwertgefühl und Selbstvertrauen sind fast immer beeinträchtigt. Sogar bei der leichten Form kommen Schuldgefühle oder Gedanken über eigene Wertlosigkeit vor. Die gedrückte Stimmung verändert sich von Tag zu Tag wenig, reagiert nicht auf Lebensumstände und kann von so genannten ‚somatischen' Symptomen begleitet werden, wie Interessenverlust oder Verlust der Freude, Früherwachen, Morgentief, deutliche psychomotorische Hemmung, Agitiertheit, Appetitverlust, Gewichtsverlust und Libidoverlust. Abhängig von Anzahl und Schwere der Symptome ist eine depressive Episode als leicht, mittelgradig oder schwer zu bezeichnen."*

Die Unterscheidung zwischen den Krankheitsgruppen „Demenz" und „Depression" ist schwierig. Denn bei der Depression können Konzentrations- und Gedächtnisprobleme auftreten, die den Symptomen der Demenz ähneln. Man spricht in diesem Fall von einer „Pseudodemenz" oder besser von einer Depression mit kognitiven Störungen.

Umgekehrt reagieren demenziell erkrankte Menschen oft mit Interesselosigkeit, Rückzug und depressiven Gefühlszuständen. Beide Symptomgruppen – Demenz und Depression – können auch gemeinsam auftreten.

Demenz	*Depressive „Pseudodemenz"*
eher schleichender Beginn	eher rascher Beginn
Einbußen im Denken und im Gedächtnis werden subjektiv eher nicht wahrgenommen	kognitive Einbußen werden verstärkt erlebt
forderndes Verhalten	passives Verhalten
Patient sucht Ursachen seiner Behinderung bei anderen („ungerechtes" Verhalten von Bezugspersonen)	Patient sucht Ursache seiner Behinderung bei sich selbst (Minderwertigkeits- und Schuldgefühle)
Stimmung und Denkinhalte passen nicht zusammen	Übereinstimmung zwischen Stimmung und Denkinhalt
Gefühlslage (Affekt) eher wechselnd und entgleisend	Gefühlslage eher gleich bleibend und starr
Schlafstörungen eher mit Unruhe und Verwirrtheit verbunden	nächtliche Verwirrtheitszustände sind selten
Denk- und Gedächtniseinbußen bleiben unter antidepressiver Therapie bestehen	Einbußen in der geistigen Leistungsfähigkeit bessern sich unter antidepressiver Therapie
Libido (sexuelle Bedürfnisse) eher ungestört	Libido eher gestört
isolierte Leistungsschwäche	globale Leistungsschwäche
frühe Werkzeugstörungen (Störungen von Handlungen und Bewegungsabläufen mit oder ohne Verwendung von Gegenständen)	keine Werkzeugstörungen (keine Apraxie)

Differentialdiagnose der Demenz und der depressiven „Pseudodemenz"
(Quelle: Fischer, Schwarz 1999: 27)

Delir

Patienten mit Delir zeigen ähnliche psychische Störungen und Verhaltensauffälligkeiten wie Demenzpatienten. Das Delir ist jedoch Ausdruck einer akuten psychischen Störung, hervorgerufen durch organische Erkrankungen und damit behandelbar. Die ICD-10 (DIMDI 2013) beschreibt das Delir unter „*F05.- Delir, nicht durch Alkohol oder andere psychotrope Substanzen bedingt*" als „*ein ätiologisch unspezifisches hirnorganisches Syndrom, das charakterisiert ist durch gleichzeitig bestehende Störungen des Bewusstseins und der Aufmerksamkeit, der Wahrnehmung, des Denkens, des Gedächtnisses, der Psychomotorik, der Emotionalität und des Schlaf-Wach-Rhythmus. Die Dauer ist sehr unterschiedlich und der Schweregrad reicht von leicht bis zu sehr schwer*".

Für die Diagnose des Delirs muss aus jedem der im Folgenden aufgeführten Bereiche ein Symptom bestehen:

- Störung des Bewusstseins und der Aufmerksamkeit (z. B. eingeschränkte Konzentrationsfähigkeit, leichte Bewusstseinsminderung, Koma)
- Kognitionsstörungen (z. B. Wahrnehmungsstörungen, Halluzinationen, Beeinträchtigung des Denkens, Desorientiertheit, Gedächtnisstörungen)
- Psychomotorische Störungen (Hypo- oder Hyperaktivität)
- Störungen des Schlaf-Wach-Rhythmus (z. B. Schlaflosigkeit, Umkehr des Schlaf-Wach-Rhythmus)
- Affektive Störungen (z. B. Depression, Angst, Reizbarkeit, Euphorie, Apathie)

Das delirante Zustandsbild ist vorübergehend und von wechselnder Intensität. Ein delirantes Zustandsbild kann eine Demenz überlagern oder sich zu einer Demenz weiterentwickeln. Der Beginn ist gewöhnlich akut, im Tagesverlauf wechselnd, die Gesamtdauer der Störung beträgt weniger als 6 Monate. Das Delir kann unterschiedlichen Ursprungs sein. Dem Delir können verschiedene Hirnfunktionsstörungen oder extracerebrale Erkrankungen fast aller wichtigen Organsysteme zugrunde liegen, wie z. B. Infektionen, Exsikkose, Herz-, Leber-, Niereninsuffizienz, Anämie. Eine häufig vorkommende Ursache eines Delirs bei alten Menschen ist eine Intoxikation mit Medikamenten. Die folgende Tabelle listet die häufigsten Delirursachen auf.

Stoffwechsel-/ Hormonstörungen	• Unterzuckerung • Gestörter Wasser- und Elektrolythaushalt, Austrocknung • Nieren-/Leberinsuffizienz • Schilddrüsenunterfunktion • Diabetes mellitus
Kreislauferkrankungen	• Zerebrovaskuläre Erkrankungen • Herzinsuffizienz, Herzinfarkt, Arrhytmie • Blutdruckschwankungen
Intoxikationen	• Medikamente, Psychopharmaka • Alkohol
Medizinisch therapeutische Einwirkungen	• Chirurgische Eingriffe, Vollnarkose • Staroperationen • Intensivmedizinische Behandlung
Infektionen	• Chronische Atemwegserkrankungen • Pneumonie • Andere Infektionskrankheiten
Traumatische Hirnläsionen	• Kopfverletzungen • Tumore
Emotionale Belastungen	• Umzug, Tod des Partners usw.

Häufige Delirursachen (Quelle: Kanowski, Neumann 1988, Arbeitsblatt, Max-Bürger-Zentrum, Berlin)

Im Vordergrund der Therapie steht die Behandlung des Grundleidens. Nach Abklingen des Delirs ist eine vollständige Wiederherstellung möglich.

Ein Delir kann bei einer Demenz und unabhängig von einer Demenz auftreten. Die folgende Tabelle zeigt die Delir-Symptome in Abgrenzung zur Demenz auf.

Kennzeichen	*Delir*	*Demenz*
Beginn	innerhalb weniger Tage, oft nachts	schleichender Beginn über Monate oder Jahre
Dauer	Stunden bis Wochen	Monate bis Jahre
Verlauf	tägliche Schwankungen, nächtliche Verschlechterungen, klare Intervalle	relativ stabil, gelegentlich Schwankungen von Tag zu Tag
akute körperliche Erkrankung	immer damit verbunden	gewöhnlich keine Verbindung
Bewusstsein/Vigilanz	Trübung	gewöhnlich normal
Orientierung	grundsätzlich gestört, parallel zu den täglichen Schwankungen, Tendenz zur Konfabulation[9]	kann relativ intakt oder aber im Zusammenhang mit Gedächtnisstörungen beeinträchtigt sein Merkfähigkeit und Kurzzeitgedächtnis beeinträchtigt
Gedächtnis	Merkfähigkeit und Kurzzeitgedächtnis beeinträchtigt	in fortgeschrittenen Stadien auch Langzeitgedächtnis beeinträchtigt bis hin zum völligen Verlust aller Gedächtnisinhalte
Denken	fragmentiert, eher beschleunigt	abstraktes Denken gestört, verlangsamt, auf einfache Alltagsdinge eingeengt
Wahrnehmung	illusionäre und halluzinatorische Fehlwahrnehmungen, insbesondere im visuellen System	Wahrnehmungsstörungen eher selten
Schlaf-Wach-Rhythmus	unterbrochen, Dösigkeit am Tag, nachts desorientiert und ruhelos, Umkehr	unterbrochener und verkürzter Nachtschlaf, im frühen Stadium auch übermäßiger Schlafbedarf, in späteren Stadien auch Umkehr möglich
Psychomotorik	ruhelos, ziellose Bewegungsunruhe	eher apathisch
Stimmung	ängstlich, depressiv	eher euphorisch

Differentialdiagnose des Delirs und der Demenz (Quelle: Kanowski, Neumann 1988, Arbeitsblatt, Max-Bürger-Zentrum, Berlin)

[9] Konfabulation: Erinnerungslücken werden mit Einfällen und Fantasien des Patienten ausgefüllt, die dieser momentan für reale Erinnerungen hält.

Reflexion und Übung

1. Wählen Sie bei den folgenden Fragen die richtigen Antworten aus.

Warum ist die Früherkennung bei der Demenz von besonderer Bedeutung?		
Mögliche Antworten:		
1	Um eine rechtzeitige Heilung zu ermöglichen.	☐
2	Um Vorsorge für die Zukunft zu treffen.	☐
3	Um den Krankheitsverlauf hinauszuzögern.	☐
4	Um zwischenmenschliche Konflikte zu vermeiden.	☐

Welche psychometrischen Verfahren können zur Diagnostik der Demenz eingesetzt werden?		
Mögliche Antworten:		
1	Mini Mental Status Test	☐
2	DemTect	☐
3	Geriatrische Depressionsskala	☐
4	Intelligenztest	☐
5	Längsschnittuntersuchung	☐

Die Demenz wird im Ausschlussverfahren diagnostiziert. Nennen Sie mögliche Untersuchungsmethoden, die zur Anwendung kommen.		
Mögliche Antworten:		
1	Anamnese	☐
2	Pareto-Analyse	☐
3	Computer-Tomogramm – CT	☐
4	Experiment	☐
5	Polaritätsprofil	☐
6	Labordiagnostik	☐
7	Kompetenzdiagnostik	☐

2. Reflexion Ihrer Erfahrungen: Wenn Sie eine Familie kennen, in der eine demenzkranke Person versorgt wird: Konnten Sie Verständigungsprobleme und Missverständnisse in der Beziehung feststellen? Wenn ja, welche und worauf führen Sie diese zurück? Stellen Sie Vermutungen darüber an.

3. Die demografische Entwicklung erfordert, dass wir uns mit unseren bewussten oder unbewusst wirkenden Alternsbildern auseinandersetzen. Alternsbilder sind individuelle und gesellschaftliche Vorstellungen vom Alter. Diese Vorstellungen sind verantwortlich dafür, ob mit Altern Entwicklung und Entfaltung von Potenzialen und sozialer Teilhabe oder eher Kompetenzabbau und sozialer Rückzug assoziiert wird.

a) Reflektieren Sie Ihre inneren Bilder vom Alter. Was denken Sie über alte Menschen?

b) Welche Alternsbilder sind Ihrer Ansicht nach bezogen auf demenzkranke Menschen vorherrschend?

4. Was ist eine depressive Pseudodemenz?

Mögliche Antworten:

1	Alzheimer Krankheit bei psychisch erkrankten Patienten im fortgeschrittenen Alter	☐
2	Eine Demenz begleitet von Niedergeschlagenheit	☐
3	Eine Depression mit kognitiven Störungen	☐
4	Jemand erscheint dement aufgrund eines niedrigen Intelligenzquotienten (IQ)	☐

5. Bereiten Sie einen kleinen Vortrag vor. Versuchen Sie die Unterschiede herauszuarbeiten zwischen einem Delir und einer Demenz bei Alzheimer-Krankheit. Stellen Sie Vermutungen darüber an, durch welche Pflegefehler und mangelhaften Versorgungsstrukturen die Symptome der Krankheitsbilder verstärkt werden können.

6. Wie müssten Ihrer Ansicht nach die Pflege und die Versorgungsstrukturen beschaffen sein, so dass die Symptome gemildert oder – beim Delir – gar verhindert werden? Entwickeln Sie dazu Vorschläge. Sie werden Ihre Antworten überprüfen können, nachdem Sie Kapitel 3 durchgearbeitet haben.

Das demenzielle Syndrom

Der Begriff Demenz kommt aus dem Lateinischen und bedeutet de – weg, mens – Geist, Verstand. Damit ist das Hauptmerkmal der fortgeschrittenen Demenzerkrankung umschrieben: der Verlust der geistigen Fähigkeiten. Die Demenz verändert den Menschen in seiner Intelligenz und Persönlichkeit.

In Deutschland sind über eine Millionen Menschen an einer Demenz erkrankt. Häufig wird die Demenz pauschal mit der Alzheimer Krankheit gleichgesetzt. Das ist nicht richtig. Zwar leiden fünfzig bis sechzig Prozent der Betroffenen tatsächlich an der Alzheimer Krankheit, aber es gibt auch noch andere Demenz-Erkrankungen. Der Begriff Demenz bezeichnet lediglich ein Syndrom, dem unterschiedliche ursächliche Erkrankungen zugrunde liegen können.

Ziele

Nachdem Sie die Lerneinheit durchgearbeitet haben, wissen Sie,

- dass das internationale Klassifikationssystem ICD-10 ein diagnos-

tisches Werkzeug bietet, auf dessen Basis die Symptomdiagnose und auch die ätiologische, d. h. ursächliche, Zuordnung zu einer Demenzerkrankung vorgenommen werden kann
- dass das demenzielle Syndrom gekennzeichnet ist durch Einschränkungen der Gedächtnisleistungen, Beeinträchtigungen des Denkens, der Orientierung, Auffassung, Rechen- und Lernfähigkeit sowie der Sprache und des Urteilsvermögens
- zwei Hauptgruppen der Demenzen zu unterscheiden: die primären Demenzen und die sekundären Demenzen
- dass die Alzheimer-Krankheit und die vaskulären Demenzen zu den degenerativ bedingten Demenzen zählt
- die Häufigkeit der Demenzformen anzugeben
- die charakteristischen pathologischen Veränderungen der Alzheimer Krankheit zu beschreiben und Hypothesen zur Entstehung zu erläutern
- welche Unterschiede zwischen der Demenz vom Alzheimer Typ und einer vaskulären Demenz bestehen
- dass typisch für die Alzheimer-Demenz ihr schleichender, nahezu unmerklicher Beginn ist – die Krankheit allmählich und unaufhaltsam voranschreitet –, während die vaskuläre Demenz typischerweise schubartig verläuft

Klassifikation der Demenzen

Die „Internationale statistische Klassifikation der Krankheiten und verwandter Gesundheitsprobleme" (International Statistical Classification of Diseases and Related Health Problems, 13. Revision – Abkürzung: ICD-10) wurde von der Weltgesundheitsorganisation (WHO) erstellt und ist Teil der Familie der internationalen gesundheitsrelevanten Klassifikationen, die für die ärztliche wie auch psychologische und psychotherapeutische Diagnostik verbindlich ist. Die deutschsprachige Ausgabe wurde im Auftrag des Bundesministeriums für Gesundheit vom Deutschen Institut für Medizinische Dokumentation und Information (DIMDI) erstellt und herausgegeben.

Kapitel V der ICD-10 bezieht sich auf „Psychische und Verhaltensstörungen" (F00-F99). Der Abschnitt „Organische, einschließlich symptomatischer psychischer Störungen" (F00-F09) befasst sich mit einer Reihe psychischer Krankheiten mit nachweisbarer Ätiologie in einer zerebralen Krankheit, einer Hirnverletzung oder einer anderen Schädigung, die zu einer Hirnfunktionsstörung führt. Die Funktionsstörung kann primär sein, wie bei Krankheiten, Verletzungen oder Störungen, die das Gehirn direkt oder in besonderem Maße betreffen; oder sekundär wie bei systemischen Krankheiten oder Störungen, die das Gehirn als eines von vielen anderen Organen oder Körpersystemen betreffen.

Die Tabelle veranschaulicht die ICD-10-Klassifikation der Demenzen (im Auszug):

F00-F09 Organische, einschließlich symptomatischer psychischer Störungen

---

F00 Demenz bei Alzheimer-Krankheit:

Die Alzheimer-Krankheit ist eine primär degenerative zerebrale Krankheit mit unbekannter Ätiologie und charakteristischen neuropathologischen und neurochemischen Merkmalen. Sie beginnt meist schleichend und entwickelt sich langsam aber stetig über einen Zeitraum von mehreren Jahren.

F00.0 Demenz mit frühem Beginn:

Demenz bei Alzheimer-Krankheit mit Beginn vor dem 65. Lebensjahr. Der Verlauf weist eine vergleichsweise rasche Verschlechterung auf, es bestehen deutliche und vielfältige Störungen der höheren kortikalen Funktionen.

F00.1 Demenz mit spätem Beginn:

Demenz bei Alzheimer-Krankheit mit Beginn ab dem 65. Lebensjahr, meist in den späten 70er Jahren oder danach, mit langsamer Progredienz und mit Gedächtnisstörungen als Hauptmerkmal.

F01 Vaskuläre Demenz:

Die vaskuläre Demenz ist das Ergebnis einer Infarzierung des Gehirns als Folge einer vaskulären Krankheit, einschließlich der zerebrovaskulären Hypertonie. Die Infarkte sind meist klein, kumulieren aber in ihrer Wirkung. Der Beginn liegt gewöhnlich im späteren Lebensalter. z. B.

F01.1 Multiinfarkt Demenz:

Sie beginnt allmählich, nach mehreren vorübergehenden ischämischen Episoden (TIA), die eine Anhäufung von Infarkten im Hirngewebe verursachen.

F01.2 Subkortikale vaskuläre Demenz:

Hierzu zählen Fälle mit Hypertonie in der Anamnese und ischämischen Herden im Marklager der Hemisphären. Im Gegensatz zur Demenz bei Alzheimer-Krankheit, an die das klinische Bild erinnert, ist die Hirnrinde gewöhnlich intakt.

F02 Demenz bei anderenorts klassifizierten Krankheiten: z. B.

F02.0 Pick-Krankheit (Frontotemporale Demenz):

Eine progrediente Demenz mit Beginn im mittleren Lebensalter, charakterisiert durch frühe, langsam fortschreitende Persönlichkeitsveränderung und Verlust sozialer Fähigkeiten. Die Krankheit ist gefolgt von Beeinträchtigungen von Intellekt, Gedächtnis und Sprachfunktionen mit Apathie, Euphorie und gelegentlich auch extrapyramidalen Phänomenen.

F02.1 Demenz bei Creutzfeldt-Jakob-Krankheit:

Eine progrediente Demenz mit vielfältigen neurologischen Symptomen als Folge spezifischer neuropathologischer Veränderungen, die vermutlich durch ein übertragbares Agens verursacht werden. Beginn gewöhnlich im mittleren oder höheren Lebensalter, Auftreten jedoch in jedem Erwachsenenalter möglich. Der Verlauf ist subakut und führt innerhalb von ein bis zwei Jahren zum Tode.

F02.2 Demenz bei Chorea Huntington:

Eine Demenz, die im Rahmen einer ausgeprägten Hirndegeneration auftritt. Die Störung ist autosomal dominant erblich. Die Symptomatik beginnt typischerweise im dritten und vierten Lebensjahrzehnt. Bei langsamer Progredienz führt die Krankheit meist innerhalb von 10 - 15 Jahren zum Tode.

F02.3 Demenz bei Parkinson-Krankheit:

Eine Demenz, die sich im Verlauf einer Parkinson-Krankheit entwickelt. Bisher konnten allerdings noch keine charakteristischen klinischen Merkmale beschrieben werden.

F02.4 Demenz bei HIV-Krankheit (Humane Immundefizienz-Viruskrankheit):

Eine Demenz, die sich im Verlauf einer HIV-Krankheit entwickelt, ohne gleichzeitige andere Krankheit oder Störung, die das klinische Bild erklären könnte.

...

F02.8 Demenz bei anderenorts klassifizierten Krankheitsbildern: z.B.

- Enzephalopathie
- Epilepsie
- Hyperkalziämie
- Hypothyreose, erworben
- Intoxikationen
- Multiple Sklerose
- Neurosyphilis
- Schädelhirntrauma
- Vitamin-B 12 - Mangel

F10.6 Amnestisches Syndrom:

Die Alkoholdemenz klassifiziert die ICD-10 unter Psychische und Verhaltensstörungen durch psychotrope Substanzen (F10-F19)

Das Amnestische Syndrom geht mit einer ausgeprägten andauernden Beeinträchtigung des Kurz- und Langzeitgedächtnisses einher. Das Immediatgedächtnis ist gewöhnlich erhalten, und das Kurzzeitgedächtnis ist mehr gestört als das Langzeitgedächtnis. Die Störungen des Zeitgefühls und des Zeitgitters sind meist deutlich, ebenso wie die Lernschwierigkeiten. Konfabulationen können ausgeprägt sein, sind jedoch nicht in jedem Fall vorhanden. Andere kognitive Funktionen sind meist relativ gut erhalten, die amnestischen Störungen sind im Verhältnis zu anderen Beeinträchtigungen besonders ausgeprägt.

- Alkohol- oder substanzbedingte amnestische Störung
- Durch Alkohol oder andere psychotrope Substanzen bedingte Korsakowpsychose
- Nicht näher bezeichnetes Korsakow-Syndrom

G31.8 Lewy-Körper-Demenz

In Kapitel 6 der ICD-10 „G00-G99 Krankheiten des Nervensystems" wird unter dem Abschnitt „Sonstige näher bezeichnete degenerative Krankheiten des Nervensystems" unter G31.8 die Lewy-Körper-Demenz klassifiziert.

Klassifikation der Demenzen (ICD-10-WHO 2013)

Formen und Einteilung der Demenzen

Der Oberbegriff „Demenz" umfasst eine Reihe von Krankheitsbildern mit verschiedener Ursache und unterschiedlichem Verlauf. Grob lassen sich die Demenzen in zwei Hauptgruppen einteilen.

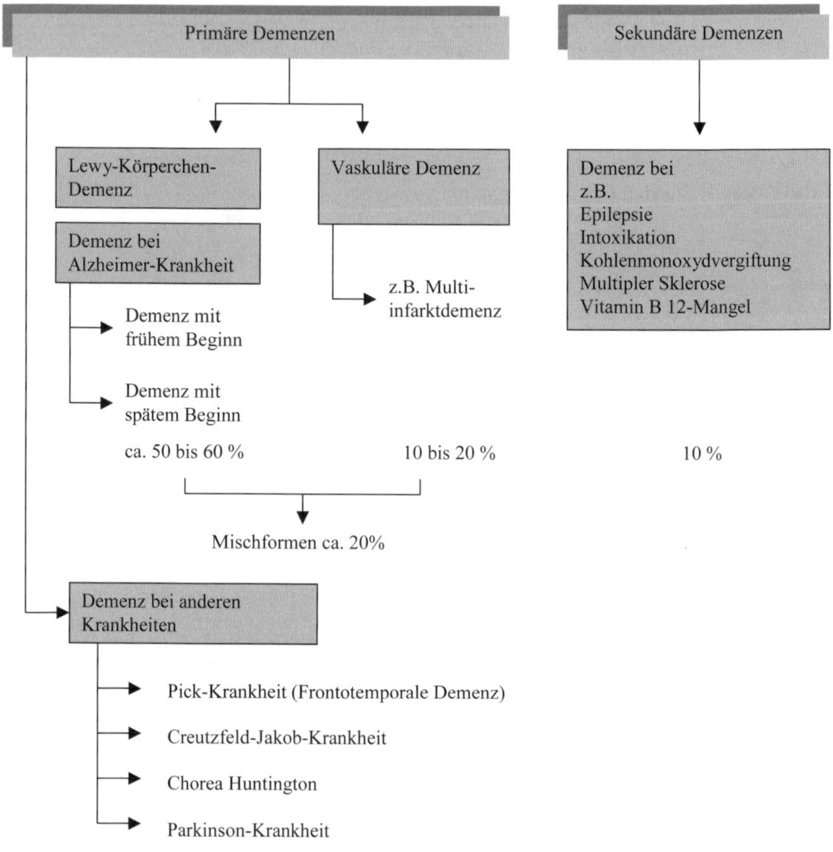

Formen und Häufigkeit der Demenzen

1. Primäre Demenzen, die durch direkte Hirnschädigung hervorgerufen werden

2. Sekundäre Demenzen, das sind Folgedemenzen, hervorgerufen durch andere Erkrankungen, etwa einer Vergiftung, durch Alkoholmissbrauch oder einer Infektion des Gehirns mit Krankheitserregern.

Etwa zwei Drittel der Demenzformen sind der Alzheimer-Krankheit zuzuordnen. Die zweithäufigste Form der neurodegenerativen Demenzen ist die Vaskuläre Demenz. Sie macht bis zu ca. 20% aller Demenzformen aus. Der Rest setzt sich entweder aus Mischformen vom degenerativ-vaskulären Typ oder aus anderen Krankheitsbildern zusammen (Weyerer 2005: 9). Die

Frontotemporale Demenz sowie die Creutzfeldt-Jakob Krankheit treten viel seltener auf (Kurz 2013).

Primäre Demenzen

Primäre Demenzen haben ihren Ursprung im Gehirn. Die neurodegenerativen Demenzen sind durch sich ausweitenden Schadensprozessen in und an den Nervenzellen des Gehirns gekennzeichnet. Es sterben Nervenzellen nach und nach ab, die Verbindungen zwischen den Zellen gehen dauerhaft verloren. Die Ursachen sind vielfältig. Bei der Alzheimerkrankheit sind es bestimmte Eiweißablagerungen, die den Stoffwechsel der Nervenzellen beeinträchtigen. Demenzen, die sich als Folge von Gefäßschädigungen im gesamten Körperkreislauf und damit auch im Gehirn entwickeln, werden als vaskuläre Demenzen bezeichnet. Weitere primäre Demenzerkrankungen sind die Lewy-Körperchen-Demenz und die seltene frontotemporale Demenz. Die neurodegenerativen Veränderungen wirken sich auf das Gedächtnis, das Denken, die Sprache, Orientierung und das soziale Verhalten aus – je nachdem, welche Hirnregion betroffen ist.

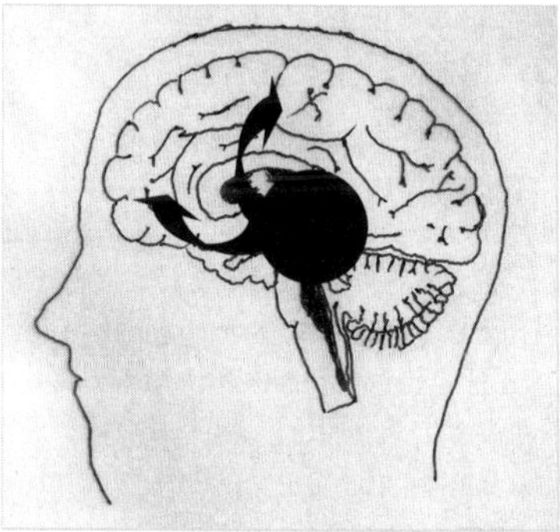

Die Alzheimer-Demenz beginnt meist in Hirnbereichen, in denen das Gedächtnis lokalisiert ist. Besonders stark betroffen ist davon die Hirnregion des Hippocampus. Der Hippocampus ist verantwortlich sowohl für das Abspeichern als auch für das Abrufen von Gedächtnisinhalten. Außerdem ist der Hippocampus an der Kontrolle der Sprache und der Denkfähigkeit beteiligt. Betroffen ist zunehmend auch die Großhirnrinde, jener Bereich des Gehirns, in dem die höheren geistigen Fähigkeiten angesiedelt sind.

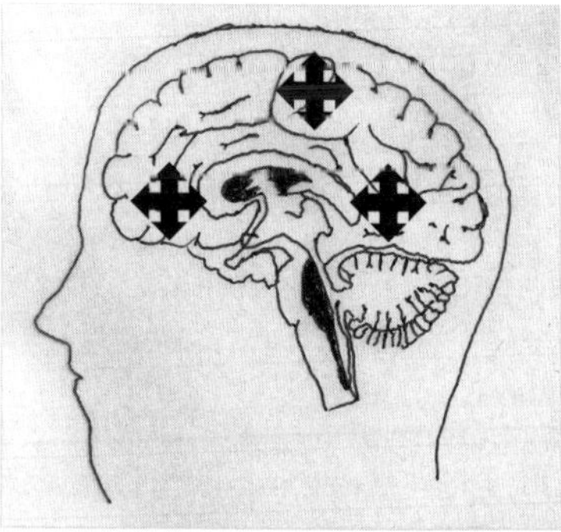

Vaskuläre Demenzen breiten sich von Hirnarealen aus, in denen Gefäßschäden auftraten

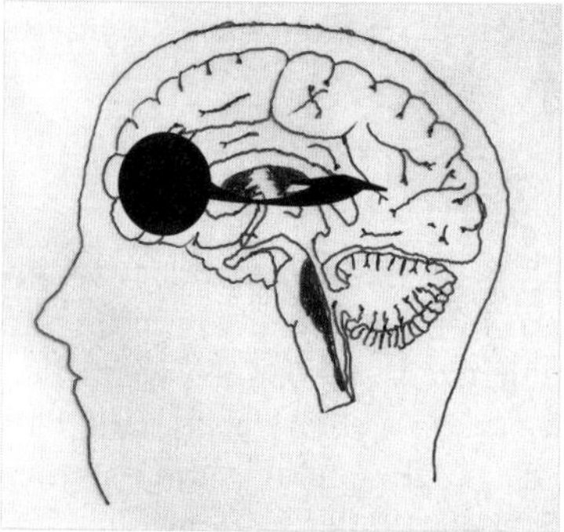

Die Frontotemporale Demenz schreitet vom Stirnbereich seitlich nach hinten voran.

Primäre Demenzen

Bei der Demenz vom Alzheimer Typ (DAT) unterscheidet man die Demenz mit frühem Beginn und jene mit spätem Beginn: Meistens tritt die Krankheit erst nach dem 65. Lebensjahr auf. Als Risikofaktor für die Alzheimer-Demenz gilt das Alter. Es kommt aber auch vor, dass ein Mensch in früheren Jahren betroffen ist. Ungefähr 10% der Erkrankten sind jünger als 60 Jahre. Patienten mit Down-Syndrom haben ein hohes Risiko, eine Alzheimer-Krankheit zu entwickeln. An Alzheimer erkrankte Menschen sind zunächst vor allem durch kognitive Einbußen betroffen.

Die Lewy-Körperchen-Demenz ähnelt der Alzheimer-Krankheit, wodurch sie schwer von einander zu unterscheiden sind. Deshalb ist es nicht leicht zu klären, in welchem Umfang Mischformen der beiden Demenzen vorliegen. Die Lewy-Körperchen-Demenz bzw. Lewy-Körper-Demenz ist nach Friedrich H. Lewy benannt. Der Pathologe und Mitarbeiter von Alois Alzheimer entdeckte im Gehirn von Demenzkranken Partikel, die als Lewy-Körperchen bezeichnet werden. Bei Menschen mit Lewy-Körperchen-Demenz treten im Unterschied zur Alzheimer-Demenz Verwirrtheitszustände auf. Kennzeichnend sind zudem optische Halluzinationen, starke Schwankungen der geistigen Leistungsfähigkeit und der Aufmerksamkeit sowie leichte Parkinsonsymptome (unwillkürliches Zittern der Hände, Steifigkeit der Bewegungen). Außerdem kommt es häufig zu Stürzen oder kurzen Bewusstlosigkeiten.

Seltener in der Gruppe der neurodegenerativen Demenzen ist eine Demenz, die ihren Anfang in bestimmten Bereichen des Gehirns nimmt, nämlich dem Frontal- und Temporallappen. Sie wird daher als Frontotemporale Demenz oder nach ihrem Entdecker als Picksche Krankheit bezeichnet. Sie beginnt zwischen dem 50. und 60. Lebensjahr. Während bei Alzheimer-Kranken Freude, Höflichkeit und gute Umgangsformen lange erhalten bleiben, verhält sich dies bei Menschen mit einer Frontotemporalen Demenz anders. Die Patienten fallen häufig zunächst durch Verhaltensänderungen auf. Sie werden etwa unzuverlässig oder entwickeln ein auffälliges Sozialverhalten. Der Kranke stumpft ab, spricht eintönig, reagiert enthemmt oder antriebslos. Er versinkt gleichsam in einer Gemütsverflachung und nimmt weder die Auswirkungen seiner Erkrankung wahr, noch merkt er, welche Last er anderen Menschen aufbürdet. Ihm ist die Fähigkeit zur Empathie abhanden gekommen (Haupt 2004). Die räumliche Orientierung bleibt lange erhalten. Die Krankheit führt in 6-8 Jahren unaufhaltsam zum Tod.

Die Creutzfeld-Jakob-Krankheit ist eine seltene infektiös bedingte Krankheit mit fortschreitender Demenz. Sie beginnt mit Ermüdbarkeit und Apathie, Vergesslichkeit und Verhaltensstörungen. Später kommen Sprechstörungen, Bewegungsstörungen und Lähmungen hinzu. Die Krankheit führt in einem Jahr zum Tode.

Chorea Huntington ist dominant erblich; sie beginnt zwischen dem 35. und 50. Lebensjahr mit Depressionen, Angst oder Wahn. Später kommt Demenz und Bewegungsunruhe hinzu mit blitzartig ausfahrenden, arrhythmischen Bewegungen von Armen und Beinen (Chorea = Veitstanz). Der Kranke spricht unartikuliert, verwaschen, wird hilflos und stirbt nach 8-15 Jahren.

Parkinson-Krankheit: Jeder dritte Parkinsonkranke entwickelt im Verlauf seiner Krankheit eine Demenz, die sich unter Antiparkinsontherapie verschlechtern kann.

Demenz bei Alzheimer-Krankheit

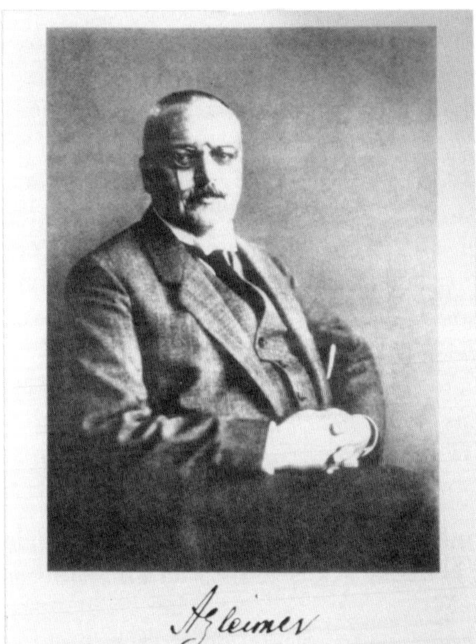

Alois Alzheimer (Quelle: Presse-Information Alzheimer-Hilfe, Eine Initiative von Eisai und Pfizer)

Der Name „Alzheimer Krankheit" geht auf den Neurologen und Psychiater Alois Alzheimer zurück. Alois Alzheimer wurde am 14. Juni 1864 in Marktbreit bei Würzburg als erstes von acht Kindern eines Notars geboren. Er studierte Medizin in Berlin, Würzburg und Tübingen. Von 1888 an arbeitete Alzheimer lange Jahre als Assistenzarzt an den Städtischen Irrenanstalten in Frankfurt am Main. Im Jahr 1903 ging er zu Emil Kraepelin an die Münchener Universitätsklinik. 1912 wechselte Alzheimer als Ordinarius für Psychiatrie nach Breslau. Dort starb er am 19. Dezember 1915.

Alzheimer war eine anerkannte Kapazität auf dem Gebiet der neuropsychiatrischen Alterskrankheiten, ehe er im Jahre 1906 seine berühmte Fallbeschreibung *„Über einen eigenartigen schweren Erkrankungsprozess der Hirnrinde"* verfasste. Mit diesem Fallbeispiel, veröffentlicht im „Neurologischen Centralblatt", beschrieb Alzheimer als Erster die Symptome einer Demenz.

In den Städtischen Irren-anstalten in Frankfurt am Main war Alzheimer bei seiner 52-jährigen Patientin Auguste D. eine rasch fortschreitende Abnahme des Gedächtnisses und des Denk-vermögens aufgefallen.

Dieser Verfall ging mit ausgeprägten Störungen der Sprache und des Handelns einher. Nach dem Tod der Patientin untersuchte Alz-heimer das Gehirn und fand in der Hirnrinde unzählige rundliche Gebilde, die sog. Plaques. In den Notizen von Alzheimer über die Patientin kann man nachlesen:

„Immer gesund, in glücklicher Ehe, einzige Tochter, kein Missfall. Seit einem halben Jahr verändert. Eifersuchtsideen, Abnehmen des Gedächtnisses, öfters beim Zubereiten des Essens. Zweckloses Herumwirtschaften in der Wohnung. Furch vor ganz bekannten Leuten. Versteckte alle möglichen Gegenstände, die sie dann nicht mehr finden konnte. Schien sich nicht mehr auszukennen. Bei der Aufnahme völlig ratloses Verhalten. Zeitlich und örtlich desorientiert, außerordentlich widerstrebend. Benimmt sich ganz ratlos, goß im Saal den anderen Kranken Wasser ins Gesicht, gibt auf Befragen an, sie wolle aufräumen. Im spontanen Reden mancherlei paraphasische Wendungen und Perseverationen. Läßt beim Schreiben Buchstaben und Silben aus. Versteht offenbar manche an sie gerichtete Frage nicht, bei manchen gibt sie eine Antwort, die zeigt, dass sie den Sinn verstanden hat. Scheint zu halluzinieren. Zeitweilig wie in einem Beschäftigungsdelir trägt sie Bettstücke herum, will aufräumen. Macht oft Anspielungen, als hätte der Arzt die Absicht, mit ihr sexuelle Dinge zu machen, verbietet sich das entrüstet, weist ihn aus ihrem Haus. Schreit sehr viel in ganz sinnloser Weise, hat heftige Angst. Wiederholt paraphasische Wendungen. Widerstrebt allem aufs Heftigste. Liegt in dem letzten Jahr ganz zusammengekauert im Bett, weist immer ab, redet ganz unverständlich. Stirbt nach vierjähriger Dauer der Krankheit im Spital in Folge von Dekubitus. Gerhirnatrophie." (Janssen-Cilag GmbH 1999: 5)

Der Neurologe und Psychiater Emil Kraepelin bezeichnete diese neue Krankheit in seinem Lehrbuch von 1911 nach Alois Alzheimer als „Morbus Alzheimer".

Alois Alzheimer beschrieb die pathologischen Veränderungen bei der nach ihm benannten Krankheit. Charakteristisch sind:

Neuritische Plaques

Im Wesentlichen bestehen sie aus dem Protein Beta-Amyloid. Diese Amyloid-Plaques bilden sich im Hypocampus und Neocortex, den Regionen des Gehirns, denen das Gedächtnis zugeordnet wird.

Neurofibrilläre Bündel

Neurofibrilläre Bündel sind verdrehte Fasern in den Neuronen. Verantwortlich dafür ist das Protein Tau.

Zerebrale Atrophie

In Nachbarschaft dieser Plaques degenerieren die Nervenzellen. Die Zellen gehen unter. Im Laufe der Krankheit atrophiert das Gehirn; es wird immer kleiner und leichter, s. Abbildung.

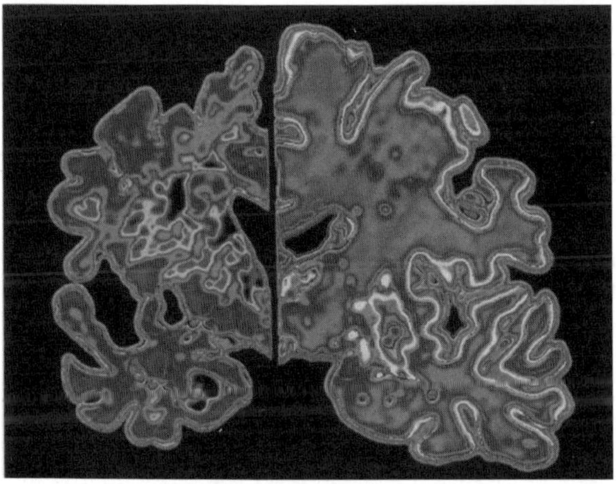

Aufnahme von Gehirnen: Links das eines Alzheimer-Patienten, rechts ein gesundes Gehirn (Foto: Agentur Focus/A. Pasieka)

Die Alzheimer-Demenz beginnt meist in Hirnbereichen, in denen das Gedächtnis lokalisiert ist. Besonders stark betroffen ist davon die Hirnregion des Hippocampus. Der Hippocampus ist verantwortlich sowohl für das Abspeichern als auch für das Abrufen von Gedächtnisinhalten. Außerdem ist der Hippocampus an der Kontrolle der Sprache und der Denkfähigkeit beteiligt[10].

[10] Der Hippocampus ist Teil des limbischen Systems und beteiligt an Lernprozessen, an Gedächtnisleistungen und an der räumlichen Wahrnehmung. Er hat in etwa die Form eines Seepferdchens (griechisch: hippocampus = „Seepferdchen"). Er bestimmt, welche Ereignisse und Tatsachen gespeichert werden. Es gibt einen Hippocampus pro Hemisphäre. Im Hippocampus fließen Informationen verschiedener sensorischer Systeme zusammen, die verarbeitet und von dort zum Cortex zurückgesandt werden. Damit sorgt er für die Überführung von Gedächtnisinhalten aus dem Kurz- in das

Betroffen von der Schädigung ist zunehmend auch die Großhirnrinde, jener Bereich des Gehirns, in dem die höheren geistigen Fähigkeiten angesiedelt sind.

Die Ursachen der Alzheimer Krankheit sind weitgehend ungeklärt. Erwiesen ist jedoch, dass sich in bestimmten Regionen des Gehirns schädliche Eiweißmoleküle, vor allem das so genannte Beta-Amyloid, ablagern. Diese Amyloid-Plaques bilden sich im Hippocampus und Neocortex. Die Nervenzellen in unmittelbarer Nachbarschaft dieser Plaques degenerieren. Schließlich sterben sie in den betroffenen Regionen ab. Im Laufe der Erkrankung wird das Gehirn immer kleiner und leichter.

Die Folge davon ist, dass Alzheimer-Kranke unter einem Acetylcholin-Mangel leiden. Der chemische Botenstoff Acetylcholin wird von einem Teil der Nervenzellen abgegeben, um Informationen auf andere Zellen zu übertragen. Bei der Alzheimer-Krankheit verringert sich die Neubildung des Botenstoffes, während sein Abbau weiterhin unvermindert stattfindet.

Je mehr die Atrophie fortschreitet, desto deutlicher zeigen sich die Beschwerden. Das Gehirn kann nicht mehr genügend Informationen aufnehmen; bereits gespeicherte Informationen können nicht mehr abgerufen werden.

Da das Wissen über die Krankheitsursachen noch nicht weit genug fortgeschritten ist, ist eine kausale Therapie und eine wirksame Prophylaxe der Alzheimer-Krankheit noch nicht möglich. Die Forschung konzentriert sich im Wesentlichen auf die Aufklärung der patho-physiologischen Zusammenhänge, die diesen Befunden zugrunde liegen sowie auf die Frage nach möglichen Ursachen.

Ein Großteil der Forschung konzentriert sich auf das Protein Beta-Amyloid, um entweder schon seine Ansammlung zu verhindern oder seine Nerven zerstörende Wirkung zu unterbinden. Doch obwohl die genaue Zusammensetzung von Beta-Amyloid im Gehirn bekannt ist, ist nicht klar, was das Zusammenklumpen hervorruft und welche Rolle das Protein für die Alzheimer-Krankheit spielt (Alzheimer-Hilfe 2000).

Hypothesen zur Entstehung der Alzheimer-Krankheit

Die Wissenschaftler sind sich noch nicht über die Ursachen der Alzheimer-Krankheit im Klaren, obwohl intensive Ursachen-Forschung betrieben wird. In der Regel wird davon ausgegangen, dass die Demenz organisch bedingt ist.

Langzeitgedächtnis. Menschen, bei denen beide Hippocampi entfernt oder zerstört wurden, können keine neuen Erinnerungen bilden. Alte Erinnerungen bleiben jedoch meist erhalten. Das heißt, dass der Hippocampus zwar die Erinnerungen generiert, die Gedächtnisinhalte aber werden an verschiedenen anderen Stellen in der Großhirnrinde gespeichert (Falk 2010: 21ff).

Es gibt wenige Untersuchungen, die darüber hinaus psychosoziale Belastungsfaktoren mit berücksichtigen. Bauer, Bauer und Teising (1994) fanden heraus, dass im Vorfeld der Demenz typische biografische Konstellationen und Belastungsfaktoren von Bedeutung zu sein scheinen. Die Biografien von Alzheimer-Patienten zeigen das Muster einer „fürsorglichen Bevormundung" auf, welches darin zum Ausdruck kommt, dass wichtige Alltagsentscheidungen anderen überlassen werden. Die Interaktion ist gekennzeichnet durch Behütung und Einengung von Seiten der dominierenden Bezugspersonen, in der Regel der Lebenspartner. Weitere charakteristische Merkmale im Vorfeld der Demenz sind vermehrte psychische oder physische Belastungen, der Verlust von sozialen Kontakten sowie ein Wegfall wichtiger motivationaler Bereiche.

Wissenschaftler gehen davon aus, dass viele Faktoren an der Entstehung der Alzheimer-Krankheit beteiligt sind (Wiese 2000), die vor allem biologischen Ursachen zuzuschreiben sind.

Genetische Faktoren

Die frühe Form der Alzheimer-Krankheit ist genetisch bedingt. Forscher haben verschiedene Gene identifiziert, die – wenn sie fehlerhaft sind – eine Rolle bei der Entwicklung von Alzheimer zu spielen scheinen. Besonders ein genetischer Defekt auf dem Chromosom 14 scheint eine Bedeutung beim erblich bedingten frühzeitigen Ausbruch der Alzheimer-Krankheit zu haben. Die frühe Form von Alzheimer, die vermehrt ab dem 40. Lebensjahr auftritt, hat sich als eindeutig genetisch bedingt gezeigt.

Experten schätzen, dass mehrere Gene aufeinander einwirken, die schließlich zur Alzheimer-Krankheit führen können.

Für Alzheimer vom späten Typ spielt die genetische Theorie dagegen nur eine sehr begrenzte Rolle. Einige der Menschen, die die für Alzheimer typischen Gene in sich tragen, bekommen diese Krankheit nie. Andere hingegen, die keine offensichtliche Veranlagung haben, werden von der Krankheit heimgesucht. Statistisch gesehen ist das Risiko enger Verwandter von spät an Alzheimer Erkrankten nur leicht höher als das derjenigen, in deren Familien keine Krankheitsfälle bekannt sind. Aus diesem Grund erforschen Wissenschaftler, ob die Umwelt und andere Risikofaktoren die für Alzheimer verantwortlichen Gene „aktivieren" oder überhaupt den Ausbruch der Krankheit verursachen können (Wiese 2000).

Entzündungsfaktoren

Entzündliche Prozesse sind mögliche Risikofaktoren. Die Theorie der Entzündung beruht auf der Annahme, dass wiederholt auftretende Infektionen oder vielleicht auch eine sehr lang dauernde leichtere Infektion eine chronische Entzündung des Gehirngewebes verursachen könnten. Diese Entzündung könnte über einen langen Zeitraum die Funktionen der Gehirnzellen zerstören und die Beta-Amyloid-Protein-Ansammlung, die Fibrillenbildung und die Ablagerung der Plaques verursachen, die schließlich zum Nerventod führen.

Neuere Forschungsansätze über den Einsatz von entzündungshemmenden Medikamenten scheinen diese Theorie zu bestätigen. Einige Studien haben gezeigt, dass der Verlauf der Alzheimer-Krankheit verlangsamt oder aufgeschoben werden kann, wenn täglich entzündungshemmende Medikamente wie Acetylsalicylsäure (Aspirin) oder lbuprofen eingenommen werden. Doch da dieses Gebiet noch relativ unerforscht ist, bedarf es weiterer Ergebnisse, bevor definitive Empfehlungen gegeben werden können (Wiese 2000).

Vaskuläre Faktoren

Menschen mit einer vaskulären Demenz sollen ein erhöhtes Risiko für eine Alzheimer Krankheit besitzen. Viele Wissenschaftler haben lange Zeit vermutet, dass schwache oder verletzte Blutgefäße im Gehirn eine größere Rolle bei der Entwicklung von Alzheimer spielen können. Es wurde angenommen, dass blockierte oder zerstörte Blutgefäße nicht ausreichend Blut in das Gehirngewebe transportieren und dass es dadurch zu einem Mangel an Sauerstoff und anderen notwendigen Nährstoffen kommt. Dies könnte zu einer Ansammlung von Fibrillen und Plaques und schließlich zum Absterben der Gehirnzellen und des Gewebes führen.

Eine damit zusammenhängende Theorie basiert auf der Annahme, dass zahlreiche kleine und kleinste Schlaganfälle im Laufe der Zeit einen so großen Schaden im Gehirngewebe verursachen, dass es zum Ausbruch der Alzheimer-Krankheit kommt. Wie es zu diesem Zusammenhang kommt, ist jedoch noch nicht klar.

Faktoren des Immunsystems

Eine Annahme geht davon aus, dass altersbedingte Entgleisungen des Immunsystems Auslöser für die Alzheimer-Krankheit sein können. Antikörper im Immunsystem bekämpfen Infektionen und halten so gesund. Es gibt jedoch auch autoimmune Antikörper, die sich gegen die eigenen Körperzellen richten. Studien zufolge steigt die Anzahl der autoimmunen Antikörper im Blut mit zunehmendem Alter. Ältere Menschen scheinen daher eher für Autoimmun-Krankheiten anfällig zu sein. Diese Beobachtung der altersbezogenen Entgleisung des Immunsystems begründet die Theorie, dass das autoimmune System relevant für die Alzheimer-Krankheit sein könnte. Aber auch hierzu bedarf es erst weitergehender Forschungen, ehe das Immunsystem zuverlässig als eine Ursache für die Alzheimer Krankheit in Betracht gezogen werden kann (Wiese 2000).

Die vaskulären Demenzen

Die gefäßbedingten Demenzen sind die zweithäufigste Form demenzieller Erkrankungen, wie. z. B. die Multi-Infarkt-Demenz (MID). Sie wird durch eine Vielzahl immer wieder auftretender Hirndurchblutungsstörungen verursacht, die zu einer bleibenden Schädigung umliegender Gehirnzellen führen. Verantwortlich für die Durchblutungsstörungen sind kleine Schlaganfälle, also krankhafte Veränderungen der Gefäße. Die Hirnschläge zerstören Verbindungen zwischen Nervenzellen, sodass die betroffene Hirnregion zu wenig Sauerstoff erhält und Gewebe abstirbt. Heilbar ist die vaskuläre Demenz nicht.

Die Erkrankung wird oft erst bemerkt, wenn bereits mehr als ein Drittel des Gehirns geschädigt ist, da gesunde Teile des Gehirns die Aufgabe geschädigter Teile in gewissen Grenzen übernehmen.

Wichtige Risikofaktoren zur Entstehung der MID sind Bluthochdruck, Zuckerkrankheit, Fettstoffwechselstörungen (Cholesterin), Rauchen, Alkoholmissbrauch.

Die medizinische Behandlung der MID richtet sich zum einen gegen die Risikofaktoren, zum andern gegen die Durchblutungsstörungen mit durchblutungsfördernden Maßnahmen, die jedoch nicht die Gefäße erweitern, sondern die Verwertung von Sauerstoff und Zucker im Gehirn oder die Fließeigenschaften des Blutes verbessern.

Unterschiede zwischen einer Demenz bei Alzheimer-Krankheit und der vaskulären Demenz

Die vaskuläre Demenz unterscheidet sich durch einen meist phasenhaften Verlauf von der Alzheimer Krankheit, die eher gleichmäßig fortschreitet. Charakteristisch für die Alzheimer-Demenz ist der schleichende Beginn mit langsam progredienter, in psychometrischen Tests nachweisbarer Verschlechterung über einen Zeitraum von mehreren Jahren. Im Mini-Mental-Status-Test (MMST) ist die Verschlechterung bei Alzheimer-Krankheit erkennbar durch die jährliche Abnahme um 3 bis 4 Punkte.

Im Gegensatz dazu entwickelt sich eine vaskuläre Demenz meist rasch. Es folgt typischerweise ein schubartiger Verlauf, bei dem abrupte Verschlechterungen der Symptomatik auftreten können.

Die wesentlichen Unterschiede zwischen einer Demenz bei Alzheimer-Krankheit und einer vaskulären Demenz fasst die Tabelle zusammen.

Alzheimer Demenz	*Vaskuläre Demenz*
beginnt schleichend	beginnt plötzlich nach Transitorisch ischämischer Atacke (TIA)
schreitet stetig fort	verläuft schrittweise
mehr Frauen über 70	mehr Männer zwischen 50 und 70

keine Einsicht	Krankheitseinsicht, häufig Depression
körperlich oft fit	oft multimorbid
Wortfindungsstörung	motorische Aphasie nach Schlaganfall
keine Lähmung	Lähmungen, hoher Blutdruck
CT: Atrophie	CT: Hirninfarkte

Abgrenzung Alzheimer Demenz zur vaskulären Demenz
(Quelle: Grond 1998: 29)

Zur differentialdiagnostischen Abgrenzung dient die Ischämie-Skala nach Hachinski (HIS), s. folgende Tabelle. Sie ist ein standardisiertes Fremdbeurteilungsverfahren zur Differenzierung zwischen Multiinfarktdemenz (MID) und primär degenerativer Demenz bei Alzheimer Krankheit. Die Differentialdiagnose lässt sich mit Hilfe der Skala mit hinreichender Sicherheit stellen. Ist der Punktwert höher als 7, so liegt mit großer Sicherheit eine MID oder auch eine Mischform zwischen vaskulärer Demenz und Alzheimer Krankheit vor.

Aussage Nr.		*Punkte*
1	plötzlicher Beginn der Erkrankung	2
2	schrittweise Verschlechterung	1
3	wechselhafter Verlauf der Symptomatik	2
4	nächtliche Verwirrtheit	1
5	Persönlichkeit ist eher erhalten	1
6	Depression	1
7	körperliche Beschwerden	1
8	Affektinkontinenz (Verlust der emotionalen Kontrolle)	1
9	Bluthochdruck in der Vorgeschichte	1
10	Schlaganfall/Schlaganfälle in der Vorgeschichte	2
11	Vorliegen eines arteriosklerotischen Gefäßleidens außerhalb des Gehirns, z. B. an den Füßen	1
12	neurologische Herdsymptome, z. B. Lähmungen, Sprachstörungen o. Ä.	2
13	neurologische Herdzeichen, z. B. pathologische Reflexe	2

Die Hachinski-Ischaemie-Skala (HIS)
(Quelle: Fischer, Schwarz 1999: 26)

Die durchschnittliche Krankheitsdauer vom Beginn der Symptome bis zum Tod wird mit 4,7 bis 8,1 Jahre für die Alzheimer-Demenz und mit etwa einem Jahr weniger für vaskuläre Demenzen angegeben (Weyerer 2005: 15).

Sekundäre Demenzen

Mit den sekundären Demenzformen sind solche gemeint, bei denen die Demenz Folge einer anderen Grunderkrankung ist, wie z. B. Stoffwechselerkrankungen, Vergiftungserscheinungen durch Medikamentenmissbrauch und Vitaminmangelzustände. Hirntumore oder -geschwulste können ebenfalls für demenzielle Symptome verantwortlich sein.

Die Alkoholdemenz bzw. das Korsakow-Syndrom (amnestisches Syndrom) ist häufig die Folge eines jahrelangen übermäßigen Alkoholkonsums. Das Korsakow-Syndrom zeigt sich insbesondere durch ausgeprägte Merkfähigkeitsstörungen. Die Betroffenen haben die Fähigkeit verloren, neue Informationen zu speichern (anterograde Amnesie) und entwickeln gleichzeitig die Tendenz, die entstehenden Gedächtnislücken und Orientierungsstörungen mit frei erfundenen Geschichten zu füllen (Konfabulation). Den Kranken ist dies oft nicht bewusst, so dass es sich bei den Konfabulationen nicht um bewusstes Täuschen oder gar Lügen handelt. Vielmehr ist das Korsakow-Syndrom Ausdruck einer schweren, chronischen Schädigung des Gehirns, die vor allem Hirnregionen betrifft, die für die Gedächtnisbildung und die Regulierung der Emotionen zuständig sind.

Entsprechend sind viele Betroffene auch in ihrer Emotionalität verändert. Sie können distanzlos oder unangemessen heiter wirken.

Diese Grunderkrankungen sind zumindest zum Teil behandelbar und manchmal ist auch eine Rückbildung der Demenzsymptomatik möglich. Sekundäre Demenzen werden deshalb auch als reversibel, d. h. als rückbildungsfähige Demenzerkrankungen bezeichnet.

Beschreibung der Symptome

Entsprechend der ICD-10-Klassifikation ist die Demenz (F00-F03) ein Syndrom als Folge einer meist chronischen oder fortschreitenden Krankheit des Gehirns mit Störung vieler höherer kortikaler Funktionen, einschließlich Gedächtnis, Denken, Orientierung, Auffassung, Rechnen, Lernfähigkeit, Sprache und Urteilsvermögen.

Die wesentliche Voraussetzung für die Diagnose einer Demenz ist der Nachweis nachlassender Gedächtnisleistungen und des Denkvermögens mit deutlicher Beeinträchtigung in den Alltagsaktivitäten, wie z. B. beim Waschen, Ankleiden, Essen, persönlicher Hygiene, bei Körperausscheidungen oder der Benutzung der Toilette.

Zur Diagnose einer Demenz gibt die ICD-10 folgende Leitlinien vor:

- Gedächtniseinbußen, insbesondere beim Behalten neuer Informationen; beim Fortschreiten der Erkrankung auch Verlust von früher erlernten und vertrauten Inhalten
- Abnahme kognitiver Leistungen wie Denkvermögen, Orientierung, Auffassung, Rechnen, Lernfähigkeit, Sprache und Urteilungsvermögen

- Störungen im Affekt (z. B. Affektlabilität, Reizbarkeit), Antrieb und Sozialverhalten
- Normale Bewusstseinslage

Eine zuverlässige klinische Diagnose ist nur möglich, wenn die Störungen mindestens 6 Monaten vorhanden sind.

Der DSM-IV (Diagnostic and Statistical Manual of Mental Disorders) ist das Klassifikationssystem der Amerikanischen Psychiatrischen Vereinigung (APA). Die englische Version stammt aus dem Jahr 1994, die deutsche aus dem Jahr 1996. Eine Demenz wird nach dem DSM-IV diagnostiziert, wenn mehrere kognitive Einbußen vorliegen, die sich zeigen in Gedächtnisbeeinträchtigung plus mindestens eine der folgenden Störungen:

- Aphasie: Störung der Sprache
- Apraxie: beeinträchtigte Fähigkeit, motorische Aktivitäten auszuführen
- Agnosie: Unfähigkeit, Gegenstände zu identifizieren bzw. wieder zu erkennen
- Störung der Exekutivfunktionen, d. h. Planen, Organisieren, Einhalten einer Reihenfolge

Diese kognitiven Defizite verursachen eine signifikante Beeinträchtigung der sozialen und beruflichen Funktionen und stellen eine deutliche Verschlechterung gegenüber einem früheren Leistungsniveau dar. Die Defizite treten nicht als Teil einer rasch einsetzenden Bewusstseinstrübung (Delir) auf (Demenz-Kriterien nach Saß et. al. 2003).

Auf der Basis der beiden Diagnoseschlüssel lassen sich die Symptome in zwei Hauptgruppen einteilen:

- die kognitiven Hirnleistungsstörungen
- die Verhaltensstörungen und Persönlichkeitsveränderungen

Hauptgruppen	*Symptome*
Hirnleistungsstörungen	• Abnahme des Gedächtnisses und des Denkvermögens • Orientierungsstörungen • Sprache (Aphasie), Motorik (Apraxie), Wahrnehmung (Agnosie)
Verhaltensstörungen und Persönlichkeitsveränderungen	• Antriebsstörungen und Motivationsverlust • Psychische Störungen und Änderung des (Sozial-) Verhaltens

Folge
↓
Probleme mit der Alltagskompetenz und der selbständigen Versorgung

Symptome der Demenzen

Die Symptome der Demenzen werden zunächst allgemein beschrieben, da sie bis zu einem gewissen Grade ein typisches Muster aufweisen. In Kapitel 2 werden die hier beschriebenen Symptome aufgegriffen und im Krankheitsverlauf in drei Phasen beschrieben.

Abnahme des Gedächtnisses und des Denkvermögens

Zu den wichtigsten Symptomen zählen die Gedächtnisstörungen. Zunächst bezieht sich die Gedächtnisstörung auf das Kurzzeitgedächtnis, später ist auch das Langzeitgedächtnis betroffen. Früher gelernte und vertraute Inhalte gehen in den späteren Stadien der Krankheit verloren. Darüber hinaus ist das Denkvermögen, die Fähigkeit zu vernünftigem Urteilen und zur Reflexionsfähigkeit, beeinträchtigt. Eine Verminderung des Ideenflusses ist festzustellen. Die Informationsverarbeitung ist beeinträchtigt. Für den/die Kranke(n) wird es immer schwieriger, sich mehr als einem Geschehen gleichzeitig zuzuwenden. So ist der Wechsel der Aufmerksamkeit von einem Thema zum anderen, wie es z.B. in Gesprächssituationen notwendig ist, erschwert.

Das Wissen um die eigene biografische Identität und Kontinuität geht im Krankheitsverlauf zunehmend verloren. Wenn man mit Frey (1987) von der Annahme ausgeht, dass die Identität eines Menschen aus den Teilbereichen „Selbstkonzept", „Selbstwertgefühl" und der motivationalen Komponente, der so genannten „Kontrollinstanz", besteht, dann ist zumindest die kognitive Komponente der menschlichen Identität – nämlich das Selbstkonzept – von Auflösung bedroht. Aber auch die emotionale Komponente der Identität – das Selbstwertgefühl – dürfte von den kognitiven Störungen beeinflusst werden, ebenso wie die motivationale Komponente oder Kontrollüberzeugung, die sich im Krankheitsverlauf verschlechtert, vgl. hierzu den unten stehenden Abschnitt „Störung von Antrieb und Motivation". Das Erleben der eigenen Person als zusammenhängende kontinuierliche Einheit im Bewusstsein für die Entwicklung des eigenen Lebens und der gegenwärtigen Lebensumstände (WHO 2002) – dieses Wissen um die Kontinuität des Ich – schwindet zunehmend.

Orientierungsverlust

Um sich orientieren zu können, ist Erinnerung notwendig. Mit Abnahme der Gedächtnisleistung geht die Orientierungsfähigkeit verloren. Diese Fähigkeit ist im Krankheitsverlauf zunächst verringert, später aufgehoben. Zunächst ist die zeitliche und örtliche Orientierung eingeschränkt, im Verlauf der Krankheit die Orientierung zur Situation und zur eigenen Person.

Die Desorientierung zeigt sich u. a. darin, dass sich die Kranken in der Vergangenheit, z. B. im Elternhaus, in der Jugend, in einer früheren Lebenssituation, im Krieg befinden und sich auch so verhalten.

Aphasie, Agnosie und Apraxie

Die Alzheimer Demenz mit späterem Beginn kann zu Aphasie, Apraxie und Agnosie führen. Aphasie: Sprachliche Verarmung, Wortfindungsstörungen, die Einengung des Wortschatzes bei gesteigerter Sprechbereitschaft kennzeichnen den Krankheitsverlauf. Die Störungen können einmünden in ein leeres Wiederholen zusammenhangloser Sätze oder derselben Worte bis hin zu oralen Automatismen und Zwangsschreien.

Agnosie ist die Unfähigkeit, Gegenstände wieder zu erkennen trotz intakter sensorischer Funktionen. Die Kranken verstehen sich z. B. nicht mehr an- bzw. auszukleiden, weil sie die einzelnen Bekleidungsstücke nicht mehr zuordnen können.

Apraxie ist eine Störung der Handlungsabläufe. Sie zeigt sich, wenn die Kranken bestimmte motorische Aktivitäten nicht mehr ausführen können trotz intakter Motorik. Durch apraktische Störungen wird z. B. das Setzen, Gehen oder Stehen unmöglich. Das Bewegungsverhalten reduziert sich in den letzten Stadien der Krankheit auf wenige stereotype Automatismen. Der oder die demenziell Erkrankte bedarf vollständig der fremden Hilfe.

Störung von Antrieb und Motivation

Der Antrieb ist eine vom Willen weit gehend unabhängige seelische Kraft, die alle Leistungen hinsichtlich Tempo, Intensität und Ausdauer steuert. Bei der Demenz sind Antrieb und Motivation vermindert, das psychische Tempo verlangsamt. Demenzkranke wirken initiativlos. Sie sitzen ohne Ansprache teilnahmslos im Sessel. Werden Anregungen geboten, sind sie schnell überfordert. Der Aufforderung, sich zu waschen, kommen sie erst nach mehrmaligem Wiederholen nach.

Antriebsstörungen zeigen sich aber auch in motorischer Unruhe und ziellosem Wandern. Meine Mutter, infolge mehrerer Gehirnschläge an Demenz erkrankt, wirkte wie „getrieben"; sie klagte: „Ich laufe, laufe und laufe und weiß nicht wohin."

Typisch für Demenzkranke ist das ständige Suchen und „Herumkramen". Gegenstände des unmittelbaren Besitzes, wie Geldbörse, Brieftasche, Brille, Fotos, gewinnen für Demenzkranke eine große Bedeutung. Um sich ihrer zu vergewissern, wird ständig in der Tasche oder im Zimmer herumgekramt oder Gegenstände werden versteckt. Wegen der ausgeprägten Gedächtnisstörungen finden sie diese nicht wieder und sind ständig auf der Suche danach oder beschuldigen andere, sie gestohlen zu haben.

Änderung der Stimmung und des Verhaltens

Zu Beginn der Erkrankung erleben die Betroffenen ihre Einschränkungen zunächst schmerzlich und reagieren depressiv. Im weiteren Verlauf zeigen demenziell erkrankte Menschen eine oberflächlich heiter getönte Grundstimmung. Die Kranken flüchten in Leerformeln und Redensarten; häufig wirken sie fassadenhaft. Demenzkranke Menschen offenbaren eine innere und äußerlich wahrnehmbare Unruhe und Ratlosigkeit. Oder die Affektivität des Kranken ist eher stumpf, apathisch. Relativ häufig quälen die Kranken Verfolgungsgedanken; sie fühlen sich bestohlen und beschuldigen Begleitpersonen. Unter Umständen werden die Kranken unzugänglich durch Aggressionsausbrüche.

Nichtkognitive Störungen (Verhaltensstörungen) sind nach Hirsch (2009: 319) bedeutsame Symptome demenzkranker Menschen, die im Verlauf der Erkrankung auftreten und nicht als Begleitsymptome der kognitiven Störungen interpretiert werden sollten. Hirsch unterscheidet Störungen der Perzeption (Wahnvorstellungen (20-73%), Verkennungen (23-50%) und Halluzinationen (15-29%), affektive Störungen (23-50%) sowie Persönlichkeitsveränderungen (Wesensveränderung bis zu 90%), Verhaltensprobleme (bis zu 50%) und Aggressionen/feindselige Verhaltensweisen (bis zu 20%). Sie sind für Angehörige und andere Bezugspersonen besonders belastend.

Demenziell erkrankte Menschen haben es schwer, sich verständlich zu machen. Für diese Verständigungsprobleme sind häufig die sie umgebenden Menschen, aber auch die professionell Pflegenden mitverantwortlich. Wissensdefizite über die Erkrankung, mangelndes Verständnis von Körpersprache, Mimik und Gestik in unterschiedlichen Situationen des/der Kranken sind häufig die Ursache. Folge ist, dass demenzkranke Menschen einen Beziehungsabbruch zu den Menschen ihrer Umgebung erfahren. Dies ist besonders tragisch, da demenzkranke Menschen empfindsam auf die jeweilige Situation reagieren. Demenzkranke Menschen werden durch das augenblickliche Geschehen beeinflusst. Das Hier und Jetzt ist wichtig. Sie reagieren auf menschliche Zuwendung und Respekt ebenso empfänglich wie auf das Fehlen dieser Qualitäten. Sie spüren, ob Situationen stressgeladen oder entspannt und friedlich sind. Sie reagieren darauf, nur nicht folgerichtig und logisch in der uns gewohnten Weise.

Die Ergebnisse der Forschungsprojekte – H.I.L.D.E (2003-2009) und DEMIAN (2004-2010) – zeigten, dass demenzkranke Menschen auch in fortgeschrittenen Stadien differenziert auf soziale Situationen reagieren können. Erforderlich ist, auf die nonverbale Kommunikation zu achten, auf Mimik, Gestik und Köperhaltung, um zu erkennen, wie ein Mensch in verschiedene Situationen affektiv reagiert (Becker et al. 2005; Böggemann et al. 2008).

In der pflegewissenschaftlichen Diskussion findet der Begriff „herausforderndes Verhalten" von Menschen mit Demenz zunehmend Verwendung (Bartholomeyczik et al. 2008: 342; Halek, Bartholomeyczik 2006). Er gilt als weniger stigmatisierend als die Begriffe Problemverhalten oder Verhaltensauffälligkeiten.

Der Begriff „herausforderndes Verhalten" soll verdeutlichen, dass die Ursache für schwierige Verhaltensweisen im Umgang mit demenzkranken Personen in der Interaktion begründet ist. Es hängt von der Interpretation der Personen ab, die mit einem demenzkranken Menschen in Kontakt tritt, ob ein Verhalten als herausfordernd empfunden wird oder nicht. Ebenso entscheidet das fachliche Wissen über Demenz und das professionelle Selbstverständnis von Pflege(fach)kräften darüber, ob ein Verhalten als Herausforderung erlebt wird.

Aufgabe der an der Pflege und Versorgung beteiligten professionellen und informellen Helfer(innen) besteht darin, die Umweltbedingungen und die Kommunikation entsprechend zu gestalten, dass herausforderndes Verhalten minimiert wird und der Kranke sich verstanden fühlt.

Beeinträchtigung der Aktivitäten des täglichen Lebens

Das Nachlassen der kognitiven Fähigkeiten und der Gedächtnisleistungen, die zunehmende Orientierungslosigkeit, die eingeschränkten sprachlichen Verständigungsmöglichkeiten führen dazu, dass Alltagssituationen nicht mehr bewältigt werden können. Die Kranken brauchen zunehmend Unterstützung in den Aktivitäten des täglichen Lebens, also beim Waschen, Sich ankleiden, der Essenszubereitung usw.

Reflexion und Übung

1. Welche Symptom-Gruppe (Syndrom) weist auf eine Demenz hin?

Mögliche Antworten:		
1	Gedrückte Stimmung Interesseverlust, passives Verhalten Freudlosigkeit Verminderung des Antriebs, gestörte Libido Hohe Ermüdbarkeit Minderwertigkeits-, Schuldgefühle	☐
2	Gedächtniseinbußen Denkfähigkeit gestört Orientierungsstörungen Sprachstörungen Störungen im Affekt Störungen im Sozialverhalten	☐
3	Sprechstörungen Rascher Stimmungswechsel Gestörte Wahrnehmungsempfindungen Schluckstörungen Lähmung einer Körperhälfte Gestörtes Körpergefühle	☐

4	Verlangsamung des Gedankenablaufs Bewegungsarmut Erhöhte Muskelspannung Zittern Störungen des vegetativen Nervenssystems	☐
5	Neues zu lernen, fällt schwer Flexibilität und Schnelligkeit eingeschränkt Veränderungen in den Zellen, Geweben und Organen mit unterschiedlicher Intensität und Zeiten Leichte Vergesslichkeit	☐

2. Nehmen Sie einen Perspektivwechsel vor. Stellen Sie sich vor, Sie sind die Angehörige eines demenzkranken Familienmitglieds. Dieses Familienmitglied (Mutter, Vater, Onkel ...) verhält sich in letzter Zeit sehr merkwürdig. Sie/er vergisst Freunde und Bekannte beim Namen zu nennen, findet sich in der ansonsten vertrauten Umgebung nicht mehr zurecht. Sie/er geht einkaufen und kommt unverrichteter Dinge wieder zurück. Sie sind ratlos und möchten informiert werden. Wie muss die Pflegefachkraft das Gespräch mit Ihnen führen, so dass Sie den Inhalten folgen können und Sie sich verstanden fühlen? Listen Sie diese Gesprächsmerkmale auf.

Bereiten Sie das Informations- bzw. Beratungsgespräch zunächst schriftlich vor: Vergegenwärtige Sie sich zunächst, wozu Sie dieses Gespräch führen wollen, also mit welchem Ziel. Wie wollen Sie vorgehen? Welche Argumente wollen Sie vorbringen? Wie wollen Sie einsteigen, wie das Gespräch beenden?

Nun schlüpfen Sie in die Rolle der Pflegefachkraft und führen mit einer Partnerin/einem Partner (in der Rolle der/des Angehörigen) ein Rollenspiel durch. Führen Sie das Informations- bzw. Beratungsgespräch mit dem Ziel, dass die Angehörige mit ihrer Mutter einen Arzt konsultiert. Erläutern Sie, warum es wichtig ist, diesen Schritt frühzeitig zu unternehmen.

Vergleichen Sie den Gesprächsverlauf und das -ergebnis anschließend in einem Soll-Ist-Vergleich mit Ihrer Planungsgrundlage. Welche Abweichungen sind festzustellen? Wie begründen Sie diese Abweichungen? Was lief gut (Gesprächshaltung, Atmosphäre usw.)? Fragen Sie Ihr Gegenüber und die anwesenden Beobachter, wie sie die Informationsübermittlung und den Gesprächsverlauf empfunden haben.

3. Erläutern Sie, welche Intention mit der Verwendung des Begriffs „herausforderndes Verhalten" verbunden ist.

4. Welcher Unterschied besteht zwischen einer primären Demenz und einer sekundären Demenz?

Mögliche Antworten:		
1	Sekundäre Demenzen sind Folgedemenzen, hervorgerufen durch andere Erkrankungen	☐
2	Die Primäre Demenz charakterisiert das 1. Stadium einer Demenz	☐

3	Primäre Demenz ist hervorgerufen durch eine direkte Hirnschädigung	☐
4	Die sekundäre Demenz charakterisiert das 2. Stadium einer Demenz	☐
5	Primäre Demenz kennzeichnet die kognitiven Störungen, die sekundäre die Verhaltensstörungen	☐

5. Nennen Sie verschiedene Hypothesen, die die Alzheimer Krankheit zu erklären versuchen.

Mögliche Antworten:

1	Theorie der Hochaltrigkeit	☐
2	Genetische Faktoren	☐
3	Epidemiologische Faktoren	☐
4	Vaskuläre Faktoren	☐
5	Unglückliche Kindheit	☐
6	Schlechte Ernährung	☐
7	Immunsystem-Theorie	☐
8	Geringe Schulbildung	☐

6. Nennen Sie die Risikofaktoren, die zur Entstehung einer Multiinfarktdemenz führen können.

Mögliche Antworten:

1	Hypertonus	☐
2	Vererbung	☐
3	Schlafstörungen	☐
4	Diabetes mellitus	☐
5	Fettstoffwechselstörungen	☐
6	Bluthochdruck	☐
7	Regelmäßiger Alkoholmissbrauch	☐
8	Zwischenmenschliche Gefühlsarmut	☐
9	Rauchen	☐
10	Intoxikationen	☐
11	Epilepsie	☐

7. Charakterisieren Sie den Verlauf der Demenz bei der Alzheimer Krankheit.

Mögliche Antworten:

1	Sie nimmt eine progrediente Entwicklung.	☐
2	Die Alzheimer Krankheit ist eine Alterskrankheit und tritt bei Menschen ab dem 65. Lebensjahr auf.	☐

3	Sie verläuft fortschreitend.	☐
4	Mit dem Auftreten der ersten Symptome hat der Betroffene nur noch eine Lebenserwartung von fünf Jahren.	☐

8. Welchen typischen Verlauf nimmt die vaskuläre Demenz?

Mögliche Antworten:		
1	Sie verläuft in drei Stadien.	☐
2	Sie verläuft phasenhaft.	☐
3	Die kognitiven Fähigkeiten nehmen schlagartig ab, während die körperlichen Fertigkeiten sich in Phasen verschlechtern.	☐
4	Nach jedem Schlaganfall folgt eine Demenz.	☐

Lösungen zu den Ankreuzübungen

Warum ist die Früherkennung bei der Demenz von besonderer Bedeutung?

Mögliche Antworten:		
1	Um eine rechtzeitige Heilung zu ermöglichen.	falsch
2	Um Vorsorge für die Zukunft zu treffen.	richtig
3	Um den Krankheitsverlauf hinauszuzögern.	richtig
4	Um zwischenmenschliche Konflikte zu vermeiden.	richtig

Welche psychometrischen Verfahren können zur Diagnostik der Demenz eingesetzt werden?

Mögliche Antworten:		
1	Mini Mental Status Test	richtig
2	DemTect	richtig
3	Geriatrische Depressionsskala	richtig
4	Intelligenztest	falsch
5	Längsschnittuntersuchung	falsch

Die Demenz wird im Ausschlussverfahren diagnostiziert. Nennen Sie mögliche Untersuchungsmethoden, die zur Anwendung kommen.

Mögliche Antworten:		
1	Anamnese	richtig
2	Pareto-Analyse[11]	falsch

[11] Die Pareto-Analyse hat ihren Namen von Wilfredo Pareto, einem italienischen Wissenschaftler. Die Pareto-Analyse, auch ABC-Analyse genannt, ist eine bildliche Darstellung von Informationen, um aus einer Vielzahl von Einflussfaktoren diejenigen herauszufinden, die unter einem bestimmten Gesichtspunkt die bedeutendsten sind.

3	Computer-Tomogramm – CT	richtig
4	Experiment	falsch
5	Polaritätsprofil	falsch
6)	Labordiagnostik	richtig
7)	Kompetenzdiagnostik	richtig

Was ist eine depressive Pseudodemenz?

Mögliche Antworten:		
1	Alzheimer Krankheit bei psychisch erkranken Patienten im fortgeschrittenen Alter	falsch
2	Eine Demenz begleitet von Niedergeschlagenheit	falsch
3	Eine Depression mit kognitiven Störungen	richtig
4	Jemand erscheint dement aufgrund eines niedrigen IQ	falsch

Welche Symptom-Gruppe (Syndrom) weist auf eine Demenz hin?

Mögliche Antworten:		
1	Gedrückte Stimmung Interesseverlust, passives Verhalten Freudlosigkeit Verminderung des Antriebs, gestörte Libido Hohe Ermüdbarkeit Minderwertigkeits-, Schuldgefühle	Symptome einer Depression
2	Gedächtniseinbußen Denkfähigkeit gestört Orientierungsstörungen Sprachstörungen Störungen im Affekt Störungen im Sozialverhalten	richtig
3	Sprechstörungen Rascher Stimmungswechsel Gestörte Wahrnehmungsempfindungen Schluckstörungen Lähmung einer Körperhälfte Gestörtes Körpergefühle	Symptome eines Apoplex
4	Verlangsamung des Gedankenablaufs Bewegungsarmut Erhöhte Muskelspannung Zittern Störungen des vegetativen Nervenssystems	Symptome der Parkinsonschen Krankheit

Joseph Juran hat zu Beginn der 50er Jahre daraus das Paretoprinzip universell formuliert. In diesem Zusammenhang ist die 20 : 80 Regel bekannt, die besagt, das 20 % der Ursachen etwa 80 % der gemeinsamen Wirkung ausmachen.

5	Neues zu lernen, fällt schwer Flexibilität und Schnelligkeit eingeschränkt Veränderungen in den Zellen, Geweben und Organen mit unterschiedlicher Intensität und Zeiten Leichte Vergesslichkeit	die Merkmale sind Ausdruck eines „normalen" Alterns

Welcher Unterschied besteht zwischen einer primären Demenz und einer sekundären Demenz?

Mögliche Antworten:		
1	Sekundäre Demenzen sind Folgedemenzen, hervorgerufen durch andere Erkrankungen	richtig
2	Die Primäre Demenz charakterisiert das 1. Stadium einer Demenz	falsch
3	Primäre Demenz ist hervorgerufen durch eine direkte Hirnschädigung	richtig
4	Die sekundäre Demenz charakterisiert das 2. Stadium einer Demenz	falsch
5	Primäre Demenz kennzeichnet die kognitiven Störungen, die sekundäre die Verhaltensstörungen	falsch

Nennen Sie verschiedene Hypothesen, die die Alzheimer Krankheit zu erklären versuchen.

Mögliche Antworten:		
1	Theorie der Hochaltrigkeit	falsch
2	Genetische Faktoren	richtig
3	Epidemiologische Faktoren	falsch
4	Vaskuläre Faktoren	richtig
5	Unglückliche Kindheit	falsch
6	Schlechte Ernährung	falsch
7	Immunsystem-Theorie	richtig
8	Geringe Schulbildung	falsch

Nennen Sie die Risikofaktoren, die zur Entstehung einer Multiinfarktdemenz führen können.

Mögliche Antworten:		
1	Hypertonus	richtig
2	Vererbung	falsch
3	Schlafstörungen	falsch
4	Diabetes mellitus	richtig
5	Fettstoffwechselstörungen	richtig

6	Bluthochdruck	richtig
7	Regelmäßiger Alkoholmissbrauch	richtig
8	Zwischenmenschliche Gefühlsarmut	falsch
9	Rauchen	richtig
10	Intoxikationen	falsch
11	Epilepsie	falsch

Charakterisieren Sie den Verlauf der Demenz bei der Alzheimer Krankheit.

Mögliche Antworten:		
1	Sie nimmt eine progrediente Entwicklung.	richtig
2	Die Alzheimer Krankheit ist eine Alterskrankheit und tritt bei Menschen ab dem 65. Lebensjahr auf.	falsch
3	Sie verläuft fortschreitend.	richtig
4	Mit dem Auftreten der ersten Symptome hat der Betroffene nur noch eine Lebenserwartung von fünf Jahren.	falsch

Welchen typischen Verlauf nimmt die vaskuläre Demenz?

Mögliche Antworten:		
1	Sie verläuft in drei Stadien.	falsch
2	Sie verläuft phasenhaft.	richtig
3	Die kognitiven Fähigkeiten nehmen schlagartig ab, während die körperlichen Fertigkeiten sich in Phasen verschlechtern.	falsch
4	Nach jedem Schlaganfall folgt eine Demenz.	falsch

2. Problemlagen erkennen in der Arbeit mit Demenzkranken und Angehörigen sowie in der eigenen Berufstätigkeit

Im Pflegealltag nimmt man Veränderungen im Krankheitsverlauf oder im Verhalten der erkrankten Personen häufig gar nicht bewusst wahr. Aber gerade die gezielte Beobachtung von Veränderungen ist aus unterschiedlichen Gründen äußerst notwendig. Veränderungen im Krankheitsverlauf ziehen immer Veränderungen im Betreuungs- und Pflegeaufwand nach sich und beeinflussen damit auch die Möglichkeit, pflegerische Leistungen abzurechnen. Außerdem muss die Pflege und Unterstützung gezielt geplant und angepasst werden.

Fachkräfte, die demenzkranke Menschen und deren Angehörige begleiten, benötigen daher neben einer Fach- und Beratungskompetenz pflegediagnostische Kenntnisse, um Belastungssituationen von Demenzkranken und ihren Angehörigen sowie Veränderungen im Krankheitsverlauf zu erkennen. Unterschiedliche „Assessmentinstrumente zur Erfassung der Pflege- und Betreuungssituation" unterstützen sie in dieser Aufgabe.

Leitfäden und Reflexionsbögen helfen zudem, das eigene Befinden sowie die Berufssituation zu reflektieren, um Überforderungen zu erspüren und vorzubeugen.

Dieses Kapitel ist zweigeteilt. Im ersten Teil geht es darum, theoretisch einen Einblick zu bekommen, in welcher Weise die Alzheimer-Krankheit typischerweise verläuft. Bei der Alzheimer-Krankheit handelt es sich bekanntlich um eine langsam fortschreitende Erkrankung. Diese wahrzunehmen fällt im zeitlichen Verlauf mitunter schwer. Im zweiten Teil werden Assessmentinstrumente vorgestellt, die den Betreuungsbedarf, die psychosoziale Belastungssituation Angehöriger und der Mitarbeiter erheben.

Ziele

Kapitel 2 vermittelt Ihnen einen Gesamtüberblick über die Krankheit und versetzt Sie in die Lage,

- die Alzheimer-Krankheit im Verlauf zu erkennen
- die mit den einzelnen Phasen verbundenen Beeinträchtigungen zu beschreiben
- systematische Verhaltens- und Krankenbeobachtung durchzuführen

- das Verhalten Demenzkranker gezielt zu beobachten und den Verlauf der Erkrankung zu beschreiben
- unterschiedliche Erhebungsbögen zur Feststellung von Risiken (Sturz und Schmerz) sowie des psychophysischen und -sozialen Wohlbefindens von Menschen mit Demenz, des Betreuungsbedarfs sowie zur Erhebung der psychosozialen Belastungsstrukturen sowohl der Angehörigen als auch der Pflegekräfte anzuwenden

Verlauf der Alzheimer-Demenz

Man kann den Verlauf der Alzheimer-Krankheit in verschiedene Phasen einteilen. Die folgende Unterteilung orientiert sich an drei Stadien auf der Basis der in Kapitel 1 beschriebenen Symptome. Reisberg (1986) untergliedert den Verlauf der Demenz in sieben Stadien. Die Einteilung hat primär einen heuristischen Charakter und soll das theoretische Verständnis für die Krankheit erleichtern. In der Realität entwickelt sich die Krankheit jeweils unterschiedlich. Das individuelle Schicksal ist immer konkret und nicht in Schemata einzupressen.

Erste Phase

Die ersten Anzeichen können von Patient zu Patient unterschiedlich sein. Die meisten Alzheimer-Patienten bemerken zuerst die Vergesslichkeit, besonders wenn es um kurz zurückliegende Ereignisse geht. Unterhaltungen werden schwieriger: Namen von Menschen, die sie gerade erst kennen gelernt haben, kurz vorher geführte Gespräche oder den Gedanken, den sie gerade hatten, werden vergessen. Diese Symptome allein können ein Anzeichen für eine Demenz sein, müssen aber nicht. Jeder Mensch klagt mit zunehmendem Alter ab und zu über Gedächtnislücken. Die Gefahr besteht bei beginnender Demenz darin, dass es nicht auffällt, wenn die Denkabläufe langsamer werden, die Organisation des täglichen Lebens schwieriger wird und Fehler unterlaufen.

Während des Krankheitsverlaufs treten Gedächtnisprobleme immer mehr in den Vordergrund. Gesprächen zu folgen und sich an aktuelle Dinge zu erinnern, wird immer schwieriger. Die Kranken können komplexe Aufgaben nicht mehr bewältigen. Sie können z. B. Bücher, Zeitungen oder Fernsehsendungen inhaltlich nicht mehr verfolgen.

Zu den Gedächtnisstörungen gesellen sich in einem relativ frühen Stadium die zeitlichen und örtlichen Orientierungsstörungen. Demenzkranke finden sich zunächst in fremder, später auch in vertrauter Umgebung nicht mehr zurecht. Sie wählen unter Umständen der Jahreszeit nicht angepasste Kleidung aus oder legen Gegenstände an ungewohnte Orte und finden diese nicht wieder.

Fortschreitend engen sich auch die Lebensinteressen ein. Der Gesichtskreis wird kleiner, die Ansichten stereotyp. Reflexion ist nicht mehr möglich. Eine nur noch schablonenhafte Fassade kann lange Zeit über den schon ablaufenden Krankheitsprozess hinwegtäuschen, zumal wenn sich der Kranke in seiner gewohnten häuslichen Umgebung aufhält. Er wirkt integriert, weil er die täglichen Routinehandlungen bewältigt. Erst in Stresssituationen, z. B. bei einem Ortswechsel, körperlicher Erkrankung, Partnerverslust, Krankenhausaufenthalt, scheinen die Kranken akut zu dekompensieren.

Zu den frühen Störungen gehören auch die sprachliche Verarmung, Wortfindungsstörungen und die Einengung des Wortschatzes bei oft gesteigerter Sprechbereitschaft. Wenn Demenzkranke nicht mehr die richtigen Worte finden, behelfen sich mit Umschreibungen. Während Mimik und Gestik mit dem gesprochenen Wort anfangs noch übereinstimmen, kommt es in späteren Stadien zu Sinnentleerung der Sprache, sie wird unzusammenhängend (Kretschmar 1990: 9).

Die Demenzkranken wirken antriebsschwach und ohne Initiative. Viele reagieren mit einem Vermeidungsverhalten und begeben sich nicht mehr in die Öffentlichkeit. Sie versuchen ihre Leistungseinbußen zu verleugnen.

Die Betroffenen sind sich zunächst ihrer krankheitsbedingten Einbußen noch stark und schmerzlich bewusst. Obwohl sie die Veränderungen wahrnehmen, zeigen sie keine Krankheitseinsicht. Sie sind nicht in der Lage, sich selbst als krank zu erkennen, was den Umgang mit ihnen erschwert.

Die starken Stimmungsschwankungen, die die Veränderungen begleiten, können als eine Reaktion auf die elementare Verunsicherung verstanden werden. Die meisten Demenzkranken reagieren gereizt, mit Angst oder auch Aggressionen. Aber auch depressive Phasen sind nicht selten, die solange auftreten, wie die Betroffenen noch unter den Kompetenzeinbußen leiden. Andere Kranke offenbaren eine innere und äußerlich erkennbare Unruhe und Ratlosigkeit, die sich in Erregung und Angst Ausdruck verleiht.

Zweite Phase

Die Minderung intellektueller Fähigkeiten wird immer deutlicher und zeigt sich in der eingeschränkten Fähigkeit, Alltagssituationen zu erfassen und -probleme zu lösen. Das selbständige Erledigen alltäglicher Aufgaben, wie Baden und Anziehen, wird schwierig. Demenzkranke vergessen die richtige Reihenfolge von Abläufen oder erledigen Aufgaben nur noch unvollständig. Sie können nicht mehr ausreichend lange ihren Gedanken folgen, um diese Handlungen zu beenden. Die Unfähigkeit, die Umwelt sinnvoll und zusammenhängend zu erfassen, führt zu Angstreaktionen.

Mit Entwicklung der Krankheit geht die Fähigkeit zur Introspektion und zur Ich-Umwelt-Kommunikation verloren (Kretschmar 1990). Die Urteilsfähigkeit ist beeinträchtigt. Die Affekte verflachen. Das bewusste Erleben der Einschränkungen weicht einer oberflächlichen, freundlich-heiter getönten Grundstimmung oder einer eher stumpfen, apathischen Affektivität.

Bestimmte Persönlichkeitsmerkmale und das Repertoire an sozialen Umgangsformen, wie etwa Höflichkeit und Taktgefühl, bleiben aber meist noch gut erhalten. Häufig zeigen die Erkrankten Anhänglichkeit und Freundlichkeit sowie die Bereitschaft, vertrauenswürdigen Personen zu folgen.

Es kann aber auch zu Veränderungen in der Persönlichkeit kommen. Normale Charakterzüge treten übertrieben zutage, beispielsweise wenn jemand, der sparsam war, auf einmal verschwenderisch und sorglos mit Geld umgeht. Es kann auch zu Zuspitzungen bestimmter Eigenschaften kommen, wenn frühere Sparsamkeit sich zu Geiz entwickelt.

Halluzinationen und Wahnvorstellungen sind vorkommende Anzeichen in diesem Stadium. Wahnvorstellungen können durch Verlustangst und vermeintliche Bedrohungen von außen verursacht sein. Demenzkranke beschuldigen andere des Diebstahls, wenn sie Geld oder Gegenstände nicht wieder finden.

Die Demenzkranken nehmen ihre Umgebung nicht mehr richtig wahr. Die Kranken wissen nicht, wo sie sind, finden sich an einst vertrauten Orten nicht zurecht, können Tageszeit und Datum nicht bestimmen.

Mit Fortschreiten der Erkrankung werden auch alte Gedächtnisleistungen hochgradig beeinträchtigt. Der Gedächtnisabbau führt zu Fehlorientierungen, indem die aktuelle Situation in die Vergangenheit hinein verlagert wird. Die Kranken verhalten sich entsprechend dieser früheren Lebenssituation als Kinder, Jugendliche oder junge Erwachsene. Die persönliche Orientierung geht verloren. Sie wissen nur noch bruchstückhaft, wer sie sind, erkennen selbst nahe Angehörige nicht mehr. Das Wissen um die eigene biographische Identität geht verloren.

Hinzu kommen Probleme in den Bewegungen und der Koordination. Gehen oder andere Aktivitäten wie Baden, Anziehen oder Essen werden schwieriger. Einige Alzheimer-Kranke nehmen deutlich ab, weil sie Probleme haben zu essen. Andere wiederum essen zwanghaft und nehmen an Gewicht zu.

Die Sprachstörungen schreiten fort, die Sprache wird floskelhaft und inhaltsleer.

Neben verstärkter Apathie kommt es auch zu zwanghaften Verhaltensweisen wie sinnlosem Beschäftigungsdrang. Demenzkranke können bestimmte Tätigkeiten, zum Beispiel das Ein- und Ausräumen des Schrankes, endlos wiederholen. Menschen in diesem Stadium fühlen sich rastlos und in Aufruhr. Sie entwickeln den Hang, nachts ziellos umherzuwandern. Sie wirken, als seien sie ständig auf der Suche. Das Verlangen der Erkrankten nach Sicherheit wird für sie eine alles durchdringende Realität.

Bei einigen Kranken stellen sich neurologische Symptome ein, etwa Parkinson ähnliche Gang- und Haltungsveränderungen, pyramidale Störungen oder auch zerebrale Anfälle.

Dritte Phase

Das Fortschreiten des Gedächtnisverlustes und der intellektuellen Fähigkeiten führt schließlich zu einer völligen Verödung der Gedächtnisinhalte bis auf „inselförmige Erinnerungsspuren". Die Sprachstörungen schreiten fort bis hin zu einer Sinnentleerung der Sätze sowie Iterieren[12] und Logoklonieren[13]. Orale Automatismen, Zwangsschreien, Zwangsgreifen können auftreten. Abgesehen von diesen gelegentlichen sprachlichen Automatismen ist die Sprachfähigkeit verloren gegangen. Zuletzt sind die Kranken völlig apathisch und hilflos. Sie nehmen sich selbst und ihre Umgebung kaum noch wahr. Das Bewegungsverhalten sinkt auf wenige stereotype Automatismen ab. Es kommt zu allen Formen apraktischer Störungen, so dass zuletzt das Gehen, Stehen oder Sich hinsetzen unmöglich werden. Stuhl- und Harninkontinenz treten regelmäßig auf. Trotz Nahrungsaufnahme kommt es zu Kachexie[14]. Extreme Hypokinese[15] führt im Endstadium zu erheblichen Beugekontrakturen aller Gliedmaßen, die die Pflege erschweren.

Da die Gehirnaktivitäten ernsthaft gestört sind, werden die Kranken anfälliger für Schlaganfälle, Atemstörungen durch die vermehrte Bildung von Sekreten in den Atemwegen, Lungenentzündung und eine Reihe anderer Infektionen. Der Tod des bettlägerigen Kranken wird im allgemeinen durch eine Bronchopneumonie oder eine schwere aufsteigende Harnwegsinfektion herbeigeführt. Die folgende Tabelle vermittelt einen Überblick über den Krankheitsverlauf.

---

12 Zwangsmäßiges Wiederholen von Sätzen, Satzteilen oder Handlungen. Bei der Alzheimer Krankheit das ständige Kramen, Suchen von Gegenständen usw.

13 Rhythmisches Wiederholen kurzer Wörter oder der letzten Wortsilbe

14 Auszehrung; allgemeine Atrophie des Organismus in Folge tief greifender Störungen aller Organfunktionen. Zeichen: Starke Abmagerung, allgemeiner Kräfteverfall, Appetitlosigkeit, Apathie

15 Verminderung der Spontanmotorik, der willkürlichen und unwillkürlichen Bewegungen einschließlich physiologischer Mitbewegungen

Symptome	*Phase1 ca. 2-3 Jahre*	*Phase 2 ca. 2-3 Jahre*	*Phase 3 ca. 2-4 Jahre*
Abnahme des Gedächtnisses und des Denkvermögens	Vergesslichkeit bei kurz zurückliegenden Ereignissen Merkfähigkeit beeinträchtigt Schwierigkeiten, komplexe Aufgaben zu bewältigen	Fortschreiten der - Gedächtnisstörungen Erkennen von Zusammenhängen und planvolles Denken erheblich eingeschränkt Beeinträchtigung des Urteilsvermögens	vollständiger Verlust des Gedächtnisses bis auf „inselförmige" - Erinnerungsspuren
Orientierungs-- störungen	Orientierungsstörungen im zeitlichen und räumlichen Bereichen	Orientierung zu Raum, Zeit und Person gehen verloren vertraute Personen - werden nicht erkannt Leben in der Vergangenheit	Verlust der Orientierungsfähigkeit
Aphasie Apraxie Agnosie	Schwierigkeiten, Gespräche zu verfolgen Wortfindungsschwierigkeiten Umschreibungen	Sprache floskelhaft und inhaltsarm ständige Wiederholungen Koordinationsstörungen Wahrgenommenes wird nicht korrekt verarbeitet	sprachliche Automatismen totaler Sprachverlust apraktische Störungen Hypokinese
Antriebsstörungen und Motivationsverlust	Antriebsschwäche ohne Initiative Rückzugs- und Vermeidungsverhalten	Apathie ziellose Unruhe und Wandern ständiges Suchen	völlig apathisch
Änderung der - Stimmung und des Verhaltens	Stimmungsschwankungen gereizt Unsicherheit Angst Verleugnen der Schwierigkeiten Depression	Unruhe, Angst oberflächlich heiter getönte Grundstimmung Ratlosigkeit Wahnvorstellungen Halluzinationen Aggression	nicht mehr reaktionsfähig
Probleme in der Alltagskompetenz und der selb ständigen Versorgung	Routinehandlungen werden bewältigt	Beeinträchtigungen in den Aktivitäten des täglichen Lebens, wie - Waschen, Anziehen usw. Essstörungen	Kachexie Harn- und Stuhlinkontinenz hinzutretende körperliche Erkrankungen

Phasen im Krankheitsverlauf

Die Darstellung des Krankheitsverlaufs hat m. E. nichts mit der derzeit angeprangerten defizitorientierten Sichtweise auf demenzkranke Menschen zu tun. Die Erkenntnis, wie sich die Krankheit typischer Weise entwickelt, hilft bei betroffenen Person den Verlauf und mögliche Verschlechterungen wahrzunehmen. Das ist die Voraussetzung, nicht nur um den Pflegebedarf realistisch einzuschätzen, sondern auch Überforderungssituationen bei den Kranken zu vermeiden.

Erhebungsinstrumente zur Einschätzung der Pflege- und Betreuungssituation

In diesem Abschnitt werden Erhebungsinstrumente im Zusammenhang mit Demenz vorgestellt; das sind Verfahren zur Einschätzung und Beurteilung eines Verhaltens, eines Zustands oder einer Situation im Zusammenhang mit der Pflege und Begleitung demenziell erkrankter Menschen sowie zur Einschätzung der Betreuungssituation. Erhebungsbögen fokussieren die Aufmerksamkeit auf bestimmte pflegerelevante Merkpunkte. Sie helfen, Problemlagen besser zu erkennen. Insofern unterstützen sie Pflegende in ihrer Wahrnehmungs- und Beobachtungskompetenz. Sie helfen, den Betreuungs- und Pflegeumfang des Demenzkranken zu bestimmen sowie die damit verbundenen Belastungen festzustellen. Sie helfen zu erkennen, wo die Grenzen liegen und welche weiteren Unterstützungsmöglichkeiten einzuholen sind. Begleiter müssen wissen, was der Demenzkranke braucht, was er noch selbständig durchführen kann und wobei er Hilfe benötigt. Erhebungsbögen sind quasi „Checklisten", die die Entscheidungsfindung vereinfachen. Sie ersetzen nicht die Reflexion und individuelle Reaktion in konkreten Pflegesituationen. Sie dienen lediglich zur Erhebung pflegerelevanter Daten im Rahmen der Pflegeanamnese. Die Informationen bieten die Grundlage für eine Diagnose. Das ist die anschließende Beurteilung aufgrund der genauen Beobachtungen bzw. Erhebung, woran sich die Pflege- und Hilfeplanung anschließt. Darüber hinaus ermöglichen Erhebungsbögen eine Verlaufskontrolle, deren Ergebnisse dann zu einer Anpassung bzw. Korrektur des individuellen Pflegeplans führen.

In der stationären Pflege sind es die Pflegekräfte, die den intensivsten Kontakt zu den Demenzkranken halten, in der häuslichen Pflege sind es die Angehörigen. Deshalb liegt es nahe, dass sie die Veränderungen gezielt beobachten und erheben. Dazu stehen eine Reihe von Erhebungsbögen zur Verfügung. Auf deren Basis kann über bestimmte Zeiträume der Verlauf der Krankheit und das psychosoziale Befinden beobachtet und beschrieben werden.

Die Erhebungsinstrumente, die im Folgenden vorgestellt werden, dienen dazu, die Veränderungen und Belastungen sowohl der Demenzkranken und ihrer Angehörigen als auch der eigenen Arbeitssituation zu erfassen:

1. NOSGER
2. Richtlinie zur Feststellung von Personen mit erheblich eingeschränkter Alltagskompetenz und zur Bewertung des Hilfebedarfs
3. Schmerzeinschätzung bei Menschen mit Demenz – BESD-Skala
4. Ermittlung des Sturzrisikos
5. Beobachtung des psychophysischen und -sozialen Wohlbefindens demenziell erkrankter Menschen
6. Erhebungsbogen zur Erfassung der Belastungssituation pflegender Angehöriger
7. Reflexionsbogen zur Wahrnehmung psychischer Überforderung in der Arbeitssituation

NOSGER – Nurses' oberservation scale for geriatric patients

Mit Hilfe der Skala (Spiegel, Brunner, Phil, Monsch, Notter, Puxtry, Tremmel 1991) können standardisiert Informationen über Gedächtnis, Stimmung, Lebensaktivitäten und Sozialverhalten erhoben werden. Sie kann von professionellen Fachkräften, aber auch von Angehörigen ausgefüllt werden. Die erhobenen Informationen können als Basis für die Erstellung der Pflegeanamnese dienen; sie kann auch für den Verlauf der Krankheit herangezogen werden.

Beantworten Sie jede Frage mit Ankreuzen. Wie ging es dem Patienten in den letzten 3 Tagen?	nie	hin und wieder	oft	meist	immer
1. Kann sich ohne Hilfe rasieren, schminken, Haare kämmen					
2. Verfolgt bestimmte Sendungen im Radio oder Fernsehen					
3. Sagt, er/sie sei traurig					
4. Ist unruhig in der Nacht					
5. Nimmt Anteil an den Vorgängen der Umgebung					
6. Bemüht sich um Ordnung im Zimmer					
7. Kann den Stuhlgang kontrollieren					
8. Setzt Unterhaltung richtig fort, wenn sie unterbrochen wurde					
9. Kann kleine Besorgungen (Zeitung/Esswaren) selbst machen					
10. Sagt, er/sie fühle sich wertlos					
11. Pflegt ein Hobby					
12. Wiederholt im Gespräch immer wieder den gleichen Punkt					

13. Wirkt traurig oder weinerlich					
14. Wirkt sauber und ordentlich					
15. Läuft davon					
16. Kann sich an Namen von engen Freunden erinnern					
17. Hilft anderen, soweit körperlich dazu imstande					
18. Verlässt das Haus in ungeeigneter Kleidung					
19. Kann sich in der gewohnten Umgebung orientieren					
20. Ist reizbar und zänkisch, wenn man ihn/sie etwas fragt					
21. Nimmt Kontakte mit Personen in der Umgebung auf					
22. Erinnert sich, wo Kleider und andere Dinge liegen					
23. Ist aggressiv in Worten und Taten					
24. Kann die Blasenfunktion (Urin) kontrollieren					
25. Erscheint gut gelaunt					
26. Hält den Kontakt mit Freunden oder Angehörigen aufrecht					
27. Verwechselt Personen					
28. Freut sich auf gewisse Ereignisse					
29. Wirkt im Kontakt mit Angehörigen freundlich und positiv					
30. Ist eigensinnig: hält sich nicht an Anweisungen oder Regeln					

Verhaltensweisen und emotionales Befinden des/der Erkrankten

Richtlinie zur Feststellung von Personen mit erheblich eingeschränkter Alltagskompetenz und zur Bewertung des Hilfebedarfs[16]

Als Teil der Pflegereform 2008 wurde die „Richtlinie zur Feststellung von Personen mit erheblich eingeschränkter Alltagskompetenz und zur Bewertung des Hilfebedarfs" (PEA-Assessment) beschlossen. Für die Bestimmung des erheblichen Bedarfs an allgemeiner Beaufsichtigung und Betreuung sind keine Krankheitsbilder Voraussetzung, sondern der tatsächliche Hilfebedarf, der durch bestimmte Beeinträchtigungen bei Aktivitäten ausgelöst wird und zu Einschränkungen in der Alltagskompetenz führen. Der zeitliche Umfang dieses Bedarfs ist dabei unerheblich.

Das Begutachtungsverfahren zur Feststellung dieses Personenkreises gliedert sich in zwei Teile, einem Screening (Suchtest) zur Identifikation des

16 Die Richtlinie zur Feststellung von Personen mit erheblich eingeschränkter Alltagskompetenz und zur Bewertung des Hilfebedarfs wurde von den Spitzenverbänden der Pflegekassen, dem Verband der privaten Krankenversicherung e.V. unter Beteiligung der kommunalen Spitzenverbände auf Bundesebene, der maßgeblichen Organisationen für die Wahrnehmung der Interessen und der Selbsthilfe der pflegebedürftigen und behinderten Menschen auf Bundesebene und dem Medizinischen Dienst der Spitzenverbände der Krankenkassen in der Fassung vom 10.06.2008 beschlossen und vom Bundesministerium für Gesundheit zunächst bis Juni 2010 genehmigt.

berechtigten Personenkreises, und falls Hilfebedarf (nicht Pflegebedarf) festgestellt worden ist, ein Assessment zur Einschätzung, welche Leistungen in welcher Höhe die Betroffenen erhalten.

Menschen, denen bei der Begutachtung eine „eingeschränkte Alltagskompetenz" bescheinigt wurde, können gerontopsychiatrische Zusatzangebote in Anspruch nehmen und bekommen nach der Pflegereform von 2012 monatlich Pflegegeld/Sachleistungen, auch wenn sie nicht die Pflegestufe I zugesprochen bekommen haben, vgl. Kapitel 4, Abschnitt „Gesetzliche Leitungen".

Den Grundbetrag erhält jeder Antragsteller, bei dem im PEA-Assessment wenigstens in zwei Bereichen, davon mindestens einmal aus einem der Bereiche 1 bis 9, dauerhafte und regelmäßige Schädigungen und Fähigkeitsstörungen festgestellt werden.

Den erhöhten Betrag erhält jeder Antragsteller, bei dem im PEA-Assessment zusätzlich in mindestens einem weiteren Bereich aus einem der Bereiche 1, 2, 3, 4, 5, 9 oder 11 dauerhafte und regelmäßige Schädigungen und Fähigkeitsstörungen festgestellt werden.

Das Assessment gliedert sich in die 13 Items. Für die 13 Items werden besonders typische und eindeutige Beispiele beschrieben, in denen ein „Ja" zu dokumentieren ist. Eine abschließende und vollständige Aufzählung aller Situationen, in denen sich psychopathologische Störungen manifestieren, ist nicht möglich, heißt es in der Erläuterung zur Anwendung des Assessments.

---

1. Unkontrolliertes Verlassen des Wohnbereiches (Weglauftendenz)

Ein „Ja" ist zu dokumentieren, wenn der Antragsteller seinen beaufsichtigten und geschützten Bereich ungezielt und ohne Absprache verlässt und so seine oder die Sicherheit anderer gefährdet. Ein Indiz für eine Weglauftendenz kann sein, wenn der Betroffene z. B.:

- aus der Wohnung heraus drängt,
- immer wieder seine Kinder, Eltern außerhalb der Wohnung sucht bzw. zur Arbeit gehen möchte,
- planlos in der Wohnung umherläuft und sie dadurch verlässt.

---

2. Verkennen oder Verursachen gefährdender Situationen

Ein „Ja" ist zu dokumentieren, wenn der Antragsteller z. B.:

- durch Eingriffe in den Straßenverkehr, wie unkontrolliertes Laufen auf der Straße, Anhalten von Autos oder Radfahrern sich selbst oder andere gefährdet,
- die Wohnung in unangemessener Kleidung verlässt und sich dadurch selbst gefährdet (Unterkühlung).

---

3. Unsachgemäßer Umgang mit gefährlichen Gegenständen oder potenziell gefährdenden Substanzen

---

Ein „Ja" ist zu dokumentieren, wenn der Antragsteller z. B.:

- Wäsche im Backofen trocknet, Herdplatten unkontrolliert anstellt ohne diese benutzen zu können/wollen, Heißwasserboiler ohne Wasser benutzt,
- Gasanschlüsse unkontrolliert aufdreht,
- mit kochendem Wasser Zähne putzt,
- unangemessen mit offenem Feuer in der Wohnung umgeht,
- Zigaretten isst,
- unangemessen mit Medikamenten und Chemikalien umgeht (z. B. Zäpfchen oral einnimmt),
- verdorbene Lebensmittel isst.

4. Tätlich oder verbal aggressives Verhalten in Verkennung der Situation

Ein „Ja" ist zu dokumentieren, wenn der Antragsteller z. B.:

- andere schlägt, tritt, beißt, kratzt, kneift, bespuckt, stößt, mit Gegenständen bewirft,
- eigenes oder fremdes Eigentum zerstört,
- in fremde Räume eindringt,
- sich selbst verletzt,
- andere ohne Grund beschimpft, beschuldigt.

5. Im situativen Kontext inadäquates Verhalten

Ein „Ja" ist zu dokumentieren, wenn der Antragsteller z. B.:

- in die Wohnräume uriniert oder einkotet (ohne kausalen Zusammenhang mit Harn- oder Stuhlinkontinenz),
- einen starken Betätigungs- und Bewegungsdrang hat (z. B. Zerpflücken von Inkontinenzeinlagen, ständiges An- und Auskleiden, Nesteln, Zupfen, waschende Bewegungen),
- Essen verschmiert, Kot isst oder diesen verschmiert,
- andere Personen sexuell belästigt, z. B. durch exhibitionistische Tendenzen,
- Gegenstände auch aus fremdem Eigentum (z. B. benutzte Unterwäsche, Essensreste, Geld) versteckt/verlegt oder sammelt,
- permanent ohne ersichtlichen Grund schreit oder ruft.

Hinweis: Hier ist auszuschließen, dass das inadäquate Verhalten in Zusammenhang mit mangelndem Krankheitsgefühl, fehlender Krankheitseinsicht oder therapieresistentem Wahnerleben und Halluzinationen steht, da dies unter Item 11 dokumentiert wird.

6. Unfähigkeit, die eigenen körperlichen und seelischen Gefühle oder Bedürfnisse wahrzunehmen

Ein „Ja" ist zu dokumentieren, wenn der Antragsteller z. B.:

- Hunger und Durst nicht wahrnehmen oder äußern kann oder aufgrund mangelndem Hunger- und Durstgefühl bereit stehende Nahrung von sich aus nicht isst oder trinkt oder übermäßig alles zu sich nimmt, was er erreichen kann,
- aufgrund mangelndem Schmerzempfinden Verletzungen nicht wahrnimmt,
- Harn- und Stuhldrang nicht wahrnehmen und äußern kann und deshalb zu jedem Toilettengang aufgefordert werden muss,
- Schmerzen nicht äußern oder nicht lokalisieren kann.

7. Unfähigkeit zu einer erforderlichen Kooperation bei therapeutischen oder schützenden Maßnahmen als Folge einer therapieresistenten Depression oder Angststörung

Ein „Ja" ist zu dokumentieren, wenn der Antragsteller z. B.:

- den ganzen Tag apathisch im Bett verbringt,
- den Platz, an den er z. B. morgens durch die Pflegeperson hingesetzt wird, nicht aus eigenem Antrieb wieder verlässt,
- sich nicht aktivieren lässt,
- die Nahrung verweigert.

Hinweis: Die Therapieresistenz einer Depression oder Angststörung muss nervenärztlich/psychiatrisch gesichert sein.

8. Störungen der höheren Hirnfunktionen (Beeinträchtigungen des Gedächtnisses, herabgesetztes Urteilsvermögen), die zu Problemen bei der Bewältigung von sozialen Alltagsleistungen geführt haben

Ein „Ja" ist zu dokumentieren, wenn der Antragsteller z. B.:

- vertraute Personen (z. B. Kinder, Ehemann/-frau, Pflegeperson) nicht wieder erkennt,
- mit (Wechsel-)Geld nicht oder nicht mehr umgehen kann,
- sich nicht mehr artikulieren kann und dadurch in seinen Alltagsleistungen eingeschränkt ist,
- sein Zimmer in der Wohnung oder den Weg zurück zu seiner Wohnung nicht mehr findet,
- Absprachen nicht mehr einhalten kann, da er schon nach kurzer Zeit nicht mehr in der Lage ist, sich daran zu erinnern.

9. Störung des Tag-/Nacht-Rhythmus

Ein „Ja" ist zu dokumentieren, wenn der Antragsteller z. B.:

- nachts stark unruhig und verwirrt ist, verbunden mit Zunahme inadäquater Verhaltensweisen,
- nachts Angehörige weckt und Hilfeleistungen (z. B. Frühstück) verlangt (Umkehr bzw. Aufhebung des Tag-/Nacht-Rhythmus).

10. Unfähigkeit, eigenständig den Tagesablauf zu planen und zu strukturieren

Ein „Ja" ist zu dokumentieren, wenn der Antragsteller z. B. aufgrund zeitlicher, örtlicher oder situativer Desorientierung

- eine regelmäßige und der Biografie angemessene Körperpflege, Ernährung oder Mobilität nicht mehr planen und durchführen kann,
- keine anderen Aktivitäten mehr planen und durchführen kann.

Hinweis: Hier sind nur Beeinträchtigungen der Aktivitäten zu berücksichtigen, die nicht bereits unter Item 7 oder 8 erfasst worden sind.

11. Verkennen von Alltagssituationen und inadäquates Reagieren in Alltagssituationen

Ein „Ja" ist zu dokumentieren, wenn der Antragsteller z. B.:

- Angst vor seinem eigenen Spiegelbild hat,
- sich von Personen aus dem Fernsehen verfolgt oder bestohlen fühlt,

- Personenfotos für fremde Personen in seiner Wohnung hält,
- aufgrund von Vergiftungswahn Essen verweigert oder Gift im Essen riecht/schmeckt,
- glaubt, dass fremde Personen auf der Straße ein Komplott gegen ihn schmieden,
- mit Nichtanwesenden schimpft oder redet,
- optische oder akustische Halluzinationen wahrnimmt.

Hinweis: Hier geht es um Verhaltensstörungen, die in Item 5 nicht erfasst und durch nicht kognitive Störungen bedingt sind. Solche Störungen können vor allem bei Menschen mit Erkrankungen aus dem schizophrenen Formenkreis sowie auch bei demenziell erkrankten und (seltener) depressiven Menschen auftreten. Das Verkennen von Alltagssituationen und inadäquates Reagieren in Alltagssituationen muss die Folge von mangelndem Krankheitsgefühl, fehlender Krankheitseinsicht, therapieresistentem Wahnerleben und therapieresistenten Halluzinationen sein, welche nervenärztlich/psychiatrisch gesichert sind.

---

12. Ausgeprägtes labiles oder unkontrolliert emotionales Verhalten

Ein „Ja" ist zu dokumentieren, wenn der Antragsteller z. B.:

- häufig situationsunangemessen, unmotiviert und plötzlich weint,
- Distanzlosigkeit, Euphorie, Reizbarkeit oder unangemessenes Misstrauen in einem Ausmaß aufzeigt, das den Umgang mit ihm erheblich erschwert.

---

13. Zeitlich überwiegend Niedergeschlagenheit, Verzagtheit, Hilflosigkeit oder Hoffnungslosigkeit aufgrund einer therapieresistenten Depression

Ein „Ja" ist zu dokumentieren, wenn der Antragsteller z. B.:

- ständig „jammert" und klagt,
- ständig die Sinnlosigkeit seines Lebens oder Tuns beklagt.

Hinweis: Die Therapieresistenz einer Depression muss nervenärztlich/psychiatrisch gesichert sein.

PEA-Assessment

Für Pflegende ist es wichtig zu wissen, nach welchen Kriterien der MDK vorgeht. Darüber hinaus kann diese Richtlinie dazu dienen, im Vorfeld zu überprüfen, ob möglicherweise eine Anspruchberechtigung auf zusätzliche Leistungen besteht.

Zudem können Pflegende die 13 Items als Grundlage nehmen, um im Rahmen der Pflegeplanung Informationen zu den Ressourcen und Einschränkungen eines demenzkranken Menschen gezielt zu erheben, und auf dieser Grundlage eine entsprechende Hilfeplanung und den Einsatz individueller Interventionen abzuleiten.

Schmerzeinschätzung bei Menschen mit Demenz – BESD-Skala

Schmerzen beeinträchtigen das Wohlbefinden von Menschen in ganz erheblichem Maße. Jeder Mensch nimmt Schmerz anders wahr. Deshalb sind die beteiligten Berufsgruppen auf die Mithilfe der Patienten bei Diagnose und Therapie von Schmerzen angewiesen. Patienten mit Demenz können sich im Krankheitsverlauf aber nicht mehr zu ihren Schmerzen äußern. In diesen Fällen ergänzt bzw. ersetzt die Fremdbeobachtung die Selbstauskunft. Die (professionellen) Begleiter müssen in der Lage sein, Schmerzen auch indirekt zu erkennen und die Schmerzintensität einzustufen.

Nicht immer ist Schmerzverhalten erkennbar oder Schmerzen äußern sich in demenztypischem, herausforderndem Verhalten. Wenn Schmerzen vermutet werden, sollte mit Hilfe des Arztes versuchsweise ein Schmerzmittel gegeben werden.

Wenn eine entsprechende Erkrankung, Verletzung oder ein Eingriff vorliegt, sollte stets davon ausgegangen werden, dass die demenzkranke Person Schmerzen hat.

Falls eindeutige Rückschlüsse nicht möglich sind, können aufgrund von Veränderungen in dem Verhalten von Menschen mit Demenz Rückschlüsse auf eine Schmerzsymptomatik gezogen werden.

Anzeichen, die auf Schmerzen hindeuten, können z. B. folgende sein:

- Unruhe, Aggressivität, stereotype Bewegungsabläufe (z. B. Hin- und Herlaufen oder monotones Schaukeln)
- Wimmern, Stöhnen oder Schreien
- angespannter oder ängstlicher Gesichtsausdruck
- Schonhaltung oder verkrampfte Haltung
- Berührungsempfindlichkeit und Abwehr
- Appetitverlust
- Schlafstörungen
- zunehmende Verwirrtheit
- Verschlechterung des Allgemeinzustands
- Verminderung der funktionellen Fähigkeiten
- Teilnahmslosigkeit
- keine Reaktion auf Trost oder Zuwendung

Solange der Patient anzeigen kann, wo der Schmerz lokalisiert ist, zu welchem Zeitpunkt er auftritt und wie stark er ihn empfindet – z. B. mit Hilfe von Smilies –, sollte die Selbstauskunft Priorität haben.

Die BESD-Skala ist ein Instrument zur Fremdbeobachtung. Mit der BESD-Skala lassen sich insgesamt fünf Verhaltensäußerungen bei einem Patienten dokumentieren: Atmung, negative Lautäußerungen, die Körperhaltung, die Mimik und die Reaktion des Betreffenden auf Trost. Für jede Kategorie wird ein Wert zwischen 0 (keine Verhaltensreaktion) und 2 (stärkste Verhaltensreaktion) vergeben. Die BESD-Skala kann bei akuten und chronischen Schmerzen im Verlauf (am besten jeweils in einer Ruhesituation und bei Aktivität) eingesetzt werden. Empfohlen wird eine Beobachtungsdauer von je zwei Minuten. Bei einem Punktwert ab 2 (max. 10) ist es wahrscheinlich, dass der Patient Schmerzen hat.

BESD – **BE**urteilung von **S**chmerzen bei - **D**emenz[17]	nein	ja	Punktwert
Atmung (unabhängig von Lautäußerung)			
Normal	☐	☐	0
gelegentlich angestrengt atmen	☐	☐	1
kurze Phasen von Hyperventilation	☐	☐	
lautstark angestrengt atmen	☐	☐	2
lange Phasen von Hyperventilation	☐	☐	
Cheyne-Stoke Atmung	☐	☐	
Negative Lautäußerung			
keine	☐	☐	0
gelegentlich stöhnen oder ächzen	☐	☐	1
sich leise negativ oder missbilligend äußern	☐	☐	
wiederholt beunruhigt rufen	☐	☐	2
laut stöhnen oder ächzen	☐	☐	
weinen	☐	☐	
Gesichtsausdruck			
lächelnd, nichts sagend	☐	☐	0
traurig	☐	☐	1
ängstlich	☐	☐	
sorgenvoller Blick	☐	☐	
grimassieren	☐	☐	2
Körpersprache			
entspannt	☐	☐	0
angespannt	☐	☐	1
nervös hin und her gehen	☐	☐	
nesteln	☐	☐	
starr	☐	☐	2
geballte Fäuste	☐	☐	
angezogene Knie	☐	☐	
sich entziehen oder wegstoßen	☐	☐	
schlagen	☐	☐	
Trost			
trösten nicht notwendig	☐	☐	0
ablenken oder beruhigen durch Stimme oder - Berührung möglich	☐	☐	1
trösten, ablenken, beruhigen nicht möglich	☐	☐	2
TOTAL ____ von max. 10 ab 4 Punkte Schmerzintervention			

BESD-Skala

[17] Die BESD-Skala zur Beurteilung des Schmerzes bei Demenz ist eine deutsche Übersetzung der PAINAD-Scala mit den Beobachtungskategorien Atmung, negative Lautäußerungen, Gesichtsausdruck, Körpersprache und Reaktion auf Tröstung.

Erläuterung

0	1	2
	Atmung (unabhängig von Lautäußerung)	
Als normal wird ein geräuschloses, gleichmäßiges Ein- und Ausatmen ohne Anstrengung bezeichnet.	Gelegentlich angestrengtes Atmen ist charakterisiert durch gelegentliches Auftreten von anstrengenden, ermüdenden oder schweren Atemzügen. Kurze Phasen von Hyperventilation sind schnelle und tiefe Atemzügen von insgesamt kurzer Dauer.	Lautstarkes, angestrengtes Atmen ist gekennzeichnet durch Geräusche beim Ein- oder Ausatmen, die laut, gluckernd oder pfeifend sein können und anstrengend zu sein scheinen. Lange Phasen von Hyperventilation sind übermäßig schnelle und tiefe Atemzüge. Die Phasen dauern recht lange. Cheyne Stoke Atmung ist gekennzeichnet durch immer tiefer werdende und wieder abflachende Atemzügen mit Atempausen.
	Negative Lautäußerung	
Die Kategorie „keine" bezeichnet - Sprache oder Lautäußerungen mit - angenehmem oder neutralem Klang.	Unter „stöhnen" ist jammern oder vor sich hinmurmeln wie auch klagen oder schreien zu verstehen. „Ächzen" ist definiert durch unverständliche und unbeabsichtigte Geräusche, die lauter als üblich sind und oft plötzlich beginnen und enden. Beides sollte nur gelegentlich auftreten. Sich leise negativ oder missbilligend äußern ist gekennzeichnet durch leises Murren, Jammern, Fluchen - oder Schimpfen mit einem klagenden, sarkastischen oder bissigen Unterton.	Die Kategorie „Wiederholt beunruhigt rufen" bezeichnet Phrasen oder Worte, die wiederholt in einer Art geäußert werden, die Angst, Unbehagen oder Verzweiflung vermuten lässt. Unter „stöhnen" ist jammern oder murmeln wie auch klagen oder schreien deutlich lauter als üblicherweise zu verstehen. „Ächzen" ist definiert durch unverständliche und unbeabsichtigte Geräusche, die lauter als üblich sind und oft plötzlich beginnen und enden. Unter „Weinen" wird eine emotionale Ausdrucksform verstanden, die mit Tränen einhergeht. Der Betroffene kann schluchzen oder weinerlich wirken.
	Gesichtsausdruck	
„Lächelnd" ist gekennzeichnet durch nach	„Traurig" ist gekennzeichnet durch einen unglücklichen, einsamen, niedergeschlage-	„Grimassieren" ist gekennzeichnet durch einen verzerrten und verzweifelten Gesichtsausdruck. Die Stirn

oben gerichtete Mundwinkel, leuchtende Augen und einen Ausdruck von Zufriedenheit. „Nichts sagend" bedeutet ein neutraler, ruhiger, entspannter oder leerer Gesichtsausdruck.	nen oder deprimierten Ausdruck. Tränen in den Augen können zusätzlich auftreten. Unter „ängstlich" versteht man einen Ausdruck von Furcht, Schreck oder Besorgnis. Die Augen sind weit geöffnet. Ein „sorgenvoller Blick" ist gekennzeichnet durch nach unten gerichtete Mundwinkel. Falten auf der Stirn und um den Mund können sich stärker als üblich zeigen.	weist stärkere Falten auf als die Mundpartie. Die Augen können fest zugekniffen sein.
	Körpersprache	
„Entspannt" meint eine ruhige und gelassene Körperhaltung. Die - Person wirkt sorgenfrei.	„Angespannt" beschreibt eine angestrengte, verkrampfte oder besorgte Körperhaltung. Das Gebiss kann fest zusammengebissen sein. (Kontrakturen sind nicht gemeint.) „Nervös hin und her gehen" meint eine ruhelose Aktivität. Sie kann mit ängstlichem, besorgtem oder beunruhigtem Ausdruck einhergehen. Die Gehgeschwindigkeit kann langsam oder schnell sein. „Nesteln" meint, sich ruhelos bewegen. Wälzen im Stuhl oder das Rücken eines Stuhls durch das Zimmer sowie wiederholtes Berühren, Ziehen oder Reiben von Körperteilen können beobachtet werden.	„Starr" meint eine steife Körperhaltung. Die Arme und/ oder Beine sind angespannt und unbeweglich. Der Rumpf imponiert gestreckt und unbeugsam. (Kontrakturen sind auszuschließen.) „Geballte Fäuste" sind fest geschlossene Hände. Die Hände können sich allerdings auch wiederholt öffnen und schließen oder fest geschlossen bleiben. „Angezogene Knie" bedeuten in Richtung Brust gezogene Knie. Die Person wirkt insgesamt aufgewühlt. (Kontrakturen sind auszuschließen.) Sich entziehen, wegstoßen: Personen wehren Annäherung oder Fürsorge ab. Sie versuchen, der Annäherung zu entkommen, sich zu entwinden oder zu entreißen bis dahin, dass sie andere wegstoßen. Unter „Schlagen" werden alle Formen der körperlichen Auseinandersetzung verstanden: u. a. schlagen, hauen, treten, zupacken, beißen.

	Trost	
trösten nicht notwendig: Die Person scheint sich wohl zu fühlen und zufrieden zu sein.	ablenken oder beruhigen durch Stimme oder Berührung möglich: Ein auffälliges Verhalten kann unterbrochen werden, indem die Person angesprochen oder berührt wird. Die Unterbrechung des auffälligen Verhaltens dauert - über die gesamte Phase der Zuwendung an. Die Person wirkt dabei sorglos.	trösten, ablenken, beruhigen nicht möglich: Die Person kann nicht beruhigt werden. Das auffällige Verhalten kann durch Ansprache oder Berührung nicht unterbrochen werden. Es ist jedoch möglich, dass das auffällige Verhalten durch Ansprache oder Berührung abgeschwächt wird. Das auffällige Verhalten ist zumindest zeitweise auch während der Zuwendung noch zu erkennen.

Erläuterung Items zur BESD-Skala

Ermittlung des Sturzrisikos

Ungefähr ein Drittel der Menschen über 65 Jahre stürzen mindestens einmal pro Jahr. Etwa 20% der Folgen dieser Stürze bedürfen medizinischer Behandlung. Knochenbrüche (Frakturen) treten in weniger als 10% der Fälle auf, können dann jedoch zu Morbidität führen. Aber auch Stürze ohne Frakturen können die Mobilität alter Menschen reduzieren (Angst, starke Prellungsschmerzen) und in erhöhte Pflegebedürftigkeit münden, s. die folgende Gefährdungsspirale:

Altern, Krankheiten, ungünstige Lebensgewohnheiten
↓
Gehstörungen, Balancestörungen
↓
erhöhte Sturzgefahr, vermehrte Stürze
↓
Frakturen, Verletzungen, Angst, vermindertes Selbstbewusstsein
↓
verminderte Mobilität, verminderte Aktivität, verminderte Lebensqualität, erhöhte und häufigere Pflegebedürftigkeit
↓
erhöhte Mortalität

Gefährdungsspirale alter Menschen durch Stürze (Quelle: PflegeDienst 4/2008: 4)

Stürze stellen wegen ihrer Häufigkeit und den daraus resultierenden physischen und psychischen Folgen ein schwerwiegendes medizinisch-pflegerisches Problem dar.

Der Sturz selbst ist zunächst ein Symptom für ein mögliches Defizit aus unterschiedlichen Ursachen. Sturzgefährdung liegt nicht aufgrund eines einzelnen Risikofaktors vor, sondern ist durch eine Kombination mehrerer Faktoren bedingt. Die Ursachen können im Patienten selbst liegen (intrinsische Ursachen), in der aktuellen Tätigkeit oder durch die Umgebung verursacht sein (extrinische Ursachen).

Entgegen der weit verbreiteten Ansicht sind für die überwiegende Mehrzahl der Stürze im Alter jedoch nicht die äußeren Bedingungen wie irgendeine Türschwelle, der Teppich, ein glatter Boden oder schlechtes Schuhwerk ausschlaggebend. Wenngleich es von außen verursachte Stürze im Alter natürlich gibt, zeigt eine genaue Analyse der typischen Altersstürze, dass die Ursachen öfter im stürzenden Menschen selbst liegen und in seiner verringerten Fähigkeit zur sicheren Fortbewegung (URL PflegeDienst). Große Sturzgefahr besteht im Zusammenhang mit unsicherem Gang, Desorientiertheit, Inkontinenz und Medikamenten (Sedativa, Diuretika).

Bewohner/Bewohnerin:
Pflegefachkraft:
Datum:

Ziel
Ermitteln, welcher Bewohner aufgrund welcher Risikofaktoren sturzgefährdet ist.

Einschätzung und Abklärung nach folgenden Kriterien (in Absprache mit dem Arzt):

Sturzvorgeschichte:
Ist die Bewohnerin/der Bewohner in den letzten 3 Monaten vor Aufnahme in das Pflegeheim gestürzt?
☐ Ja ☐ nein

Mobilität:
☐ Gang- und Gleichgewichtsstörung
☐ Gangataxie (kann Bewegungsabläufe nicht koordinieren)
☐ allgemeine Schwäche
☐ Kontrakturen

Ausscheidung:
☐ Inkontinenz
☐ nächtliches Wasserlassen (Nykturie)

Kreislauf:
☐ Schwindel
☐ kurze andauernde Bewusstlosigkeit (Synkope)

Medikation:
☐ mehr als 5 Medikamente?
☐ Tranquilizer/Sedativa
☐ Neuroleptika
☐ Diuretica
☐ Laxantien

☐ *Kachexie* (Body-Mass-Index von unter 18,5)

Psyche:
☐ Delir/Verwirrtheit
☐ Depression
☐ Demenz
☐ Angst

Sinne:
☐ Gehör (Hörgerät)
☐ Sehen (Brille)

Neurologie:
☐ Hemiparese/Hemiplegie
☐ Parkinson

Heimeintritt:
☐ Neue Umgebung (3 Monate)?[18]

Umgebung:
☐ Beleuchtung, Fußboden, Möbel, Toilette, Hindernisse

Erhebung Sturzgefahr

Beobachtung des psychophysischen und -sozialen Wohlbefindens demenziell erkrankter Menschen

In welchen Situationen und in welcher Umgebung und mit welchen Personen fühlen sich demenziell erkrankte Menschen wohl oder unwohl? Das Problem in der Kommunikation mit an Demenz erkrankten Menschen besteht darin, dass sie im fortgeschrittenen Stadium der Krankheit keine Auskünfte über ihr psychisches Befinden geben können. Die Pflegenden müssen versuchen, aus ihrer Beobachtung heraus auf das innere Erleben, dem Wohl- oder Missempfinden zu schließen.

Entsprechend ihrer Einschätzung können die Pflegenden dann die Situation so gestalten, dass Wohlbefinden und Zufriedenheit für den Demenzkranken möglich wird. Der Beobachtungsbogen soll Sie darin unterstützen, das psychophysische und -soziale Wohlbefinden demenzkranker Menschen systematisch zu erfassen.

In welchen Situationen ist der Betroffene entspannt, in welchen verkrampft, apathisch oder aggressiv? Welche Schlussfolgerungen ergeben sich aus Ihren Beobachtungen für die Lebensgestaltung und die Unterstützungsmöglichkeiten des demenzkranken Menschen? Die Tabelle soll Sie in Ihrer Beobachtung unterstützen.

[18] In Untersuchungen wurde aufgezeigt, dass kurz nach dem Umzug ins Heim das Risiko zu stürzen am höchsten ist (Quelle: Rapp, Becker 2009).

										reagiert mit Angst/wirkt überfordert		
							zeigt Unbehagen/wirkt gestresst					
				wirkt passiv/ unbeteiligt								
	lächelt/wirkt entspannt/ zufrieden/ kooperativ											
Ausprägungsgrad: 1 gering, 3 am stärksten ausgeprägt	1	2	3	1	2	3	1	2	3	1	2	3
Lebenssituationen												
1. Grundaktivitäten												
Ankleiden												
zur Toilette gehen												
zur Toilette gebracht werden												
Baden/Duschen												
Einkaufen gehen												
Essen allein im Zimmer												
Essen mit anderen												
Medikamente einnehmen												
schlafen/ruhen												
2. Gemeinschaftsaktivitäten												
kochen												
basteln												
tanzen												
Sznoezelen												
Gottesdienst												
(vor-)lesen												
Gesprächskreise												
malen/zeichnen												
mit anderen Ball spielen												
3. Soziale Kontakte												
Kontakt mit Angehörigen												
Kontakt mit Pflegepersonen												
Kontakt mit Ärzten												
Kontakt mit Heimbewohnern												
Kontakt mit dem Pfarrer												
4. Freizeitbeschäftigungen												
im Garten spazieren												
in der Umgebung spazieren												
Zeitung (vor-)lesen												
Fernsehen												
Bücher (vor-)lesen												
Gartenarbeit												
Musik hören												
Handwerkliche Arbeit												
Bewegungsübungen												
5. anderes												

Beobachtung des psychophysischen und -sozialen Wohlbefindens

Erhebungsbogen zur Erfassung der Belastungssituation pflegender Angehöriger

Der Erhebungsbogen kann helfen festzustellen, inwieweit Angehörige in der Lage sind, die Pflegesituation psychisch und körperlich zu bewältigen. Die Pflegefachkraft kann auf dieser Basis frühzeitig beraten, z.B. kann sie auf Selbsthilfegruppen aufmerksam machen. Darüber hinaus kann sie weitere Dienste und Einrichtungen empfehlen und mit ihnen Kontakt aufnehmen, so dass sie in die Pflege und Begleitung eingebunden werden können. Außerdem kann sie über Kosten und finanzielle Unterstützung informieren.

Pflegende Angehörige(r):
Datum: Alter:
Patient(in):
Alter: Pflegedauer:

Die pflegende Angehörige/der pflegende Angehörige	fast immer	häufig	manch mal	selten	nie
1. empfindet es als unangenehm, den Kranken allein zu lassen					
2. macht sich viel Sorgen					
3. fühlt sich müde und erschöpft, weil sie/er alles machen muss					
4. fühlt sich von ihrer/seiner Familie nicht verstanden					
5. fühlt sich von niemandem verstanden im Hinblick auf das, was passiert					
6. glaubt, dass andere Familienangehörige ihr/ihm viel mehr helfen könnten					
7. würde ihre/seine Freunde gern häufiger sehen					
8. ängstigt sich vor dem Verhalten des/der Kranken					
9. fällt es schwer, die Diagnose „Demenz" anzunehmen					
10. erzählt, dass es ihrer/seiner Familie schwer fällt, die Diagnose anzunehmen					
11. fühlt sich immer nervöser und angespannter					
12. hat finanzielle Sorgen					
13. glaubt, dass der/die Kranke zu viel von ihr/ihm verlangt					
14. fühlt sich von der Ärzten/Pflegediensten im Stich gelassen					
15. ist besorgt um ihre/seine eigene Gesundheit					
16. sagt, dass es ihr/ihm schwer fällt, Entscheidungen zu treffen					
17. hat das Bedürfnis nach mehr Pausen und Schlaf					
18. glaubt, dass der/die Erkrankte erwartet, dass sie/er mehr tun sollte					
19. hat das Gefühl, mehr Privatleben zu brauchen					

20. fühlt sich unfähig, für sich das zu tun, was sie/er braucht					
21. empfindet das Verhalten des/der Kranken als peinlich					
22. regt sich leicht über den/die Kranke/n auf					
23. hat das Gefühl, mehr Hilfe zu benötigen					
24. hat das Gefühl, isoliert zu sein					
25. hat Angst vor der Zukunft					

Belastungssituation pflegender Angehöriger

Reflexionsbogen zur Wahrnehmung psychischer Überforderung in der Arbeitssituation

Bei der Begleitung Demenzkranker und ihrer Angehörigen können auch die Pflegekräfte an die Grenzen ihrer Leistungsfähigkeit gelangen. Solche überfordernden Situationen können sich auf unterschiedliche Weise darstellen:

- Obwohl es den Pflegenden bewusst ist, dass Verhaltensweisen und/oder Handlungen der Demenzkranken ein Symptom der Krankheit sind, können sie selbst Antipathien gegen einen Demenzkranken entwickeln. Das gilt insbesondere dann, wenn die Pflegenden Aggressionen von dem Demenzkranken erfahren, von ihm beschimpft oder geschlagen werden.
- Weitere Probleme können sich aus der Arbeitssituation heraus ergeben. Personelle Unterbesetzung und Zeitdruck führen bei den Pflegenden zu dem Gefühl, dem Patienten nicht gerecht zu werden. Klaffen die Ansprüche an professionelle Ideale und pflegerische Realität auseinander, sind Resignation und „Burnout" vorprogrammiert.

Es ist auch für die Pflegekräfte wichtig zu wissen, dass und insbesondere in welchen Situationen sie sich überfordert fühlen. Psychische Überforderung erwächst häufig aus dem Empfinden heraus, allein für die Begleitung zuständig zu sein. Sie erwächst aber auch aus der Unkenntnis, welche weiteren Hilfsangebote zu unterbreiten sind und welche weiteren Personen in die Pflege zu integrieren sind.

Der Selbstreflexionsbogen soll eine Hilfe sein, sich die eigene psychosoziale Belastung zu vergegenwärtigen. Er kann Pflegekräfte darin unterstützen, Problembereiche zu erkennen und daraus resultierend entsprechende Fort- und Weiterbildungsangebote bzw. weitere Hilfen einzufordern.

Pflegekräfte bedürfen der Stärkung ihrer Fachlichkeit und der Persönlichkeit. Neben Fallbesprechungen, in denen es um die Vergewisserung des professionellen Zugangs zum Patienten und seiner Angehörigen geht, brauchen sie Supervision, um psychisch belastende Situationen aufarbeiten zu können.

Die aufgeführten Aussagen reflektieren Gefühle, die im Umgang mit Demenzkranken entstehen können. Die Pflegefachkräfte überprüfen, in welchem Grad sie von jeder Aussage betroffen sind.

Aussagen	fast immer	häufig	manchmal	kaum
1. Ihre Vergesslichkeit geht mir auf die Nerven				
2. Ich habe Angst davor, dass diese Patienten gewalttätig werden und jemanden verletzen				
3. Ich habe es satt, alles so oft zu wiederholen				
4. Die Angehörigen des Patienten wissen nicht zu schätzen, was wir für diese Menschen tun				
5. Ihre murmelnde und umständliche Ausdrucksweise geht mir auf die Nerven				
6. Es fällt mir schwer, mit diesen Patienten zu kommunizieren				
7. Ich bin genervt, wenn sie Probleme leugnen und andere beschuldigen				
8. Ich habe es satt, mit diesen Patienten zu arbeiten				
9. Es ist schwer zu akzeptieren, was mit diesen Patienten passiert				
10. Es frustriert mich und macht mich wütend, mit diesen Patienten zu arbeiten				
11. Ich denke, mehr Medikamente würde es einfacher machen, ihnen zu helfen				
12. Es fällt mir schwer, mit ihren Familienangehörigen zu sprechen				
13. Ich nehme meine Arbeit mit nach Hause, ich kann nicht abschalten				
14. Ich finde, diese Patienten sollten unsere Hilfe mehr schätzen				
15. Es beunruhigt mich, dass diese Menschen ausreißen können				
16. Es dauert alles zu lange, was man für sie tut				
17. Es stört mich, wie hilflos diese Patienten werden				
18. Ich glaube, ich sollte besser geschult werden, um mit diesen Patienten zu arbeiten				
19. Es ist schwierig, ihr Verhalten den anderen Patienten und Angehörigen zu erklären				

Reflexionsbogen für Pflegekräfte
(Quelle: Alzheimer Forschung Initiative e.V., ohne Datum)

Reflexion und Übung

1. Verhaltensbeobachtung bei demenzkranken Menschen

Aufgabe von Pflegefachkräften ist die Kranken- und Verhaltensbeobachtung. Der vorliegende Beobachtungsbogen unterstützt Pflegende, die krankheitsbedingten Verhaltensmuster von Demenzkranken zu erfassen und zu beschreiben. Auf der Basis der Beobachtungen können Begleitpersonen den behandelnden Arzt, die Kollegen und Mitarbeiter darüber informieren, welche Einschränkungen in der Leistungsfähigkeit und im Verhalten bei dem Patienten festzustellen sind.

Wählen Sie einen Patienten, bei dem der Arzt eine Alzheimer-Demenz diagnostiziert hat, und versuchen Sie, das Verhalten des demenzkranken Menschen zu beobachten und zu erfassen.

Die folgende Tabelle basiert auf den in Kapitel 1 vorgestellten Symptommustern; sie hat ausschließlich einen didaktischen Anspruch. Sie will die Wahrnehmung und Verhaltensbeobachtung von Begleitpersonen in Bezug auf demenzspezifische Merkmale schulen. Die dargestellten Items erfüllen nicht den Anspruch auf Vollständigkeit.

Name: Begleitperson:
Datum:

	Verhaltenshäufigkeit		
	ja	zeit-weilig	nein
Abnahme des Gedächtnisses und des Denkvermögens • verliert im Gespräch den roten Faden • kann Fernsehsendungen nicht folgen • erinnert sich nicht an aktuelle Ereignisse des Tages • erinnert sich nicht an bedeutende Ereignisse aus der Vergangenheit			
Orientierungsstörungen • findet sich in fremder Umgebung nicht mehr zurecht • findet sich in ihrer/seiner gewohnten Umgebung nicht zurecht • dringt in fremde Räume ein • erkennt vertraute Personen nicht • kennt das Jahr nicht • kennt den Monat nicht • versteckt/verlegt Gegenstände und findet sie nicht wieder • will Wohnung in unangemessener Kleidung verlassen • lebt im Hier und Jetzt die eigene Vergangenheit, sucht z. B. ihre/seine Kinder, Eltern oder will zur Arbeit gehen • kann über sich selbst keine Auskunft geben			
Aphasie • kann kein Gespräch aufnehmen • hat Schwierigkeiten, die richtigen Worte zu finden • spricht in Phrasen • kann Bedürfnisse nicht ausdrücken • sagt wiederholt das Gleiche *Apraxie* • Handlungsabläufe werden nicht zu Ende geführt/werden unterbrochen • kann nicht allein vom Stuhl aufstehen			

• kann das Bett nicht verlassen • versteht sich nicht zu waschen und anzukleiden *Agnosie* • erkennt Gegenstände für ihren Zweck nicht mehr • zieht sich in falscher Reihenfolge an			
Antriebsstörungen und Motivationsverlust • läuft umher und verirrt sich • wirkt ruhelos/rastlos • geht ununterbrochen auf und ab • hat starken Betätigungs- und Bewegungsdrang z. B. Wischbewegungen, ständiges An- und Auskleiden, Nesteln, Zupfen usw. • wirkt apathisch • kann Aktivitäten nicht planen und durchführen			
Änderung der Stimmung und des Verhaltens • erkennt sich nicht als krank • wirkt niedergeschlagen • wirkt ängstlich und ratlos • beschimpft andere • leugnet Probleme, verdeckt „Missgeschicke" • greift körperlich an • ruft ununterbrochen (z. B. Hilfe, Mutter …) • anhaltendes Schreien • leidet unter Verfolgungsgedanken • hat Halluzinationen • sucht ständig Nähe/Körperkontakt, ist anhänglich			
Probleme in der Alltagskompetenz und der selbständigen Versorgung • hat Schlafstörungen • ist nachts verwirrt • vergisst zu essen und zu trinken • isst unkontrolliert alles • hortet Nahrungsmittel • kann Schmerzen nicht äußern • verspürt keinen Harn- und Stuhldrang • hat Probleme, Medikamente einzunehmen • kann nicht mehr für die eigene Körperhygiene sorgen • wehrt fremde Hilfe beim Toilettengang ab			

2. Verhaltensbeobachtung durchführen

Wenden Sie – je nach Ihrem Arbeitsgebiet und Erfordernis – einen der Erhebungsbögen an:

- NOSGER

- Richtlinie zur Feststellung von Personen mit erheblich eingeschränkter Alltagskompetenz und zur Bewertung des Hilfebedarfs

- BESD-Skala – **BE**urteilung von **S**chmerzen bei **D**emenz

- Beobachtung des psychophysischen und -sozialen Wohlbefindens

- Erhebungsbogen zur Erfassung der Belastungssituation pflegender Angehöriger

- Reflexionsbogen zur Wahrnehmung psychischer Überforderung in der Arbeitssituation

Beobachten und notieren Sie die Ausprägung der Aussagen in dem jeweils angegebenen Bereich für einen bestimmten Zeitraum. Dokumentieren Sie den Verlauf, informieren Sie bei Verschlechterung gegebenenfalls Ihre Vorgesetzten und Kollegen.

Welche Schlussfolgerungen ergeben sich aus Ihren Beobachtungen für die Behandlung und Begleitung der Demenzkranken und ihrer Angehörigen sowie für Ihre eigene Berufssituation?

3. Beobachtung von Schmerzen

Sie hegen den Verdacht, dass eine Bewohnerin/ein Bewohner möglicherweise unter Schmerzen leidet. Beschreiben Sie die Situationen, in denen die demenzkranke Person sich anders verhält als sonst (z. B. bei der Mobilisation, Körperpflege, beim Kauen usw.). Beschreiben Sie die Situation(en): …

Welche Beobachtungen können Sie machen?

☐ Veränderungen im Gesichtsausdruck

☐ Veränderungen der Verbalisierungen, Vokalisierungen

☐ Veränderungen der Köperbewegungen

☐ Veränderungen der Interaktion

☐ Veränderungen der Aktivitätsmuster / Gewohnheiten

☐ Veränderungen des geistigen Zustands

Wenn sich Ihr Verdacht auf Schmerzen erhärtet, welche Maßnahmen ergreifen Sie dann (vergleichen Sie dazu den Abschnitt zu „Serial Trial Intervention – STI – Interventionsabfolgen bei herausfordernden Verhaltensweisen", S. 126)?

3. Behandlung und Begleitung demenzkranker Menschen

Mit fortschreitender Demenz schwindet die Fähigkeit des demenzkranken Menschen, die eigene Situation zu beeinflussen. In dem Chaos, als das er sein Inneres und seine Umgebung erlebt, vermitteln familiale und professionelle Begleitung und Pflege Sicherheit, Orientierung und Nähe. Die Begleiter fungieren in der zunehmend entfremdeten Welt des Erkrankten wie ein sichernder Anker. Von der Qualität der Begleitung, insbesondere der zwischenmenschlichen Beziehungen und des psychosozialen und räumlichen Milieus hängt es ab, wie die Demenz verläuft und in welcher Ausprägung die Symptome hervortreten.

Die Abbildung veranschaulicht die vielfältigen Einflussfaktoren auf die Lebenssituation eines Menschen, der an Demenz erkrankt ist. Entsprechend mehrdimensional muss der Ansatz zur Behandlung und Begleitung sein, um den Demenzkranken und die Angehörigen in ihrer Lebenssituation zu unterstützen.

Die Schwerpunkte zur Stabilisierung der Lebenssituation liegen sowohl auf der psychosozialen Begleitung und Pflege wie auf der ärztlichen und medikamentösen Versorgung.

Lebenssituation Demenzkranker

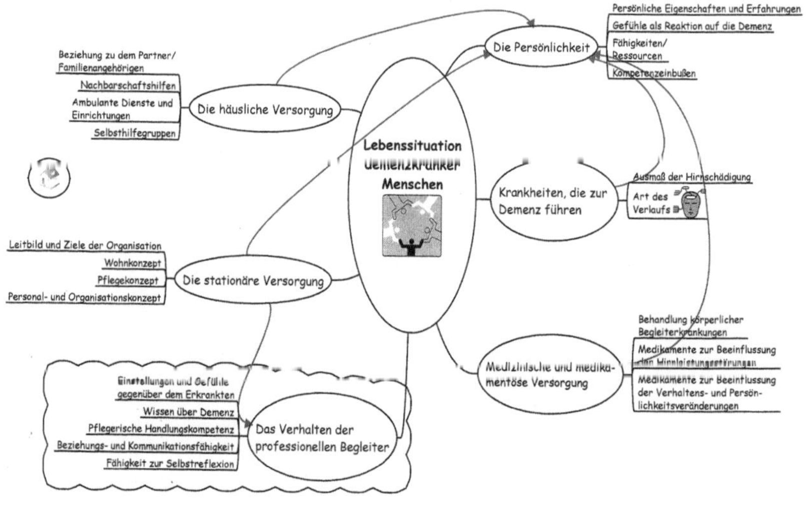

Die Pflege und Begleitung orientieren sich an der individuellen Lebenssituation des erkrankten Menschen und seiner biografischen Gewohnheiten und Wünsche. Konkret heißt dies, das Alltagserleben und -verhalten des erkrankten Menschen sowie seine Bewältigungsstrategien wahrzunehmen und daran anzuknüpfen, um den kranken Menschen in die Lage zu versetzen, seine Selbstversorgungsfähigkeiten so lange wie möglich aufrechtzuerhalten und seine Teilnahme am sozialen Leben zu ermöglichen.

Der Aufbau dieses Kapitels gliedert sich in drei Abschnitte:

1. Psychosoziale und pflegerisch-therapeutische Begleitung
2. Medikamentöse Behandlung
3. Therapeutische und psychosoziale Interventionen unter Berücksichtigung von Evidenz

Hirnleistungsstörungen			*Verhaltensstörungen und Persönlichkeitsveränderungen*		*Folge*
Abnahme des Gedächtnisses und des Denkvermögens	Orientierungsstörungen	Aphasie, Apraxie, Agnosie	Antriebsstörungen und Motivationsverlust	Psychische Störungen und Änderung des (Sozial-)Verhaltens	Probleme mit der Alltagskompetenz und der selbständigen Versorgung
1. Psychosoziale und pflegerisch-therapeutische Begleitung					
Interventionen zur kognitiven Stabilisierung	Interventionen zu Orientierung und Sicherheit	Grundsätze zur Verständigung und Förderung der Selbständigkeit	Grundsätze zur Motivierung und -sozialen Einbindung	Stärkung der Ich-Identität und Erhalt von Lebensqualität	Unterstützung in den Lebensaktivitäten
2. Medikamentöse Behandlung					
• Medikamente zur Behandlung der Hirnleistungsstörungen • Medikamente zur Behandlung der Verhaltensstörungen u. Persönlichkeitsveränderungen					
3. Pflegerisch-therapeutische Interventionen unter Berücksichtigung von Evidenz					
• Kognitiv orientierte Interventionen • Psychologisch orientierte Interventionen • Sozial-ökologisch orientierter Ansatz • Künstlerische Therapien • Interventionen zur Anregung der Sinneswahrnehmung und Körperbewegung					

Kapitelaufbau zur Behandlung und Begleitung demenzkranker Menschen

Zunächst werden unter dem thematischen Schwerpunkt „psychosoziale und pflegerisch-therapeutische Begleitung"– ausgehend von der in Kapitel 3 vorgestellten Symptomatik – Ansätze und Konzepte zur psychosozialen Begleitung erläutert. Die einführenden Erläuterungen haben das didaktische Anliegen, einen differenzierten Zugang zu demenzkranken Menschen zu eröffnen, um ein „einfühlendes Verstehen" in das Erleben und Verhalten Demenzkranker zu ermöglichen. Hier knüpfen die Übungen und Reflexionsaufgaben an, in denen – wenn thematisch möglich – zu einem Perspektivwechsel angeregt wird.

Im zweiten Teil wird auf die medikamentöse Behandlung eingegangen, die ein wichtiger Baustein im Gesamtkonzept der Behandlung und Begleitung demenzkranker Menschen darstellt. Bisher ist keine ursächliche Heilung der Demenz möglich. Die Behandlung und Begleitung konzentriert sich daher auf symptomatische Maßnahmen der Hilfe zur Stabilisierung der Lebenssituation Demenzkranker.

Der dritte Teil beschäftigt sich mit der Frage, inwieweit die einzelnen psychosozialen und therapeutischen Interventionen wissenschaftlich fundiert und aufgrund ihrer nachgewiesenen Wirkung empfohlen werden können. Dies zu prüfen ist besonders vor dem oben erwähnten Hintergrund wichtig, dass es bisher keine Heilung oder ursächliche Therapieverfahren insbesondere für die degenerativen Demenzen gibt.

Psychosoziale und pflegerisch-therapeutische Begleitung

Interventionen zur kognitiven Stabilisierung

„Es war schon ein seltsames Gefühl, als mein Vater mich nicht mehr erkannte und meine Schwester fragte, wer denn die fremde Frau sei. Es fing eigentlich ganz harmlos an", so erzählte eine Angehörige. „Zunächst vergaß er, wo er seine Brille oder seine Pfeife hingelegt hatte. Wenn er im Auftrag meiner Mutter einkaufen gehen sollte, kam er unverrichteter Dinge zurück, oder kaufte irgendeinen Blödsinn ein. Das hat viel Ärger zwischen meiner Mutter und meinem Vater provoziert. Später fand er sich in seinem vertrauten Stadtteil nicht mehr zurecht …" – eine lange Kette von Missverständnissen, bevor der Arzt aufgesucht und die Diagnose Demenz gestellt wurde.

Ziele

Nach Durcharbeiten der Informationseinheiten wissen Sie, dass

- mit der Demenz Gedächtnisstörungen einhergehen, die zunächst das Kurzzeitgedächtnis, später auch das Langzeitgedächtnis betreffen
- die Störungen im Denkvermögen verhindern, dass der Kranke zielgerichtet, logisch, planvoll und konzentriert handelt
- die Zeitperspektive – also das Einordnen von Erlebnissen in Vergangenheit – Gegenwart – Zukunft – verloren geht

- Realitätsorientierungs-Trainings (ROT) den Anspruch haben, die Alltagskompetenzen und die Orientierung zu stützen
- unterschiedliche Formen von Gedächtnistrainings im Frühstadium der Erkrankung unter Umständen die kognitiven Einbußen hinauszögern
- verhaltenstherapeutische Grundsätze in der Begleitung Demenzkranker zur kognitiven Stabilisierung und damit zum Erhalt der Selbständigkeit beitragen können
- Pflegeplanung auf verhaltenstherapeutischen Grundsätzen beruht
- Regelmäßige Fallbesprechungen die Pflegenden darin unterstützen, Lösungen bei problematischen Situationen zu entwickeln und entsprechend vereinbartem Behandlungsplan zu arbeiten

Abnahme des Gedächtnisses und Denkvermögens

Mit der Demenz verbunden sind Gedächtniseinbußen. Zunächst geht das Kurzzeitgedächtnis verloren. Ereignisse, die kurz zurückliegen, können nicht mehr erinnert werden. Aber auch im Bereich des Langzeitgedächtnisses verblassen zunehmend die Erinnerungen. Die Erinnerungen werden bruchstückhaft und verlieren ihre Beziehung zueinander.

Manche demenzkranke Menschen erfinden Geschichten und Erklärungen, wenn sie auf Gedächtnislücken stoßen oder verlieren leicht den inhaltlichen Faden und wechseln unabsichtlich einfach das Thema. Dies kann als Versuch gedeutet werden, Erfahrungen in einen sinnvollen Zusammenhang zu bringen und Hilflosigkeit zu vermeiden.

Die Zeitperspektive im Denken geht verloren, d. h. demenzkranke Personen können sich gegenwärtige Situationen nicht mehr aus vergangenen erklären. Ebenso wenig können sie sich gedanklich ein Bild von der Zukunft machen. Gedanken können nicht mehr zu Ende geführt, in größere Zusammenhänge gestellt oder miteinander in Beziehung gebracht werden. Mitten im Satz vergessen demenzkranke Personen, was sie zu Beginn ausdrücken wollten.

Das Abstraktionsvermögen und das Verständnis für abstrakte Begriffe lassen nach. Demenzkranke Menschen haften am Konkreten. Deshalb können Verhaltensweisen auch nicht durch rationale Erklärungen verändert werden. Selbst wenn der Kranke im Moment Einsicht und Verständnis zeigt, hat er diese Erklärungen in der nächsten Situation wieder vergessen.

Denkinhalte wechseln schnell und richten sich nach momentanen Außenreizen oder Bedürfnissen. Demenzkranke Menschen lassen sich durch das leiten, was sie in der Umgebung vielleicht auch zufällig aufnehmen und wahrnehmen. Dabei entstehen Probleme bei der gedanklichen Verarbeitung von Wahrgenommenem, beispielsweise beim Fernsehen: Die Kranken erleben die Bilder als wahre Begebenheiten, die sich im Moment in der Wohnung abspielen. Wechselnde Bildfolgen können gedanklich nicht in Zusammenhang gebracht werden. Schließlich resultieren Verkennungen und auch Halluzinationen aus solchen gedanklichen Fehleinschätzungen und Fehlverarbeitungen.

Demenzkranke Menschen können sich nicht mehr über längere Zeit auf bestimmte Dinge konzentrieren und dabei andere, unwichtige unbeachtet lassen. In einer Unterhaltung, in der mehrere Personen gleichzeitig sprechen, können sie sich nicht auf ein bestimmtes Gespräch oder eine Person konzentrieren. Sie hören dann vielleicht alle Stimmen auf einmal oder nehmen Bruchstücke von Aussagen verschiedener Personen wahr (Fischer, Schwarz 1999).

Interventionen zur kognitiven Stabilisierung setzen einmal bei den betroffenen Menschen mit Demenz an, zum andern bei den Begleitpersonen, die durch ihr Verhalten zur Stabilisierung beitragen.

Kognitive Stabilisierung durch Realitätsorientierungstraining (ROT)

Mit ROT wird versucht, verloren gegangene Bezüge und Informationen zur Wirklichkeit zu vermitteln. ROT beinhaltet unterschiedliche Maßnahmen, die dazu beitragen sollen, dass Demenzkranke den Alltag bewältigen und den Tagesablauf strukturieren, z. B. durch Informationen zur Zeit, zur Situation, dem Ort/die Umgebung und zu den begleitenden Personen.

Gegen einen demenziellen Prozess „anzutrainieren" ist nicht Erfolg versprechend. Solche Trainingsversuche können beim demenzkranken Menschen in der ständigen Konfrontation mit seinen Defiziten schwerste depressive Reaktionen auslösen. In den Alltag integriert lassen sich jedoch realitätsorientierende Interventionen durchführen, die von der individuellen biografischen Orientierung bis hin zum Training sensorischer Fähigkeiten reichen.

Über ein 24-Stunden-ROT, begleitend im täglichen Kontakt oder in der Kleingruppe bis zu fünf Personen, werden demenzkranke Menschen entweder mit gezielten Übungen und Gesprächen in Kleingruppen ermuntert, sich situationsgerecht zu verhalten. Dies geschieht vor allem sprachlich argumentativ. Aspekte des Realitätsorientierungstrainings beziehen sich im Wesentlichen auf

- die eigene Person durch Ansprechen mit Namen und betrachten im Spiegel; der Demenzkranke wird z. B. an sein Alter erinnert;
- Personen im Umfeld, z. B. stellt sich das Pflegepersonal immer wieder mit Namen vor;
- die Zeit, Uhrzeit, Wochentag usw., um die Demenzkranken auf Jahreszeit oder Wochentag aufmerksam zu machen;
- den Aufenthaltsort, um an die Lebenssituation im Pflegeheim zu erinnern;

- die örtliche Umgebung, so dass die Demenzkranken daran erinnert werden, in welcher Stadt bzw. in welchem Stadtteil sie leben;
- kommende Ereignisse im Tagesablauf;
- zurückliegende Ereignisse im Tagesablauf;
- längere Zeit zurückliegende Ereignisse;
- die Beschäftigung mit dem Zeitgeschehen, z. B. mit Politik oder Sportereignissen.

Während der Pflegeverrichtungen informieren die Pflegepersonen über die pflegerische Versorgung, so dass die Erkrankten einordnen können, was mit ihnen geschieht. Entsprechen Äußerungen oder Verhaltensweisen Demenzkranker nicht der Realität, werden sie durch die Pflegenden oder in der Tagesgruppe korrigiert.

Bei beginnender Demenz eignen sich kognitive realitätsbewältigende Interventionen. Behandlungserfolge im Zusammenhang mit Realitätsorientierungstrainings nehmen allerdings mit der Schwere der hirnorganischen Beeinträchtigung ab (Baltes et al. 1990: 10). Durch seine Orientierung an der äußeren Realität besteht zudem die Gefahr, dass das ROT zu sehr starrem und wenig einfühlsamem Verhalten gegenüber dem Kranken führt. Demenzkranke werden durch diese Technik leicht in eine Schülerrolle gedrängt, wodurch sie in ihrem Selbstwert herabgesetzt und gekränkt werden (Fischer, Schwarz 1999).

Kognitive Stabilisierung durch Gedächtnistraining

Es gibt unterschiedliche Formen von Gedächtnistrainings:

a) Einsatz von Gedächtnishilfen und -stützen
b) Abstrakte Übungen zum Trainieren von Grundfähigkeiten der Informationsverarbeitung, zwei Beispiele, s. unten
c) Spielerische Wahrnehmungs-, Denk- und Gedächtnisübungen

---

1. Erkenn-Übung: Sehen Sie sich die Buchstabenreihe an. Ein Buchstabe passt jeweils nicht zu den Übrigen: ABCABCABDABCABC

---

2. Gedächtnis-Übung: Decken Sie die rechte Seite ab und prägen Sie sich die Zahlenreihen links gut ein. Decken Sie dann die linke Seite ab und beantworten Sie die Frage rechts.

1. 44444 2. 666 3. 999999 4. 757575 5. 333 6. 222222	• Welche Zahlen kamen nur dreimal vor? • An welcher Stelle standen die sechs Neuner? • Mit welchen Zahlen waren die Siebener gemischt?

(Quelle: „Was das Gehirn zum Funktionieren braucht". Patienten Service, Hrsg. Unternehmensgruppe Dr. Willmar Schwabe Arzneimittel, Karlsruhe)

Abstrakte Denk- und Gedächtnisübungen – das sog. „Gehirnjogging" – , betreffen vor allem die Menge der Informationen und deren Verarbeitungsgeschwindigkeit. Befürworter dieser Übungen gehen von der Annahme aus, dass diese Leistungen durch Übungen verbessert werden können.

Zu bedenken gilt, dass Demenzkranke durch wenig anschauliche und abstrakte Aufgaben schon in frühen Krankheitsstadien überfordert sein können. Bei Alzheimer-Kranken sind außerdem nicht die Leistungs- und Geschwindigkeitsaspekte des Gedächtnisses betroffen, sondern die grundsätzliche Fähigkeit, Informationen sinnvoll zu speichern und zu ordnen, auf diese zuzugreifen und sie in Problemlösungen planvoll einzusetzen. Demenzkranke werden durch solche Aufgabenstellungen in einem Bereich mit den Grenzen ihrer Leistungsfähigkeit konfrontiert, die von der Krankheit am stärksten betroffen ist und die sie am wenigsten beeinflussen können (Fischer und Schwarz 1999).

Spielerische Wahrnehmungs-, Denk- und Gedächtnisübungen sollen Denken, Wahrnehmen, Lernen und Erinnern erleichtern, ohne dass dabei Leistungsdruck entsteht. Mit anschaulichen Inhalten nehmen sie Bezug zur jetzigen und früheren Lebenswelt des Erkrankten. Dabei wird versucht, alle Sinne, wie Sehen, Hören, Tasten, Riechen, einzubeziehen. Oft werden Kärtchen und Bilder mit teilweise lebensbiografischem Zusammenhang eingesetzt.

Lern- und verhaltenstherapeutische Grundsätze bei der Pflegeplanung

Die Begleitung, Behandlung und Förderung eines Menschen mit Demenz ist mehrschichtig und bedarf einer multidisziplinären sowie institutionsübergreifenden Arbeitsweise (Hirsch 2001). Die bei der Behandlung zusammenwirkenden Berufsgruppen wie Ärzte, Pflegende, Ergo- und Beschäftigungstherapeuten, Sozialarbeiter, Hauswirtschaftskräfte, Seelsorger usw., beeinflussen sich gegenseitig in ihren Maßnahmen und Interventionen. Ein multidisziplinärer Behandlungs- und Pflegeplan führt die einzelnen Interventionen zusammen (Falk 2003). Dabei ist die Pflegeplanung das Ergebnis eines Aushandlungsprozesses zwischen dem pflegebedürftigen Menschen – solang die Verständigung und Abstimmung möglich ist –, seiner Angehörigen und den beteiligten professionellen Fachkräften.

Die Pflegeplanung fußt auf lern- und verhaltenstherapeutischen Grundsätzen. Die Lern- und verhaltenstherapeutischen Prinzipien haben sich im Zusammenhang mit einer lebensweltlich orientierten Pflege zur Erhaltung der Selbständigkeit und Förderung der Teilhabe am sozialen Leben bewährt (Neumann, Zank, Tzschätzsch, Baltes 1993). Ansatzpunkt sind dabei die professionellen Begleiter. Deren (Anleitungs-)Verhalten wird verhaltenstherapeutisch geschult.

Folgende verhaltenstherapeutische Regeln finden zur kognitiven Stabilisierung Demenzkranker Beachtung:

1. Es wird zwischen den an der Behandlung und Pflege beteiligten Berufsgruppen und dem Patienten – falls dieser noch dazu in der Lage ist – ansonsten mit seinen Angehörigen/Begleitern ein Vertrag über die Verhaltensstabilisierung bzw. Pflegeziele sowie pflegerischen Maßnahmen abgeschlossen. In der Regel sind die Angehörigen bei der Pflegeplanung zwar Informationsspender, aber nicht direkt an der ausdrücklichen Formulierung der Ziele und Maßnahmen beteiligt. Absprachen und Vereinbarungen erhöhen die Akzeptanz und gewährleisten, dass die Beteiligten „an einem Strang ziehen".
2. Das selbständige Verhalten, das unterstützt bzw. stabilisiert wird, wird durch die Pflegeperson sofort „verstärkt", d. h. durch freundliche Aufmerksamkeit belohnt.
3. Dazu müssen die individuellen Verstärker – die Ressourcen – den beteiligten Fachkräften bekannt sein. Für viele Menschen liegen die individuellen Verstärker im sozialen Bereich, wie beispielsweise Lob, Anerkennung, Streicheln, Zärtlichkeit. Man erfährt etwas über diese Ressourcen, wenn man die „Lebensbegleiter" der betroffenen Person fragt bzw. sie selbst um Auskunft bittet oder professionelle Verhaltensbeobachtung durchführt.
4. Verhaltensweisen, die „gelöscht" werden – beispielsweise aggressives Verhalten, also in ihrem Auftreten verringert bis ausgeschaltet werden, wird keinerlei Aufmerksamkeit geschenkt.
5. Ein bestimmtes Zielverhalten wird nicht über einzelne Verstärker erreicht, sondern nur in einem kontinuierlichen Prozess von kleinen Schritten.

Übertragen auf die Anleitung von demenziell erkrankten Menschen heißt dies, bestimmte Handlungen, zu dem der Erkrankte angeleitet wird, häufig und geduldig mit vielen Pausen zu wiederholen. Dabei ist eine entspannte Atmosphäre herzustellen. Zuwendung und Erfolgserlebnisse erhöhen die Aufmerksamkeit des Kranken für sein Tun.

Schwierige Verhaltensweisen zeigen sich seltener, wenn sie keine Aufmerksamkeit finden, nicht zum Erfolg führen oder durch Ablenkung unterbrochen werden. Dieses Vorgehen entspricht dem verhaltentherapeutischen Vorgehen zur „Löschung" nicht erwünschter Verhaltensweisen. Störende Verhaltensweisen werden ignoriert, bei gleichzeitiger Bekräftigung bzw. Verstärkung erwünschter Verhaltensweisen. Bestrafung, z. B. durch Ermahnung oder Zurechtweisung, führt nicht zur „Löschung". „Bestrafung" durch den Begleiter führt eher zu einer Verstärkung dieser Verhaltensweisen – von der ethisch nicht akzeptablen Dimension einmal abgesehen – , da sie die Aufmerksamkeit des Erkrankten auf dieses Verhalten zieht.

Komplexe Handlungen, z. B. sich waschen, werden in einzelne Bestandteile zerlegt. Die Anweisungen müssen dann einzeln und der Reihe nach wiederholt werden. Verstärkung selbständigen Verhaltens bedeutet in diesem Zusammenhang, die Bemühungen des Demenzkranken zur Selbstpflege positiv hervorheben. Das Ausführen der Handlungen wird erleichtert, wenn die anleitende Person z. B. den Arm beim Kämmen berührt. Der Kranke führt dann die Bewegung selbständig weiter aus (vgl. die Informationseinheit „Grundsätze zur Verständigung und Förderung der Selbständigkeit").

Beim Erhalt der Selbständigkeit ist es wichtig, auf Gegenstände des alltäglichen Bedarfs zurückzugreifen, die im biografischen Verständnis des Erkrankten verankert sind. Schnabeltassen gehören beispielsweise nicht dazu, da Verbindungen zu biografischen Abschnitten des Lebens nicht gegeben sind.

Selbständiges Verhalten, z. B. beim Essen und Trinken, wird darüber hinaus durch „Modell-Lernen" gefördert, wenn Pflegende Vorbild beim gemeinsamen Essen sind.

Diese verhaltenstherapeutischen Grundsätze werden auf der Basis eines Pflegeplans systematisch und zielorientiert zusammengeführt.

Das Pflegeprozessmodell

Pflegeprozessmodelle orientieren sich am Problemlöseprozess. Der Problemlöseprozess bietet mit seinen analytischen Schritten ein Planungs- sowie Handlungsmodell, das auf alle konkreten Situationen angewendet werden kann – unter der Annahme, dass berufliches, soziales, pflegerisches Handeln usw. ein permanenter Problemlöseprozess ist. Der Problemlöseprozess folgt folgendem Handlungsablauf:

Das Modell ist durch Rückkopplungsschleifen gekennzeichnet, insofern der Prozess nur bei Bestätigung abläuft; ergeben sich Unklarheiten, Widerstände beginnt der Prozess von neuem. Vergegenwärtigen sich die Mitarbeiter diesen Algorithmus, wissen Sie, in welcher Reihenfolge sie bei auftretenden Problemen Lösungen herbeiführen können. „Algorithmen" ermöglichen ein methodisch schnelles und sicheres Handeln.

Das Pflegeprozessmodell ist die handlungsleitende Grundlage für die Pflegedokumentation. In der Pflegepraxis kommen drei Prozessmodelle zur Anwendung, die sich in ihren Handlungsschritten unterscheiden.

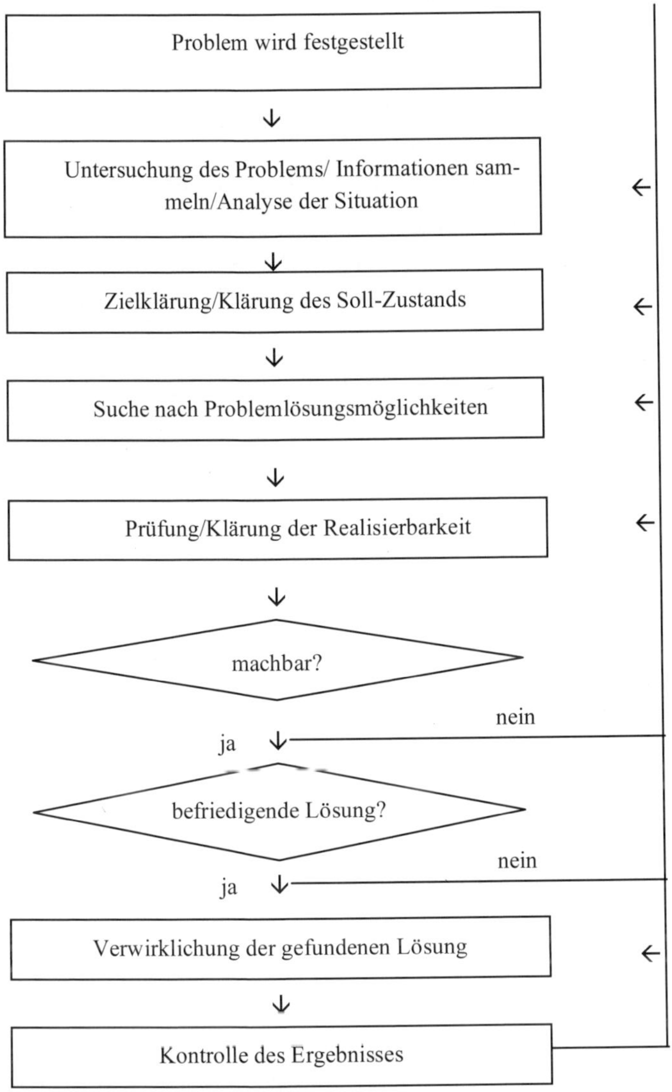

Handlungslogik des Problemlösens

Das vierphasige Modell der WHO ermöglicht in der zweiten Phase die Formulierung von Pflegediagnosen sowohl mit als auch ohne Klassifizierungssystem. Es ist aber auch offen für die freie Formulierung von Pflegeproblemen.

Das 4-Phasen-Modell der WHO	*Das 5-Phasen-Modell der NANDA*	*Das 6-Phasen -Modell nach Fiechter und Meier*
Assessment: Pflegebedarf einschätzen Sammlung aller pflege-relevanten Informationen	Assessing Einschätzen des Pflege-bedarfs	Informationssammlung: Pflegeanamnese und -assessment
	Diagnosis Pflegediagnosen - identifizieren	Erkennen von Problemen und Ressourcen: Feststellung der Pflege-probleme und Ressourcen
Planung: Pflegeplan erstellen Stellung einer Pflege-diagnose oder Feststellung der Pflegeprobleme und Ressourcen; Festlegung der Pflegeziele und Planung der Pflege-maßnahmen	Planning Zielorientierte Planung der Pflege	Festlegung der Pflegeziele
		Pflegeplanung: Planung der Pflegemaßnahmen
Intervention: Pflegeplan ausführen Implementation Praktische Durchführung der Pflege	Implementing Durchführen der Pflege	Durchführung der Maßnahmen: Implementation Praktische Durchführung der Pflege
Evaluation: Wirkung und Qualität der Pflege beurteilen Überprüfung der Zieler-reichung und der Pflege-qualität	Evaluating Überprüfung der Pflege	Beurteilung der durchgeführ-ten Pflege: Evaluation Überprüfung der Zielerrei-chung und der Pflegequalität

Pflegeprozessmodelle

Das 5-Phasen-Modell stellt eine von der North American Nursing Diagnosis Association (NANDA) erweiterte Variante des WHO-Modells dar. Das überwiegend in Nordamerika verbreitete Modell enthält zusätzlich die Phase der Diagnose. Die Verwendung von Pflegediagnosen ermöglicht eine genauere und sicherere Zuordnung der notwendigen Pflegemaßnahmen. Ähnlich wie bei den diagnosebezogenen Fallgruppen[19] der Medizin wird

[19] Diagnosebezogene Fallgruppen – Diagnosis Related Groups (DRG): Stationäre und teilweise auch teilstationäre Krankenhausleistungen werden seit 2004 nach dem pauschalierenden Vergütungssystem G-DRG (German Diagnosis related groups) abge-

durch den Einsatz standardisierter Pflegediagnosen die Kommunikation der an der Behandlung beteiligten Berufsgruppen, die Abrechnung und Evaluation pflegerischer Interventionen erleichtert.

Das sechs Phasen umfassende Modell von Fiechter und Meier (1981) ist im deutschsprachigen Raum das am weitesten verbreitete Pflegeprozessmodell. Ausgehend von den gesammelten Informationen werden die bestehenden Pflegeprobleme identifiziert. Darauf aufbauend wird für die pflegebedürftige Person ein individueller Pflegeplan erstellt.

Das 6-Phasen-Modell sieht in seinem Aufbau keine Pflegediagnosen bzw. pflegewissenschaftlich basierten Klassifikationen – z. B. NANDA-Diagnosen – vor. Die Pflegekraft muss die in der Informationssammlung erkannten Pflegeprobleme selbstständig beschreiben und den Problemen entsprechende Pflegemaßnahmen zuordnen. Die Zielformulierung erfolgt in einem eigenen Schritt, danach folgt die Maßnahmeplanung. Das Modell legt eine gedankliche Abfolge nahe, die Pflegekräften Schwierigkeiten bereitet und zur Doppeldokumentation verführt – vor allem aber auch aufgrund der häufig verwendeten AEDL-Systematik nach Krohwinkel. Als nachteilig erweist sich zudem die freie Formulierung, die zur Überforderung der Dokumentierenden beiträgt (vgl. dazu Entbürokratisierung der Pflegedokumentation – das Hamburger Modell 2007, URL, sowie Empfehlungen der Ombudsfrau (OBF) zur Entbürokratisierung der Pflege im BMG, URL).

Pflegeprozess und kontinuierliche Qualitätsentwicklung

Der PDCA-Zyklus (DIN 2009) ist ein im Qualitätsmanagement praktiziertes Modell zur kontinuierlichen Weiterentwicklung der Qualität. Der PDCA-Zyklus ist ein 4-Phasen-Modell mit den Handlungsschritten Plan – Do – Check – Act – veranschaulicht am Beispiel der Pflege eines an Demenz erkrankten Patienten:

Plan: Der erste Schritt besteht darin, eine Anamnese zu erheben. Dazu werden alle pflegerelevanten Informationen über einen demenzkranken Patienten gesammelt, z. B. die Pflegerisiken sowie die ärztlichen Diagnosen, darüber hinaus Informationen über seine Bedürfnisse, sein familiäres, soziales und sein kulturelles Umfeld. Diese biografischen und auf die Lebenswelt bezogenen Informationen machen jedoch nur Sinn, wenn dieses Wissen Eingang in die Organisationsstrukturen und Arbeitsabläufe der an der Pflege und Begleitung involvierten Personen und Einrichtungen findet.

Auf der Basis der Anamnese werden die Probleme und Ressourcen – und mit den Ressourcen die individuellen Verstärker – festgehalten.

---

rechnet. Gesetzliche Grundlage ist § 17b Krankenhausfinanzierungsgesetz. ICD-10-GM (German Modification) und OPS (Operationen- und Prozedurenschlüssel) sind Grundlagen des G-DRG-Systems (DIMDI, URL).

Die wichtigsten Pflegeziele werden festgehalten, differenziert im zeitlichen Horizont nach Fern- und Nahzielen. Die entsprechenden Maßnahmen, z. B. in der Körperpflege und psychosozialen Begleitung, werden dargestellt. Die Beschreibung der verhaltensorientierten Maßnahmen beinhaltet, den Handlungsablauf exakt zu erläutern, so dass jede Pflegekraft genau weiß, in welchen Teiltätigkeiten sie welche Aufforderung, Anleitung oder Hilfestellung gibt.

Plan (Planen):

- Anamnese erheben
- Ressourcen und Probleme erkennen
- individuelle Verstärker beschreiben
- Pflegeziele festlegen
- Pflegemaßnahmen planen
- Anleitung (wer macht was wann wie?)

↗ ↘

Act (Handeln):

- Die Schlussfolgerungen umsetzen
- Veränderungen vereinbaren
- Maßnahmen weiter verfolgen

Do (Durchführen):

- Pflege durchführen
- Anleitungsgrundsätze beachten
- Zwischenergebnisse ermitteln
- Pflege dokumentieren/Pflegebericht erstellen

↖ ↙

Check (Evaluieren):
Über Soll-Ist-Vergleich kontinuierlich

- Pflegeergebnisse - überprüfen
- Ziele überprüfen
- Maßnahmen überprüfen

Der PDCA-Zyklus angewandt auf den Pflegeprozess

Do: Da die pflegerische Unterstützung zum Erhalt der Selbständigkeit und damit zum Wohlbefinden Demenzkranker beiträgt, der Ablauf der Pflege abhängig ist von der intuitiven Kooperationsbereitschaft des Kranken, ist sie nicht in Minutentakte zu erfassen. Sie braucht mehrmaliges Wiederholen, damit Zeit, Geduld und Zuspruch.

Die in der Versorgung beteiligten Personen haben sich an die vereinbarten Vorgaben zu halten. Selbständigkeit erhaltende Pflege ist nicht möglich, wenn die eine Pflegerin dem Patienten alles abnimmt, weil sie es „gut" meint und ihn „bemuttern" will oder weil die Pflege einfach schneller geht, die andere aber darauf achtet, dass der Demenzkranke selbst die Tätigkeiten ausführt, die er noch kann. Zeigt der demenzkranke Bewohner/Patient Verhaltensweisen in Richtung Selbständigkeit, ist dieses Verhalten zu verstärken. Die Durchführung der Pflege wird dokumentiert.

Check: Auf der Grundlage des Pflegeberichts ist ein Soll-Ist-Vergleich der Pflege und Begleitung vorzunehmen.

Act: Falls sich die gewünschten Ergebnisse einstellen, werden die Maßnahmen weiter verfolgt, andernfalls werden Veränderungen zwischen den beteiligten Personen vereinbart.

Problemanalyse und Verhaltensmodifikation

Nicht situationsgerechte und sozial unangepasste Verhaltensweisen des Demenzkranken werden in der Literatur als „herausforderndes Verhalten" beschrieben – am häufigsten im Zusammenhang mit aggressivem Verhalten. Oft handelt es sich bei „herausforderndem Verhalten" um ein vom Demenzkranken nicht mehr zu steuerndes intuitives Abwehrverhalten in einer Situation, die er nicht mehr einordnen und verstehen kann. Diese Situation löst Verunsicherung und Angst aus.

Das Verhalten kann aber auch durch Nebenwirkungen von Medikamenten oder durch das Verhalten der begleitenden Menschen hervorgerufen werden, z. B. wenn Distanz- und Nähe-Bedürfnisse des Patienten nicht beachtet werden.

„Herausforderndes Verhalten" kann als eine „Herausforderung für die Begleiter" gedeutet werden zu ergründen, welches Bedürfnis oder Problem den demenzkranken Menschen dazu veranlasst, sich „auffällig" oder „störend" zu verhalten. Ein „verstehender" Zugang interpretiert die schwierigen Verhaltensweisen als Versuch der Kommunikation im Zusammenhang mit einem Bedürfnis. So gesehen sind die Begleiter ein wichtiger Bestandteil des gesamten Therapiekonzeptes. Wenn sie lernen, „nicht erwünschte" Verhaltensweisen wie Depressivität, Agitiertheit, Herumwandern und Weglaufen positiv zu beeinflussen, erhöhen sie die Lebensqualität des betroffenen Menschen.

In Fallbesprechungen, werden die schwierigen Verhaltensweisen analysiert und nach geeigneten Lösungen gesucht. Voraussetzung ist, dass ein Begleiter – das kann die Bezugspflegekraft sein – über die Dauer von ein bis zwei Wochen das Verhalten genau beobachtet, s. Flowchart „Problemlöseprozess in der Verhaltensmodifikation". Der Begleiter registriert, wie oft, wann, wo und im Zusammenhang mit welchen Personen das schwierige Verhalten auftritt. Es werden mögliche Auslöser für das Verhalten gesucht. Eine Zusammenschau der Wahrnehmungen und Sichtweisen während der Fallbesprechung eröffnet weitere Sichtweisen. Anschließend geht es darum, realistische Ziele aufzustellen. Was können die beteiligten Personen innerhalb eines bestimmten Zeitraums erreichen?

Die zu ergreifenden pflegerisch-therapeutischen Interventionen sollten kompensatorisch in Bezug auf das unbefriedigte Bedürfnis wirken. „Verständnis" beinhaltet also, Veränderungen durch ein demenzgerechtes Milieu herbeizuführen. Insofern schließt Verhaltensformung die Veränderung der Rahmenbedingungen und Verhaltensweisen der Begleitpersonen mit ein.

Verhaltensmodifikation bei herausfordernden Verhaltensweisen

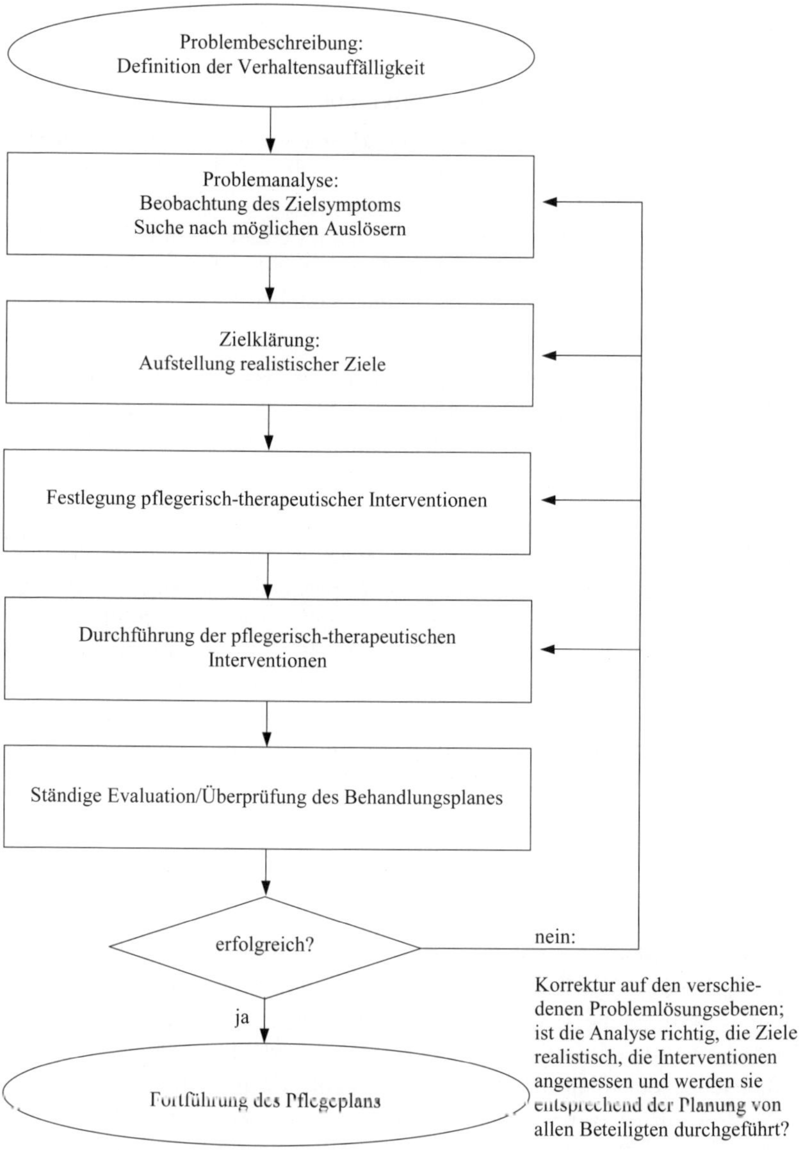

Problemlöseprozess in der Verhaltensmodifikation

Im Verlaufe der Interventionen bedarf es einer ständigen Überprüfung und gegebenenfalls Modifikation der pflegerisch-therapeutischen Interventionen.

1. *Problembeschreibung*
   Folgende Fragen helfen, schwierige Verhaltensweisen genau zu beschreiben:
   - In welchen Situationen treten sie besonders häufig auf?
   - Gibt es bestimmte Auslöser für das Verhalten?
   - Welche Personen sind beteiligt?
   - Welche Folgen hat das Verhalten im Allgemeinen?
   - Welche zeitlichen Abläufe sind zu beobachten, zu welcher Tageszeit tritt das Verhalten auf?

   Die Informationssammlung sollte durch andere ergänzt werden, z. B. durch Angehörige.

2. *Problemanalyse*
   An die Verhaltensbeschreibung schließt sich die Analyse an. Hier geht es darum, die unverstandenen Verhaltensweisen genau herauszuarbeiten. Dazu gehört sich zu fragen, ob der Erkrankte ein erkennbares Ziel, eine Absicht verfolgt. Handelt er eher spontan oder aus Gewohnheit heraus? Nimmt er sein Handeln, z. B. bei motorischer Unruhe, selbst überhaupt wahr? Im Weiteren ist zu fragen, welche Gefühle das Verhalten bei den beteiligten Begleitpersonen auslöst und welche Ursachen dem Verhalten zugrunde liegen können. Hierzu einige Leitfragen:
   - Welche Bedürfnisse können den Verhaltensweisen zugrunde liegen?
   - Inwieweit sind die Begleiter durch das Verhalten betroffen?
   - Welche Gefühle lösen sie bei den Begleitern aus?
   - In wieweit haben sie selber zum Problem beigetragen?
   - Welche strukturellen Rahmenbedingungen verursachen bzw. verschärfen das Problem?

3. *Zielklärung*
   Daran anschließend werden Ziele gesetzt. Die Ziele geben die Richtung für die zu ergreifenden Maßnahmen an.
   - Welche Ziele sind realistisch?
   - In welchem Zeitrahmen wollen wir die Ziele erreichen?
   - Wann wollen wir sie überprüfen?

4. *Interventionen*
   Danach werden die Interventionen und ihre Umsetzung geplant (in Form eines Handlungsplanes: wer macht was wie wann wo?).
   - Welche Interventionen wollen wir ergreifen?
   - Wie wollen wir vorgehen, um die Interventionen umzusetzen?
   - Wer ist dafür verantwortlich?
   - Wer muss angesprochen, beteiligt werden?

- Welche strukturellen und organisatorischen Veränderungen müssen bis wann vorgenommen werden?

5. *Durchführung der Interventionen*
   Die beteiligten Personen setzen die Interventionen um.

6. *Evaluieren und Bewerten*
   Während der Umsetzung und nach Beendigung wird überprüft, ob die Interventionen den gewünschten Erfolg gebracht haben.
   - Ist das Problem für alle Beteiligten befriedigend gelöst? Wenn nicht, muss das Problem erneut beschrieben, analysiert und zur Lösung gebracht werden.

Serial Trial Intervention (STI) – Interventionsabfolgen bei herausfordernden Verhaltensweisen

Die Verhaltens- und Persönlichkeitsveränderungen erschweren den Umgang mit den demenzkranken Menschen und führen die Begleiter oftmals an ihre psychischen Grenzen. Als Ursache für dieses herausordernde Verhalten wird ein unbefriedigtes Bedürfnis angenommen, das der Demenzkranke nicht mehr mitteilen kann (Halek, Bartholomeyczik 2006, Bartholomeyczik 2008). Die Aufgabe der Pflege besteht nun darin, dieses nicht befriedigte Bedürfnis zu erkennen und die Begleitung und Pflege dahingehend zu verändern, dass dieses zugrunde liegende Bedürfnis erfüllt wird. Mit der Bedürfnisbefriedigung werden auch die herausfordernden Verhaltensweisen reduziert und die Lebensqualität des Betroffenen verbessert, so die Annahme. Dabei konzentriert man sich auf die situativen Bedingungen, die physiologische Reaktionen auslösen wie Hunger, Durst, Angst bei Verlassenheit, Einsamkeit bei fehlender Zuwendung, Über- bzw. Unterforderung usw. Schmerzen als mögliche Ursache spielen bei der Ursachenermittlung eine herausragende Rolle.

Hier kommt die sog. „Serial Trial Intervention (STI) zum Einsatz, ein in den USA entwickeltes strukturiertes Verfahren zum Umgang mit herausfordernden Verhaltensweisen. „Serial" bedeutet seriell im Sinne einer Abfolge, „Trial" ist der Versuch, und unter „Intervention" versteht man eine zielgerichtete, systematische Handlung (Fischer, Spahn, Kovach 2007: 370). Dieser Begriff macht deutlich, dass in der Begleitung demenzkranker Menschen im Grunde eine „Suchhaltung" die motivationale und professionelle Ebene ist, aus der heraus die Lebenssituation Demenzkranker zu verbessern ist. Treten demenztypische Verhaltensweisen neu auf oder verändern sie sich in ihrem Ausmaß, wird in einer Handlungsabfolge mit Hilfe der Serial Trial Intervention (Fischer, Spahn, Kovach 2007; Fischer, Kuhlmey, Nordheim: URL, Stand 29.5.2009) nach ihren Ursachen geforscht und entsprechende Maßnahmen eingeleitet. Der STI besteht aus mehreren Bausteinen, die in einer Abfolge zum Einsatz kommen:

1. Erkennen einer Verhaltensänderung bei dem demenzkranken Menschen

2. der Einsatz unterschiedlicher Assessments
3. eine Abfolge von Interventionen.

Körperliches Assessment: Abklärung möglicher körperlicher Ursachen: z. B. Abklärung Blutdruck/Puls durch Vitalzeichenkontrolle, Abklärung Ausscheidungsverhalten, Schmerzen, aber auch Überprüfung der Medikation durch den Arzt	*1. Intervention:* Einleitung entsprechender pflegerischer und/oder medizinischer Maßnahmen	*Bei Verbesserung des Verhaltens:* Interventionen beibehalten, kontinuierlich kontrollieren und dokumentieren
Affektives Assessment: Überprüfung der psychosozialen und umgebungsbezogenen Bedürfnisse, die den psychischen Zustand oder das Wohlbefinden beeinflussen: z. B. Stress, Lärm, Hektik, Mangel an Kontakt, Langeweile, Abgeschiedenheit	*2. Intervention*: Veränderung der Umgebung und des sozialen Kontakts	
	3. Intervention: Gezielter Einsatz bzw. Veränderung pflegerisch-therapeutischer Konzepte: z. B. Biografie- und Erinnerungsarbeit, Basale Stimulation, Milieutherapie	
Schmerz-Assessment: Schmerzverhalten erneut überprüfen (z. B. mit der BESD-Skala, vgl. Kapitel 2)	*4. Intervention*: Bei Verdacht, versuchsweise Gabe eines Schmerzmittels oder Veränderung der Schmerzmedikation bzw. der Dosierung in Absprache mit dem Arzt	
	5. Intervention: Beratung mit dem Arzt und versuchsweise Gabe von Psychopharmaka und/oder Veränderung der Dosierung bei bestehender Medikation	
Falls sich keine Verbesserung des Verhaltens einstellt: Wiederholung der Handlungsabfolgen		

Interventionsabfolgen bei herausfordernden Verhaltensweisen

Diese Handlungsabfolge kann in den Pflegeprozess integriert werden, insofern Erhebung/Assessment, Zielsetzung/Planung, Durchführung sowie - Überprüfung/Evaluation in bestimmter Abfolge (z. B. 1 bis 2 Wochen) Bestandteil des Verfahrens sind. Die Ausgangssituation bzw. die Handlungsabfolge beginnt, wenn herausfordernde Verhaltensweisen bei einem demenzkranken Menschen neu auftreten oder sich in ihrem Ausmaß verstärken.

Problemlöseprozess in der Fallbesprechung

Regelmäßige Fallbesprechungen ermöglichen pflegerische Praxis zu reflektieren, den Stand des Wissens zu überprüfen und ein gemeinsames Pflegeverständnis zu entwickeln. Die Fallbesprechung kann als Instrument zur Professionalisierung der pflegerischen Praxis beitragen. Die Fallbesprechung folgt im Ablauf – wie oben dargestellt – dem Problemlösemodell. Sie eignet sich besonders gut nach der Aufnahme von neuen Patienten, um die Pflegeplanung zu erstellen, aber auch bei Veränderung des Gesundheitszustands und der Lebenssituation des demenzkranken Menschen, um die Pflegeplanung an den veränderten Pflegebedarf anzupassen.

Die Fallbesprechung kann in regelmäßigen Abständen durchgeführt werden, aber auch situationsgebunden. Die Bezugspflegekraft bereitet sich auf die Präsentation einer Patientensituation vor, die für sie anspruchsvoll, unklar oder belastend ist. Eine Moderatorin/ein Moderator leitet das Gespräch, die Situation wird analysiert, Erfahrungen dazu werden mitgeteilt, Lösungsstrategien entworfen, die Situation den Schritten des Problemlösemodells entlang bearbeitet. Die Ergebnisse der Fallbesprechung werden protokolliert.

Ablauf	*Erläuterung*
1. Die demenzkranke Person wird vorgestellt: Informationen zur Biografie/den Gewohnheiten/Wünschen – soweit pflegerelevant – sowie Ressourcen.	Beim Vorstellen ist auf klare Beobachtungen, Beschreibung der Situation und des Verhaltens der demenzkranken Person zu achten. Direkte Äußerungen der betroffenen Person bzw. ihrer Angehörigen sind aussagekräftiger als Interpretationen. Beobachtungen werden wertfrei geschildert. Die Systematik sollte nicht entlang der AEDL erfolgen – diese stiften m. E. in der Pflegeplanung die meiste Verwirrung –, sondern entweder spontan oder entlang der Empfehlung der Ombudsfrau zur Entbürokratisierung der Pflege (2013, URL), s. Leitfragen unten.
2. Danach schildert die Fallgeberin die Probleme, die bei der täglichen Pflege/Betreuung auftauchen.	Wertungen sollten vermieden werden, dafür soll Raum für das Aussprechen eigener Gefühle und Reaktionen gegeben werden.
3. Ziele skizzieren; was soll als Ergebnis der Pflege und Begleitung erreicht werden?	Fallgeberin macht Vorschläge, Gruppe ergänzt bzw. korrigiert. Ziele sind vorläufig; sie werden erst nach einem Aushandlungsprozess mit der betroffenen Person bzw. den Angehörigen festgelegt.
4. Analyse der Pflegesituation	Professionelle Sichtweise einnehmen/Fachwissen einbeziehen: Risikoeinschätzung; theoretische Konzepte/Expertenstandards hinzuziehen. Fallgeberin macht Vorschläge, Gruppe ergänzt bzw. korrigiert.
5. Lösungen entwickeln	Brainstorming; die Moderatorin hält die Lösungsmöglich-

und bewerten; jede/r entwickelt Ideen und Vorschläge, wie die Ziele erreicht werden können.	keiten auf Flipchart fest. Lösungen im Hinblick auf Akzeptanz und Umsetzbarkeit überprüfen.
6. Reflexion und Transfer	Wurden neue Erkenntnisse gewonnen bzw. neue Erfahrungen gesammelt? Können die Erkenntnisse auf andere Pflegesituationen übertragen werden?

Vorschlag zum Ablauf einer Fallbesprechung in der Pflegepraxis

Leitfragen zur Information bzw. Vorstellung der pflegebedürftigen Person

1. Kognitive und kommunikative Fähigkeiten
Inwieweit ist die pflegebedürftige Person in der Lage, sich zeitlich, persönlich und örtlich zu orientieren und zu interagieren sowie Risiken und Gefahren, auch unter Beachtung von Aspekten des herausfordernden Verhaltens, zu erkennen?

2. Mobilität und Beweglichkeit
Inwieweit ist die pflegebedürftige Person in der Lage, sich frei und selbstständig innerhalb und außerhalb der Wohnung bzw. des Wohnbereichs, auch unter Beachtung von Aspekten des herausfordernden Verhaltens, zu bewegen?

3. Krankheitsbezogene Anforderungen und Belastungen
Inwieweit liegen krankheits-/und therapiebedingte sowie für die Pflege- und Betreuung relevante Einschränkungen (psychisch/physisch) bei der pflegebedürftigen Person vor?

4. Selbstversorgung
Inwieweit ist die Fähigkeit der pflegebedürftigen Person zur Körperpflege, zum Kleiden, zur Ernährung und zur Ausscheidung eingeschränkt?

5. Leben in sozialen Beziehungen
Inwieweit kann die pflegebedürftige Person Aktivitäten im näheren Umfeld und im außerhäuslichen Bereich selbst gestalten?

6. Haushaltsführung (nur ambulant)
(Quelle: URL zur Entbürokratisierung der Pflegedokumentation der OBF, Elisabeth Beikirch)

Die Ergebnisse der Fallbesprechung werden dokumentiert und die besprochenen Maßnahmen umgesetzt. Die Pflegende, die die demenzkranke Person vorgestellt hat, erstellt die Pflegeplanung bzw. passt nach der Fallbesprechung die Pflegeplanung an.

Reflexion und Übung

1. Überlegen Sie, wie Sie selbst in überfordernden Situationen reagieren.

Erinnern Sie sich an eine Situation, bei der Sie das Gefühl hatten, die anderen verlangen zuviel von Ihnen; Sie können den Anforderungen nicht mehr gerecht werden. Wie fühlen Sie sich dann und was tun Sie?
Welche Möglichkeiten hat der demenzkranke Mensch sich bei Überforderung zu wehren?

2. Bedeutung der Pflegeplanung

Überprüfen Sie an Hand einer Patientendokumentation folgende Fragen:
Existiert eine Anamnese mit gesundheitlichen und biografischen Informationen?
Lässt die Dokumentation eine Pflegeplanung erkennen? Woran erkennen Sie dies?
Sind die Pflegehandlungen hinsichtlich ihrer Durchführung und der ausführenden Personen (auch für mögliche externe Prüfer) nachvollziehbar?
Ist in den Maßnahmen zugleich das kleinschrittige Vorgehen der Anleitung im Sinne der verhaltenstherapeutischen Grundsätze beschrieben, z. B. über Verfahrensanweisungen oder individuell modifizierte Standards?
Gibt die Dokumentation Aufschluss über den typischen Tagesablauf des Demenzkranken? Fassen Sie diesen schriftlich zusammen.
Beurteilen Sie, ob der Tagesablauf eher den individuellen Wünschen des Patienten oder den Arbeitsabläufen des Pflegepersonals entspricht.

3. Pflegeplanung erstellen

Stellen Sie kurz den Patienten/die Patientin und deren/dessen Lebenssituation vor (anonym).
Beschreiben Sie die pflegerelevanten Hauptprobleme und vorhandenen Ressourcen.
Welche planungs- und/oder beratungsrelevanten Risikopotenziale sind vorhanden?
Beschreiben Sie die sich aus Ihrer Informationssammlung ergebenden überprüfbaren Pflegeziele.
Erstellen Sie für eine zu pflegende Person eine individuelle Tagesplanung/Einsatzplanung/Verlaufsplanung (mit Angabe wer, was, wann, wie und wie oft macht)
Dokumentieren Sie die Inhalte einer erfolgten Beratung zu einem möglichen Gesundheitsrisiko.

Interventionen zur Orientierung und Sicherheit

Frau K. war 96 Jahre alt und lebte seit 59 Jahren in ihrer 3-Zimmer-Wohnung in Berlin. Ihr Mann war bereits vor 25 Jahren verstorben. Sie lebte bis zu ihrem Krankenhausaufenthalt allein in dieser Wohnung und konnte sich selbständig versorgen. Wegen eines leichten Schlaganfalls wurde sie in die Geriatrie eingewiesen, von der sie dann direkt in ein Pflegeheim – in ein Zweibett-Zimmer – entlassen wurde. Ihre Wohnung wurde von ihrem Neffen aufgelöst.

Wie verarbeitete Frau K. dieses einschneidende Lebensereignis? Fortan befand sich Frau K. in dem Jahr 1944. Ihre Wohnung war ausgebombt, sie war in einer Notunterkunft untergebracht und musste ihr Zimmer mit mehreren fremden Personen teilen. Ihr Mann befand sich an der Front.

In Gesprächen im Pflegeheim erzählte sie, sie hoffe inständig, dass H., ihr Mann, doch bald aus dem Krieg zurückkommen werde und sie endlich eine neue Wohnung beziehen könnten. Dann müsste sie Möbel einkaufen. – Und in plötzlicher Eingebung an ihre derzeitige Lebenssituation beklagte sie, ihre Wohnung sei ja leider nicht mehr da. Dem Neffen, der ihre Wohnung aufgelöst hatte, begegnete sie fortan mit Misstrauen. Wieder in der Vergangenheit sagte sie: „Ich werde O. einmal sagen, was mit seinem Sohn los ist!" O. war ihr Bruder, der schon Anfang der 60er Jahre verstorben war. Manchmal wusste sie auch, wo sie sich befand: „Im besten Krankenhaus, was ich je kennen gelernt habe." Als Pflegeheim hatte sie ihr neues Zuhause nicht betrachtet. Aus einem Krankenhaus wird man in der Regel nach Hause entlassen, aus einem Pflegeheim nicht, so meine Interpretation. Von ihrer Zimmernachbarin, einer demenzkranken alten Dame, fühlte sie sich „bestohlen", was irgendwie auch stimmte, denn die alte Dame hortete alles, was sie finden konnte. Meine Interventionen, ihr ein Einzelzimmer zu ermöglichen, scheiterten leider. Ihre Zeitreise in die Vergangenheit endete ein Jahr später mit ihrem Tod.

Ziele

Nach Durcharbeiten dieser Informationseinheiten

- wissen Sie, dass Demenzkranke ihre Orientierung zur Zeit, zum Ort, zur Situation und zur eigenen Person verlieren
- können Sie ständiges Suchen als eine Folge dieser Orientierungslosigkeit und des sich Verlorenfühlens deuten
- verstehen Sie, dass das Verhalten Demenzkranker durch situative Außenreize bestimmt wird
- wissen Sie, dass Erinnerungen an die Vergangenheit dem Kranken - Sicherheit vermitteln
- wissen Sie, dass familiäre Strukturen verbunden mit dem Grundsatz „normal Leben" die beste Orientierung für Demenzkranke sind
- entwickeln Sie Tageslaufstrukturen, die den Demenzkranken aktiv in das Alltagsgeschehen einbinden
- beschreiben Sie räumliche und soziale Maßnahmen, die im Rahmen der Milieutherapie zur Anwendung kommen

Orientierungsverlust zur Zeit, zum Ort, zur Situation und zur Person

Zunächst ist die zeitliche und örtliche Orientierung beeinträchtigt, im Verlauf der Krankheit ebenfalls die Orientierung zur Situation und zur eigenen Person.

Schwierigkeiten in der örtlichen Orientierung treten zuerst in fremder, später auch in vertrauter Umgebung auf. Demenzkranke Menschen verlaufen sich am Wohnort oder finden ihr Zimmer auf der Pflegeetage nicht wieder.

Der Verlust der situativen Orientierung zeigt sich, wenn Demenzkranke die Situation umdeuten und sie in die Vergangenheit verlegen. Da werden Pflegende zur eigenen Mutter oder zu einer bedrohlichen Person aus der Vergangenheit. Oder die 85-jährige empfindet sich als Kind, die täglich zur Schule geht oder die längst verstorbenen Eltern besuchen will.

Meine Mutter glaubte in jeder weiblichen Pflegekraft mit dunkler mittellanger Frisur meine verstorbene Schwester zu sehen. Nur am Anfang machte ich sie auf ihren „vermeintlichen" Irrtum aufmerksam – danach nie wieder. Sie wehrte sich vehement gegen meine „Aufklärungsversuche". Wenn sie mir später von der Begegnung mit G., meiner Schwester, berichtete, hörte ich zu und versicherte ihr, dass ich verstehe, dass es für sie eine Freude sei, G. zu sehen.

Für die Kranken lassen sich in der vergangenen inneren Wirklichkeit leichter Bezüge herstellen. Die Vergangenheit verleiht ihnen Sicherheit, während die gegenwärtige Realität kaum eingeordnet und mit dem eigenen Leben in Beziehung gebracht werden kann. Werden sie auf Widersprüche aufmerksam gemacht, reagieren sie mit Unverständnis, Ablehnung oder Verleugnen.

Typisch für demenzkranke Menschen ist das ständige Suchen und Herumkramen. Dieses Verhalten offenbart eine tiefe Verunsicherung und Orientierungslosigkeit. Gegenstände des unmittelbaren Besitzes, wie Geldbörse, Brieftasche, Brille, Fotos, gewinnen eine große Bedeutung. Um sich ihrer zu vergewissern, wird ständig in der Tasche oder im Zimmer herumgekramt oder Gegenstände werden versteckt. Wegen der ausgeprägten Gedächtnisstörungen finden sie diese nicht wieder und sind ständig auf der Suche danach. Aus Ratlosigkeit beschuldigen sie andere, die Gegenstände entwendet zu haben.

Kann der Kranke aufgrund seiner Störungen nicht mehr in der häuslichen Umgebung versorgt werden, ist der Umzug in ein Pflegeheim oft unvermeidlich. Der Umzug in ein Heim verlangt von dem demenzkranken Menschen eine Anpassungsleistung, die er aufgrund seiner Erkrankung nicht mehr leisten kann. Seine Anpassungsfähigkeit beschränkt sich lediglich darauf, gefühlsmäßig aufgrund der momentanen Wahrnehmung und Beurteilung einer Situation und der eigenen Bedürfnislage zu reagieren und zu handeln. Diese Art Anpassungsfähigkeit reicht nicht aus, sich in einer veränderten Umgebung allein zurechtzufinden. So befindet sich der Demenzkranke in einem Pflegeheim täglich auf unbekanntem Terrain, weil er nicht weiß, wo er ist und mit wem er es zu tun hat. Was kann Sicherheit geben bei schwindendem Halt?

Sicherheit und Orientierung durch familiale Strukturen: Haus- und Wohngemeinschaften

Die Vertrautheit der eigenen Wohnung mit den Erfahrungen vieler Jahre, den alt bekannten Einrichtungsgegenständen und der gewohnten Ordnung ist die beste Orientierungshilfe für den demenzkranken Menschen. Zudem ist ihm der gewohnte Lebensrhythmus und Tagesablauf vertraut. Wird der Umzug in ein Heim notwendig, sollten die äußeren Lebensumstände den besonderen Schwierigkeiten des Erkrankten Rechnung tragen. „Ganz normal leben" ist das oberste Gebot bei der Gestaltung des Lebens- und Wohnumfeldes für Demenzkranke. Normal leben heißt, das Wohn- und Lebensumfeld familienähnlich zu gestalten. Die Familie dient daher als Leitbild. Denn in der Familie wurde „Normalität" erlebt. Für die Betreuung demenzkranker Menschen heißt dies:

- In kleinen Gruppen von ca. 6-8 Personen leben;
- Verzicht auf heimtypische Strukturen und Regelungen;
- Zentrierung um eine Wohnküche mit Schwerpunkt der Hauswirtschaft;
- Beteiligung der demenzkranken Menschen an Alltagsaktivitäten, wie Einkaufen, Kochen, Spülen oder Bügeln;
- Leben im Einzelzimmer; das zwangsweise Zusammenleben in Mehrbettzimmern lässt das Gefühl individueller Geborgenheit nicht aufkommen; nur in gewünschten Ausnahmen auch ein Zweibettzimmer.
- Möblierung des Zimmers mit eigenen Möbeln und vertrauten Gegenständen;
- Einbeziehung der Angehörigen.

Das Kuratorium Deutsche Altershilfe spricht im stationären Bereich von Hausgemeinschaften, im ambulanten Bereich von Wohngruppen. Eine Hausgemeinschaft ist eine räumliche und organisatorische Einheit, in der sechs bis acht ältere pflegebedürftige Menschen leben. Hausgemeinschaften werden – anders als Wohngemeinschaften, die einen ambulanten Status haben – als zugelassene pflegesatzfinanzierte vollstationäre Einrichtungen betrieben.

Familienähnliche Konzepte werden in so genannten Haus- und Wohngemeinschaften realisiert. Sie grenzen sich von den Konzepten der stationären Versorgung ab. In Hausgemeinschaften können die demenzkranken Menschen eher Gemeinsamkeiten ihres früheren Lebens wieder finden als dies in traditionellen Pflegeeinrichtungen möglich ist (Klie, Schmidt 2002).

In konventionellen Altenpflegeheimen finden Schlafen und Pflege auf den Wohnetagen, Kochen und Essen sowie Gemeinschaftsaktivitäten dagegen in zentralen von den Stationen abgesonderten Bereichen statt.

In Haus- und Wohngemeinschaften steht nicht die pflegerische Versorgung, sondern das Gelingen des Alltags im Mittelpunkt. Die Küche und der Gemeinschaftsbereich bilden das Zentrum des Geschehens. Die Verrichtungen und Abläufe des täglichen Lebens bestimmen das Miteinander. Die Vielfalt der alltäglichen Aktivitäten mit ihren Gerüchen, Geräuschen und der menschlichen Nähe der Bezugspersonen stimulieren den demenzkranken Menschen. Er kann sich je nach Fähigkeit und Interesse aktiv beteiligen oder nur passiv teilhaben.

Zentrale Bezugsperson ist eine „Hausmutter", die für das Wohl der Menschen verantwortlich ist. Gemeinsam gestalten sie den Tag und organisieren den Haushalt. Eine tragende Rolle spielen darüber hinaus Angehörige und Laien, die systematisch in die Betreuung einbezogen werden. Die notwendige Pflege leisten externe Pflegedienste, die bei Bedarf hinzugezogen werden.

Milieutherapie

Milieutherapie ist der Oberbegriff für unterschiedliche architektonische, organisatorische, soziale und pflegerisch-therapeutische Maßnahmen in einer Institution. Die räumliche und soziale Umgebung wird an die krankheitsbedingten Veränderungen der Bewohner angepasst. Mit der Milieutherapie verbindet man das Ziel, dass kleine, überschaubare, milieutherapeutisch - orientierte Wohngruppen die Lebensqualität für Menschen mit Demenz in der stationären Versorgung stützen bzw. fördern.

Mit der Milieutherapie sind folgende Ziele verbunden:

- Sicherheit und Geborgenheit vermitteln,
- Wahrnehmung und Orientierung erleichtern,
- Kompetenzerhaltung ermöglichen,
- Anregungen bieten, Überstimulation vermeiden,
- Gelegenheit zu Sozialkontakten bieten,
- den Bezug zum bisherigen Lebenszusammenhang bewahren (Heeg 2003: 40).

Die räumliche Gestaltung erfolgt unter Einsatz von materiellen wie architektonischen Hilfsmitteln, z. B. durch eine leicht zu differenzierende und sensorisch stimulierende farbliche Gestaltung der Räume und Flure oder durch Ausstattung der Räumlichkeiten mit gut sichtbaren und leicht verständlichen Orientierungshilfen. Folgende Prinzipien zur Raumgestaltung werden derzeit diskutiert:

Beleuchtung: Eine sehr helle, wenn möglich schattenfreie Beleuchtung hilft dem Kranken, sich zurechtzufinden und kann Angstzustände und Fehlwahrnehmungen vermindern. Nachts sorgt ein Nachtlicht oder ein Bewegungsmelder auf dem Weg zur Toilette für Orientierung.

Farbgestaltung: Warme, weiche Farben dienen der Beruhigung, Kontrastfarben hingegen helfen, Dinge besser zu erkennen sowie Entfernungen und Räumlichkeiten einzuschätzen. Ein „reizarmes" Lebensumfeld wirkt beruhigend, stützend und sichernd. Zu viele Reize überfordern den Demenzkranken. So können z. B. realistische Tier- oder Pflanzenmuster auf Stoffen zu Verwechslungen führen, oder Muster in Teppichen werden als Hindernisse missdeutet.

Rundwanderwege: Wandern ist eine typische Verhaltensweise von Demenzkranken. Für Demenzkranke haben sich Rundwanderwege bewährt, weil sie keine Sackgassen oder Barrieren aufweisen. Rundwanderwege sollten im Idealfall in Gärten anlegt sein, die sich an die Wohngruppe anschließen. Ebenso kreisförmig sollten die Flure in den Pflegeeinrichtungen gestaltet sein. Die Flure führen den Demenzkranken durch verschiedene Aktivitäts- und Gemeinschaftsbereiche, so dass er motiviert wird, an Gruppenaktivitäten teilzunehmen.

In die Milieutherapie sind alle Kranken sowie das entsprechend geschulte Personal einbezogen.

Folgende Grundsätze sind für die psychosoziale Begleitung von Bedeutung:

Feste Regeln und Zeiten im Tagesablauf

Der Verlust des Zeitgefühls und die Unfähigkeit, seinen Tagesablauf zu planen und sich in ungewohnten Situationen zurechtzufinden, sind für den Demenzkranken außerordentlich beunruhigend. Er ist darauf angewiesen, dass Angehörige und Betreuer seine gewohnten Ordnungsvorstellungen respektieren. Individuelle konstante Regeln und Zeiten für die Aktivitäten des täglichen Lebens helfen ihm, den Tag „in den Griff" zu bekommen. Die Vorhersehbarkeit und das Gleichmaß von Abläufen haben eine beruhigende Wirkung. Das „Ritualisieren" von Handlungen und der gewohnten Umgebung gibt Sicherheit.

Lebens- und zeitgeschichtliche Erinnerungen wach halten

Die zeitliche Orientierung wird gestärkt durch Tätigkeiten oder Symbole, die einen Bezug zur Jahreszeit oder zu bestimmten Festtagen besitzen. Wenn Begleitpersonen lebensgeschichtliche Erinnerungen lebendig halten, erleichtern sie dem/der Kranken die zeitliche Orientierung.

Orientierungshilfen anbieten

In Gesprächen mit dem/der Kranken können Orientierungshilfen beiläufig eingeflochten werden. Entscheidend für das Wohlbefinden ist nicht, dass der Demenzkranke sich richtig erinnert, sondern dass er sich sicher und geborgen fühlt. Bei der Verkennung von Situationen helfen diplomatisches

Geschick und Verständnis, den Kranken nicht zu sehr mit Widersprüchlichkeiten in Konflikt zu bringen. Gegenwartsbezug sollte nur dort hergestellt werden, wo er wirklich von Bedeutung ist.

Vertraute Bezugspersonen

Der Demenzkranke braucht eine einfühlsame und vertraute Bezugsperson, die ihn respekt- und taktvoll in der fremden Welt des Pflegeheimes begleitet. Sie sollte seine biografischen Gewohnheiten und Bedürfnisse kennen, so dass sie diese im Alltag des Pflegeheims und in der Unterstützung in den Lebensaktivitäten berücksichtigen kann.

Wesentlich ist, dass die zentralen Dimensionen des therapeutischen Milieus, nämlich die organisatorisch-betrieblichen Regelungen, die baulichen Gegebenheiten sowie das soziale Milieu aufeinander abgestimmt und an den konkreten Bedürfnissen der Demenzkranken ausgerichtet sind.

Reflexion und Übung

1. Wie ergeht es Ihnen, wenn Sie sich verlaufen haben und nicht mehr wissen, wo Sie sind? Welche Gefühle haben Sie dann und was tun Sie?

2. Bearbeiten Sie den Leittext:

„Informationsveranstaltung planen und durchführen zur Unterstützung demenzkranker Menschen bei Gedächtnis- und Orientierungsverlust"

Ziel des Leittextes

Der Leittext möchte Sie in die Lage versetzen, Verhaltensweisen im täglichen Umgang mit demenzkranken Patienten bewusster wahrzunehmen. Er möchte Sie darin unterstützen, eine „begründete" Haltung und Kommunikationsbasis zu den erkrankten Menschen zu entwickeln. Darüber hinaus will er Ihnen die Bandbreite möglicher milieu- und sozialtherapeutischer Interventionen und Maßnahmen aufzeigen.

Diese Erkenntnisse wenden Sie an, indem Sie eine Informationsveranstaltung durchführen, in der Sie zu den Verlusten und Einschränkungen Demenzkranker informieren und entsprechende pflegerische und therapeutische Maßnahmen aufzeigen.

Vergegenwärtigen Sie sich dazu folgende Situation:

Frau Schmidt lebt in einem Altenpflegeheim. Sie ist 88 Jahre alt. Wenn eine bestimmte Schwester die Morgenpflege durchführt, spricht sie diese manchmal mit „Mama" an. Die besagte Schwester weist Frau Schmidt dann freundlich darauf hin, dass sie nur die Schwester sei, die ihr hilft. Sie erinnert Frau Schmidt daran, dass sie bereits 88 Jahre alt ist, Frau Schmidt bei der Körperpflege Hilfe braucht und die Mutter von Frau Schmidt schon seit Jahren verstorben sei.

Vorgehen

Arbeiten Sie zunächst die beiden vorausgegangenen Informationseinheiten zum „Gedächtnis- und Orientierungsverlust" unter den unten aufgeführten Leitfragen durch. Wenden Sie anschließend Ihre Erkenntnisse an, indem Sie eine Informationsveranstaltung zu den krankheitsbedingten Verlusten und Einschränkungen Demenzkranker durchführen und entsprechende pflegerische und therapeutische Maßnahmen aufzeigen.

Leitfragen zur Bearbeitung der Symptomatik „Gedächtnis- und Orientierungsverlust"

Erklären Sie die Kommunikationsstörung aus den entsprechenden Lerneinheiten und beantworten Sie folgende Fragen:

1. Wie werden die Gedächtnis- und Orientierungsstörungen beschrieben?

2. Überprüfen Sie die Reaktion der Schwester auf dem Hintergrund der Informationen – zur kognitiven Stabilisierung – zur Stärkung der Orientierungsfähigkeit

3. Begründen Sie, nach welchen Verhaltens- bzw. Behandlungsgrundsätzen die Schwester verfährt.

4. Wie würden Sie selber in dieser Situation antworten?

5. Entwickeln Sie Maßnahmen zur Unterstützung der Orientierungsfähigkeit: Welche speziellen milieutherapeutischen und kommunikativen Hilfen wären Ihrer Ansicht nach sinnvoll?

Besprechen Sie Ihre Lösung mit dem Lehrer/dem Anleiter bzw. Kollegen und Vorgesetzten – je nach Ihren Lern- und Arbeitsvoraussetzungen.

Praxistransfer

Planen Sie eine Informationsveranstaltung für Kollegen oder eine andere Zielgruppe. Sie informieren über die Problematik der Gedächtnis- und Orientierungsstörungen.

Anschließend unterbreiten Sie Vorschläge, welche Veränderungen im Hinblick auf eine Stabilisierung und Unterstützung von Demenzkranken in Ihrer Einrichtung vorzunehmen sind.

Schriftliche Planung der Informationsveranstaltung:

1. Wen wollen Sie informieren (Zielgruppe)? Welches Interesse haben die Teilnehmer am Thema?

2. An welchem Ort und zu welchem Anlass könnte die Information stattfinden?

3. Welchen Zeitrahmen sehen Sie vor?

4. Was soll das Ziel der Veranstaltung sein? Beschreiben Sie das Ziel, indem sie sich vergegenwärtigen, was die Teilnehmer Ihrer Ansicht nach am Ende der Veranstaltung wissen bzw. besser oder anders machen sollten.

5. Was wollen Sie inhaltlich ansprechen? Überlegen, Sie, in welchen Punkten Sie sich selber noch inhaltlich vorbereiten müssen.

6. Wie wollen Sie vorgehen? Wie eröffnen Sie die Veranstaltung? Wie geht es weiter: Vortrag, Demonstration, Fallbeispiel, Rollenspiel? Wie wollen Sie schließen? Welche Rolle werden die Teilnehmer übernehmen: Zuhörer, Gesprächspartner?

7. Welche Hilfsmittel brauchen Sie (Flipchart, Overheadprojektor, Moderationswände)? Wie soll der Raum gestaltet sein?

Werten Sie anschließend die Informationsveranstaltung aus. Wann, glauben Sie, ist die Veranstaltung erfolgreich verlaufen? Entwickeln Sie dafür im Vorfeld entsprechende Kriterien.

Durchführung und Auswertung

Führen Sie die Informationsveranstaltung durch und lassen Sie sich ein Feedback von den Teilnehmern geben:

- Waren die Informationen ausreichend?
- Waren es zu viel oder zu wenig Informationen?
- Was fiel den Teilnehmern schwer?
- Was war anregend usw.

Vergleichen Sie die Äußerungen und Ihre Durchführung abschließend mit Ihrem schriftlichen Konzept. Hatten Sie „richtig" geplant? Wo waren Abweichungen? Wie würden Sie das nächste Mal die Veranstaltung durchführen?

Grundsätze zur Verständigung und Förderung der Selbständigkeit

Herr Schmid ist 79 Jahre alt, verheiratet und hat einen Sohn. Er lebt seit 3 Jahren in einem Altenpflegeheim. Frau Schmid besucht ihren Mann regelmäßig einmal wöchentlich. Der Sohn kommt ab und zu auf einen sehr kurzen Besuch. Herr Schmid zeigt ein ständig wechselndes Verhalten. Mal ist er aufgebracht, schimpft laut und geht ständig umher, mal sitzt er ganz still, ohne sich zu bewegen auf einem Stuhl im Speiseraum. Oftmals sitzt er dann mit Handtüchern oder Waschlappen auf dem Kopf oder in den Händen oder in den Hemdtaschen und redet vor sich hin: „Ja, ja, ja so ist das, ja, ja" usw. Wenn Pflegende ihn ansprechen, schaut er sie an und nickt zustimmend, gerade so, als ob er sie verstehen würde, aber nicht genau weiß, was er mit ihrer Ansprache machen soll. Bei der morgendlichen Pflege sind Pflegende ihm behilflich, weil er nicht mehr versteht, sich an- oder auszukleiden. Er versucht z. B. die Unterhose immer wieder über den Kopf zu ziehen. Wenn Herr Schmid dann angekleidet ist, zieht er sich oftmals wieder aus und legt seine Kleidung ordentlich ins Bett und deckt diese zu. Nachts wandert Herr Schmid von einem Zimmer ins andere und legt sich für einige Zeit in jedes freie Bett. Tagsüber sucht er die Zimmer der anderen Bewohner auf, um dort zur Toilette zu gehen.

Als Herr Schmid 80 Jahre alt wurde, freute er sich sichtlich über die Geschenke, fragte aber kurze Zeit später: Was ist das? und Wem gehört das?

Nach einem Ausflug mit einem Bus des Altenpflegeheimes will Herr Schmid nicht aussteigen. Mit freundlichen Worten, Appell an sein Hungergefühl usw. versucht die Pflegerin, Herrn Schmid zum Aussteigen zu bewegen. Aber sie hat kein Glück und so übernachtet er im Bus. Gegen 3.00 Uhr kommt Herr Schmid auf den Wohnbereich, zieht sich alleine aus und geht schlafen.

Ein junger Pfleger berichtet von Frau Heinemann: Sie redet in kurzen Sätzen oder spricht nur Worte, weiß aber plötzlich nicht weiter und bricht den Satz ab. Frau Heinemann lässt sich schnell ablenken und zeigt immer nur kurz Aufmerksamkeit. Bei der Körperpflege reagiert sie auf Aufforderungen erst nach mehrmaligem Wiederholen, z. B. auf die Bitte, ihre Zahnprothese aus dem Mund zu nehmen. Frau Heinemann weiß mit alltäglichen Gegenständen, z. B. dem Waschlappen, nichts mehr anzufangen. Auch die Nahrungsaufnahme ist beeinträchtigt. Sie behält Nahrung im Mund und spuckt sie aus, häufig in das Saftglas. Sie trinkt nicht mehr zügig, sondern nippt beim Trinken nur noch am Glas oder der Tasse. Zudem ist sie urin- und stuhlinkontinent.

Frau Heinemann zeigt eine gleich bleibende heitere oberflächliche Stimmung. Sie singt viel, häufig Kinderlieder. Sie lacht auch sehr viel ohne offensichtlichen Grund. Sie unterhält sich auch mit unsichtbaren Personen, diskutiert mit ihnen und antwortete auf deren Fragen. Frau Heinemann spricht den sie begleitenden jungen Pfleger mit „Mama" an (Kerres, Falk 1997).

Ziele

Nach Durcharbeiten der Informationseinheiten

- können Sie die Symptome Aphasie, Apraxie und Agnosie beschreiben;
- können Sie das Bedürfnis Demenzkranker nach Nähe und Sicherheit verstehen;
- respektieren Sie, dass soziale Umgangsformen und „Fassade wahren" wichtig für Demenzkranke in Kontakt mit anderen sind;
- wissen Sie, dass die nonverbale Kommunikation eine herausragende Bedeutung im zwischenmenschlichen Kontakt spielt;
- reflektieren Sie Ihre Berührungsqualität und setzen Berührung bewusst ein;
- verstehen Sie, dass Demenzkranke nur kleine und konkrete Informationen aufnehmen können;
- wissen Sie, dass Sie primär auf der emotionalen statt verstandesmäßigen Ebene kommunizieren müssen;
- tragen Sie durch einzelne kleine Aufforderungen und eine leichte Unterstützung in den Bewegungsabläufen zur Selbständigkeit der Demenzkranken in den Lebensaktivitäten bei;

- wissen Sie, dass Sie bei Abwehr Ihr Vorhaben unterbrechen, den Demenzkranken ablenken und zu einem späteren Zeitpunkt erneut versuchen, ihr Vorhaben zu Ende zu bringen

Aphasie, Apraxie, Agnosie

Aphasie ist eine Sprachstörung mit hirnorganischer Ursache. Die hirnorganisch bedingte Einschränkung des Sprechvermögens hat unterschiedliche Ausprägungen. Zu Beginn hat der Demenzkranke vor allem Schwierigkeiten, bestimmte Wörter zu finden. Später fällt es ihm schwer, komplizierte Sätze zu verstehen und zu formulieren. Er hat Schwierigkeiten mit abstrakten Begriffen. Er versteht nur kurze und einfache Sätze.

Mit Fortschreiten der Erkrankung nehmen die Wortfindungsschwierigkeiten zu, ebenso die Probleme, einen Satz sinnvoll aufzubauen. Es können Verwechslungen mit klangähnlichen Wörtern auftreten. Zum Teil weiß der Demenzkranke, was er sagen möchte, kann es aber nicht in Worte fassen.

Mit *Apraxie* bezeichnet man die Unfähigkeit, motorische Handlungen auszuführen, obwohl die motorischen Funktionen unversehrt sind. Die Einbußen der Handlungsfähigkeit zeigen sich z. B. derart, dass der Kranke mehrere aufeinanderfolgende Tätigkeiten nicht mehr sinnvoll koordinieren kann. So wird es für den Demenzkranken unmöglich, elektrische Apparate zu bedienen oder im Spätstadium der Erkrankung zu gehen, zu stehen und sich hinzusetzen.

Agnosie ist das Unvermögen, Gegenstände zu erkennen trotz unversehrter sensorischer Funktionen. Der Demenzkranke kann sich z. B. nicht mehr an- bzw. auskleiden, weil er die Kleidungsstücke nicht mehr zuordnen kann oder einen Waschlappen in seiner Funktion nicht erkennt.

Grundsätze zur Verständigung und Kommunikation

Nähe geben

Wenn sprachliche Verständigungsprobleme auftreten, die Orientierung auch in bekannter Umgebung schwieriger wird und das Kurzzeitgedächtnis stärker nachlässt, suchen die Kranken oft Sicherheit und Schutz bei anderen Menschen. Meist sind es Nahestehende, oft aber auch unbekannte Personen, die vertrauensvoll auf sie wirken. Ohne die Gewissheit der Sicherheit und Unterstützung durch diese Menschen fühlt sich der Demenzkranke hilflos und verloren. Er versucht deshalb, in ihrer Nähe zu bleiben und vergewissert sich immer wieder ihrer Hilfe und Anwesenheit. Er weiß nicht, wenn er allein im Zimmer sitzt, wie lange er schon da sitzt oder wann die Person, die für ihn wichtig ist, wiederkommt, weil das Zeitgefühl verloren gegangen ist. Ebenso wenig kann sich der Demenzkranke selbst innere Sicherheit verschaffen, indem er sich erinnert, dass die Person vertrauenswürdig ist und ihn nicht längere Zeit im Stich lassen würde.

Eine „Rund-um-die-Uhr-Betreuung" zu gewährleisten ist als Einzelperson nahezu unmöglich. Vertrauensvolle professionelle Begleiter und Laienhelfer müssen eingebunden werden. Ein gesamtes soziales Netz muss hier Unterstützung bieten.

Soziale Umgangsformen wahren

Soziale Umgangsformen haben für Alzheimer-Kranke eine wichtige Bedeutung im Umgang mit anderen Menschen. Sie stellen eine einfache Möglichkeit dar, mit anderen in Kontakt zu treten und zu kommunizieren, ohne geistig stark gefordert zu sein. Oft wird dieses Verhalten als „fassadenhaft" abgewertet. Dabei wird übersehen, dass eine „Fassade" Schutz bietet. Die meisten Menschen wahren in Kontakt mit anderen Menschen „Fassade", indem sie Höflichkeitsrituale und Konventionen einhalten. Fassaden bestehen aus Sitten, stillschweigend getroffenen gesellschaftlichen Übereinkünften über Alltagsverhalten, Begrüßungsformeln, Gesten usw. (Fischer, Schwarz 1999).

Fassadenhaftes Verhalten ist als eine Bewältigungsstrategie des Alzheimer-Kranken zu interpretieren. Der Erkrankte versucht, Defizite zu bagatellisieren. Er vermeidet Situationen, die sich für ihn als schwierig oder unangenehm erwiesen haben – auch wenn sie lebensnotwendig sind wie z. B. der Gang zur Toilette.

Fassadenhaftem Verhalten ist es unter Umständen geschuldet, wenn demenzkranke Menschen nicht in die richtige Pflegestufe eingestuft werden. Werden Demenzkranke im Rahmen der Pflegeeinstufung „begutachtet", zeigen sie plötzlich Verhaltensweisen und Kompetenzen, die die Pflegenden schon längst verloren gegangen glaubten. Die fremde (Amts-)Person und die nicht alltägliche Situation der Begutachtung aktualisieren ein verschüttetes Wissen darüber, „wie man sich zu benehmen hat" – und selbstverständlich zeigt man vor fremden Personen „keine Schwächen".

Emotionalen Zugang eröffnen – Verhalten von demenzkranken Menschen verstehen

Forschungen zeigen, dass demenzkranke Menschen auch in fortgeschrittenen Stadien differenziert auf soziale Situationen reagieren können (Becker et al. 2005: H.I.L.DE. Heidelberger Instrument zur Lebensqualität Demenzkranker). In dem Maß, wie die Fähigkeit abnimmt, sprachlich zu kommunizieren, gewinnen emotionale Äußerungen wie Angst, Aggressivität und Unruhe, aber auch Freude und Zuneigung an Bedeutung. Sie stellen gleichsam den einzigen Mitteilungskanal dar, der dem Erkrankten geblieben ist. Für die Begleiter bedeutet dies, stärker auf die nonverbale Kommunikation zu achten, Mimik, Gestik und Köperhaltung zu analysieren, um einen Eindruck zu erhalten, wie ein Mensch in verschiedenen Situationen affektiv reagiert (vgl. „Lerneinheit zur Verhaltensmodifikation”).

Kommunikation über die Sinne

Mimik, Gestik, Berührung und Bewegung gewinnen in der Kommunikation eine immer größere Bedeutung für die Wahrnehmung und Einschätzung der Situation. Insbesondere diese nonverbalen Kommunikationsformen haben eine beruhigende und Sicherheit vermittelnde Wirkung. In der Verständigung mit Demenzkranken kommt daher der Berührung – und damit der Berührungsqualität der Begleiter – eine besondere Bedeutung zu. Berühren und berührt werden sind die elementarsten menschlichen Erfahrungen. Handauflegen bietet die Möglichkeit zu Kontakt, streichelnde Bewegungen vermitteln Trost und Wohlbefinden, schaukelnde Bewegungen Sicherheit und Geborgenheit.

Auch wenn der Kranke sich nicht mehr selber artikulieren kann, ist es wichtig, mit ihm zu sprechen, weil er den Tonfall wahrnimmt. Gespräche, die auf ein intellektuelles Verständnis abzielen, sind jedoch zum Scheitern verurteilt. Die Gesprächssituation muss die Sinne und das Gefühl des Demenzkranken stimulieren. In der Anleitungssituation sollten Anforderungen auf die konkrete Situation bezogen werden, so dass der Demenzkranke sinnlich wahrnehmen kann, was gemeint ist. Er kann hören, fühlen, riechen, sehen und schmecken, was zu tun ist. Das heißt z. B. für die Aufforderung zu Baden eine gut riechende Badelotion oder Seife mit ins Zimmer zu nehmen und zu sagen: „Wir gehen jetzt ins Bad.”

Die Entscheidungsfrage: „Wollen Sie jetzt baden?”, würde den Demenzkranken vermutlich überfordern. Denn diese Frage appelliert an den Verstand. Demenzkranke können sich nicht mehr entscheiden und werden durch diese Frage überfordert. Häufig reagieren demenzkranke Menschen auf sie überfordernde Anforderungen panisch oder aggressiv, auch deshalb weil sie ein Gefühl dafür haben, dass sie die Anforderung eigentlich verstehen müssten. Zusammenfassend einige Merkpunkte, die Sie in der Kommunikation mit demenzkranken Menschen vermeiden sollten:

- Konfrontieren Sie den Menschen nicht mit seinen krankheitsbedingten Einschränkungen
- Fragen Sie nicht nach dem Warum und Wozu einer Handlung.
- Formulieren Sie keine Verständnisfragen und Fragen, die sich auf die jüngste Vergangenheit beziehen.
- Vermeiden Sie Fragen mit zu vielen Wahlmöglichkeiten.
- Vermeiden Sie Diskussionen und Machtkämpfe.

Dagegen sollten Sie die *ABC-Methode* beherzigen:

- *A* avoid confrontation: vermeide Konfrontation
- *B* be practical: handle zweckmäßig

- *C* comfort and clarify the feelings: Tröste und benenne die Gefühle

Herausforderndes Verhalten muss als die einzige Möglichkeit eines Menschen mit Demenz verstanden werden, seinem Befinden und seinen Bedürfnissen Ausdruck zu verleihen.

Förderung der Selbständigkeit

In der Anleitung zur Körperpflege kann man beobachten, dass der Demenzkranke mitten in der Handlung innehält und vergisst weiter zu machen oder er haftet an dergleichen Tätigkeit, ohne sich zu lösen. Möglicherweise hat die Begleiterin in dieser Anleitungssituation verschiedene Anweisungen auf einmal gegeben: „Waschen Sie sich Ihre Hände und das Gesicht!" Demenzkranke können auf verschiedene Anweisungen nicht reagieren. Sie müssen einzeln und der Reihe nach geäußert werden. Die Anleitung zum Zähneputzen – in einzelne Schritte gegliedert –, könnte so erfolgen: „Herr Schmid, nehmen Sie bitte Ihre Zahnbürste!", dann „Halten Sie sie unter den Wasserhahn" usw. (s. Informationseinheit zu verhaltenstherapeutischen Grundsätzen).

Das Berühren des Armes kann die Ausführung von Handlungen erleichtern. In diesem Zusammenhang übernehmen Pflegende sog. „Hilfs-Ich-Funktionen". Die Pflegende versucht den Kranken entsprechend seiner Handlungsabsichten unbemerkt zu unterstützen, so dass er das Gefühl behält, selbständig und selbst bestimmt zu handeln. Auch eher beiläufig wirkende kleine Hilfestellungen mit der Hand beim Essen unterstützen den Kranken, wenn er mit Messer und Gabel nicht gleich klar kommt. Wichtig ist die Handlungsabsichten des Kranken zu erspüren und selbst in der Rolle des Helfers eher im Hintergrund zu bleiben.

Zuviel bewusste Aufmerksamkeit oder Stress können den Ablauf gewohnter Handlungen beeinträchtigen. Gelingt eine Handlung nicht oder bricht der Demenzkranke sie im Bewegungsablauf ab, sollte man ihn ablenken und das Vorhaben zu einem späteren Zeitpunkt aufgreifen.

Reflexion und Übung

1. Leitlinien entwickeln

Waren Sie schon einmal in einer Situation, in der Sie auf Hilfe bei der Ausscheidung angewiesen waren? Wenn nicht, stellen Sie sich diese Situation vor. Wie würde es Ihnen ergehen und wie müsste die helfende Person mit Ihnen umgehen, so dass Sie nicht „vor Scham in den Boden versinken würden"? Entwickeln Sie Leitlinien.

2. Verhaltenstherapeutischer Grundsätze zur Anleitung

Kommunikation zielt auf Verständigung. Kommunikation ist erst abgeschlossen, wenn auf bestimmte Aufforderungen bzw. Anregungen der Kommunikationspartner mit einer anschlussfähigen Reaktion antwortet. Auf anschlussfähige (sinnvolle) Reaktionen zu warten, erfordert bei Demenzkranken zugegebenermaßen viel Geduld und Zeit. Entwickeln Sie dazu auf der Basis verhaltenstherapeutischer Grundsätze für einen zu pflegenden Demenzkranken eine Anleitung. Wie wollen Sie die Anleitung durchführen, so dass Sie den Patienten in bestimmten Lebensaktivitäten (Körperpflege, Essen reichen) fördern und zur Selbständigkeit anregen? In welcher Weise können Sie dabei sein „Körpergedächtnis" aktivieren? Beachten Sie bei Ihren Anleitungsgrundsätzen, dass der Demenzkranke das Gefühl der Kompetenz bewahrt. Besprechen Sie das Anleitungskonzept mit Ihren Kollegen/Vorgesetzten bzw. Ihrer Lehrerin/Praxisanleiterin. Versuchen Sie bei Zustimmung das Konzept in die Pflegeplanung zu integrieren.

3. Übung zur Berührungsqualität

„Während ich berühre, werde ich zugleich berührt." In dieser Aussage wird die Beziehungsdimension von Berührung deutlich. Berührende Kontakte können sowohl bei den Pflegenden als auch bei den demenzkranken Menschen Krisen oder Konflikte auslösen.
In der Pflege erfolgt die häufigste Berührung mit den Händen. Sie sind die „Beziehungsvermittler" der Pflegenden. Durch ihre Berührung können Pflegende Verwirrung, Angst und Schmerzen auslösen, aber auch das Gefühl von Sicherheit, Vertrauen und Wohlbefinden. Berührungsqualität zeichnet sich durch folgende Leitlinien aus:

- Zentrierung: Für die gezielte, professionelle Berührung muss ich wissen, wozu ich berühren will (jemanden aufsetzen, waschen, ankleiden, unterstützen, trösten). Das erfordert eine gewisse Konzentration auf mich selbst und die andere Person;
- punktuelle Berührungen mit den Fingerspitzen vermeiden, sondern mit der ganzen Handfläche berühren;
- keine hastigen, oberflächlichen Berührungen, sondern ruhige Bewegungen mit gleich bleibendem Druck in den Händen;
- sich sprachlich mitteilen, z. B. ich möchte Sie jetzt kämmen;
- der Demenzkranke sollte nicht von mehreren Menschen gleichzeitig angefasst werden. Viele Hände auf einmal erhöhen die Irritation.

a) Massieren Sie sich mit einem Partner gegenseitig den Rücken. Welche Berührung ist angenehm, welche nicht?

b) Entwickeln Sie einen Leitfaden für Praktikanten, um deren Berührungsqualität zu schulen.

Grundsätze zur Motivierung und sozialen Einbindung

Ich möchte Ihnen eingangs eine Situation aus einem Hamburger Krankenhaus schildern: Eine alte an Demenz erkrankte Dame liegt in einem Zweibettzimmer. Drei Dinge sind ihr wichtig, ihr großer Teddy, der neben ihr im Bett liegt, eine kleines Plüschtier und das Mensch-ärgere-dich-nicht-Spiel. Damit beschäftigt sie sich die meiste Zeit des Tages. Sie spielt gleichzeitig mit allen Farben offensichtlich gegen sich selbst; ihr Spiel wird begleitet durch ihre Kommentare, die ich aber nicht verstehe, bei mir wie ein „Brabbeln" ankommen. Sie begrüßt in das Zimmer hereinkommende Personen sehr freundlich, ist aber ansonsten nicht mehr in der Lage, verbal zu kommunizieren.

Eines Tages besucht eine Pastorin die Zimmernachbarin. Sie will mit ihr das „Abendmahl" feiern. Ein Andachtsraum steht in dem Krankenhaus nicht zur Verfügung. So findet die Zeremonie im Krankenzimmer statt – Andacht, das Abendmahl, Gebet und Gesang.

Die alte demenzkranke Dame ist wie verwandelt. Sie singt aus vollem Herzen alle Strophen der vorgeschlagenen Lieder, betet ohne ins Stocken zu geraten und offenbart eine bewundernswerte Gefasstheit und Konzentration. Danach fragt die alte demenzkranke Dame die Pastorin das eine und andere. Ein kurzes Gespräch entwickelt sich, von dem ein Außenstehender niemals angenommen hätte, dass es sich bei der alten Dame um eine an Demenz erkrankte Person handelt.

Zurück zu Herrn Schmidt, der in einem Pflegeheim lebt, vorgestellt in dem Abschnitt Grundsätze zur Verständigung und Förderung der Selbständigkeit. Er läuft im Pflegeheim unermüdlich den Flur auf und ab und öffnet jede Tür zu den anderen Zimmern, womit er sich viel Ärger mit den Bewohnern einhandelt. Er wirkt ruhelos, getrieben durch den Drang zu Laufen. Er geht auf und ab, rüttelt an den Türklinken und versucht den Wohnbereich zu verlassen.

Andere Bewohner sitzen völlig teilnahmslos in ihrem Sessel, das Geschehen um sie herum scheinen sie nicht mehr wahrzunehmen.

Ziele

Nach Durcharbeiten der Informationseinheiten

- wissen Sie, dass Antriebsstörungen wie motorische Unruhe, aber auch Antriebsverminderung häufig zu beobachtende Verhaltensveränderungen bei Demenzkranken sind
- unterstützen Sie Demenzkranke, so dass Unruhezustände und Initiativlosigkeit kompensiert werden
- beachten Sie die Grundsätze der Milieutherapie zur Motivierung und sozialen Einbindung
- unterbreiten Sie Beschäftigungsangebote, die einfach und vertraut sind sowie in der Lebensgeschichte der zu begleitenden Menschen verankert sind

Störung von Antrieb und Motivation

Der Antrieb ist eine jedem Verhalten zugrunde liegende ungerichtete Kraft. Sie bildet die allgemeine Voraussetzung für Denken, Fühlen und Handeln. Der Antrieb ist das „dynamische Moment", das in allen motorischen, sensorischen und assoziativen Leistungen einfließt. Er ist als solcher nicht fassbar, sondern nur in seiner Wirkung abzulesen.

Antriebsstörungen sind ein sehr häufiges Phänomen bei Demenzkranken. Zu ihnen zählen motorische Unruhezustände, z. B. zielloses Wandern, aber auch eine Antriebsverminderung, die sich in Apathie, Initiativlosigkeit und vorzeitiger Erschöpfung zeigt. Die Patienten interessieren sich nicht mehr für die Aktivitäten des täglichen Lebens und zeigen kein Interesse an sozialen Kontakten.

Demenzkranken Menschen fällt es schwer, Anregungen oder Beschäftigungen aus eigener Initiative zu suchen. Sie sind daher auf die Aufmerksamkeit und Sensibilität Anderer angewiesen.

Langeweile und mangelnde Beschäftigung verstärken ziellose Unruhe und Umherwandern. Auch Apathie, Unzufriedenheit oder Reizbarkeit lassen auf Langeweile und eine Unterforderung schließen.

Dagegen sind Panik, Aggression, Erregung oder depressive Verstimmung und Rückzug eher als Zeichen einer Überforderung zu interpretieren.

Beschäftigungsangebote

Bei der Frage nach einer sinnvollen Aktivierung bzw. Beschäftigung müssen die vorhandenen Kompetenzen und Belastungsgrenzen beachtet werden, um zu verhindern, dass Menschen mit Demenz Über- oder Unterforderungssituationen ausgesetzt sind. Dazu ist es notwendig, die Reaktionen auf spezielle Anforderungen genau zu beobachten. Erst dann lässt sich die individuelle Belastungsfähigkeit genauer bestimmen.

Wenn der Demenzkranke den Antrieb und die Kraft verloren hat, soziale Kontakte zu pflegen bzw. neu zu knüpfen, müssen die Begleiter für die Aufrechterhaltung der Außenbeziehungen sorgen und auch neue Begegnungsmöglichkeiten eröffnen.

Die beste Anregung ist der Kontakt zu Menschen aller Altersstufen. Auch Haustiere können beliebte Begleiter sein. Haustiere vermitteln Freude und Lebendigkeit, und sie üben einen positiven Einfluss auf die Lebensqualität von Menschen aus.

Demenzkranke Menschen sollten in den Tagesablauf eingebunden sein, indem sie bestimmte Tätigkeiten und Aufgaben übernehmen. Durch die Beschäftigung und aktive Teilnahme am Alltag stellt sich ein Gefühl von Nützlichsein und Gebrauchtwerden ein. Einer demenzkranken Frau können z. B. Aufgaben im Haushalt, wie Wäsche falten oder abtrocknen übertragen werden. Leichte handwerkliche Verrichtungen und Gartenarbeit sprechen möglicherweise eher den demenzkranken Mann an.

Es sollten einfache Tätigkeiten übertragen werden, die möglicherweise an den Beruf anknüpfen. So verteilt ein demenzkranker Herr in einem Pflegeheim vormittags Zeitungen auf den Etagen oder eine ehemalige Sekretärin hilft beim Sortieren der Briefe.

Die direkte Umgebung sollte zur Anregung und Beschäftigung einladen: der Garten zum Spazieren gehen oder zu einfachen Gartenarbeiten, der Handwerksraum zum Basteln, die Küche zum Kochen oder zu Hausarbeiten, der Bücherschrank mit Bildbänden oder Zeitungen zum Verweilen und darin blättern.

Beschäftigungsangebote fördern die Geselligkeit. Sie dienen der Entspannung, aber auch der Anregung und Kreativität. Welche Angebote unterbreitet werden, hängt von den Wünschen und Gewohnheiten der beteiligten Personen ab. Die Beschäftigung sollte die Sinne und Gefühle ansprechen und die Kommunikation anregen. Kaffeeklatsch und jahreszeitliche Feste vermitteln dem Demenzkranken ein Gefühl von Zugehörigkeit und wecken alte Erinnerungen.

Für diejenigen, die gläubig sind, haben religiöse Bräuche eine elementare Bedeutung. Demenzkranke Menschen, von denen man annahm, dass sie nicht mehr sprechen können, erinnern sich an vertraute Gebete, Psalmen und Lieder und sind in Gottesdiensten und Andachten wieder in der Lage, diese zu rezitieren.

Musik als sprachunabhängige Kommunikationsebene bleibt allen Menschen zugänglich. Demenzkranke sprechen außergewöhnlich gut auf Musik an. Musik regt Gefühle an, löst Erinnerungen aus und fördert Gemeinschaft. Zusätzlich zu ihrer beruhigenden Wirkung kann sie Erinnerungen beleben und die Gedanken harmonisieren, gerade wenn man ängstlich ist. Manche Demenzkranke können noch problemlos Lieder aus der Kinder- und Jugendzeit singen, obwohl sie sonst beim Sprechen Schwierigkeiten haben, oder tanzen, obwohl ihnen normales Gehen schwer fällt. Der Tanztee ist auch für Menschen mit Demenz eine Quelle von Freude.

Auch gymnastische Übungen können Vergnügen bereiten. Bewegung und Gymnastik entspannen, reduzieren Stress und ermüden den Kranken, so dass er nachts besser schlafen kann.

Reflexion und Übung

Leittext zur Planung eines Beschäftigungsangebotes

„Was das Leben schön macht …"

Was lässt uns das Leben als „schön", als „lebenswert" erscheinen? – Konfrontiert mit der Demenzerkrankung vergessen wir zu schnell, dass „Vergnügungen" für Kranke ebenso von Bedeutung sind wie für gesunde Menschen. Unsere Vorstellungskraft versagt, weil die Demenz Ängste und Abwehr mobilisiert. Lebensqualität und Lebensfreude angesichts des unaufhaltsamen Verfalls und Endes erscheint für viele undenkbar. Doch „Leben mit Demenz ist Leben", wie

Thomas Klie (2001) es formuliert. Es bedarf vielleicht nur ein wenig mehr der Phantasie, erfreuliche Lebensquellen zu erschließen. Dabei liegen auch diese meist ganz nahe: gutes Essen und Trinken, Berührung und Tanzen, sich in der Natur aufhalten, Kontakt mit und zu Tieren usw.

Planen Sie mit Hilfe des Leittextes eine Beschäftigungsangebot zu einem Bereich, „der das Leben schön macht". Der Leittext gibt Ihnen keine spezielle Aufgabenstellung vor, sondern zeigt lediglich auf, wie Sie methodisch vorgehen sollten.

Thema: …

Ziel der Veranstaltung: …

Wozu führe ich das Beschäftigungsangebot durch? Ich beschreibe das Ziel der geplanten Beschäftigung als einen Endzustand, den ich nach Durchführung der Maßnahme überprüfen kann. (Woran werde ich nach Abschluss erkennen, dass die Veranstaltung gut verlaufen ist?)

Informationsaneignung

- Welches Wissen muss ich mir zuvor aneignen, um die Veranstaltung professionell durchzuführen?
- Woher beschaffe ich mir die entsprechenden Bücher, Texte, Standards, Anregungen usw.?
- Wann nehme ich mir die Zeit, mir das erforderliche Wissen anzueignen?

Vorbereitung des Beschäftigungsangebotes

- Wen will ich einladen?
- Welche Erwartungen, Anregungen, Wünsche kann ich von den Teilnehmern bzw. deren Angehörigen erhalten?
- Wen muss ich vorher informieren (Kollegen, Angehörige)?
- Wann will ich die Veranstaltung durchführen?
- Wo will ich die Veranstaltung durchführen?
- Welche Arbeiten sind vorher zu erledigen?

Ablauf der Veranstaltung/Einsatz von Hilfsmitteln und Materialien

- An welche Anregungen und Interessen knüpfe ich an?
- In welchen Schritten führe ich die Veranstaltung durch (Einstieg/Verlauf/Abschluss)?
- Wodurch kann ich die Teilnehmer am besten einbeziehen/aktivieren?
- Wie fördere ich die Kommunikation untereinander?
- Welche Zeit muss ich für die Veranstaltung einplanen?
- Wer assistiert bzw. hospitiert?
- Welche Hilfsmittel brauche ich zur Durchführung?

Durchführung

Entsprechend der schriftlichen Planung führe ich das Beschaftigungsangebot durch.

Nachbereitung

Welche Tätigkeiten muss ich nach der Veranstaltung erledigen?
- Aufräumen
- Dokumentieren
- Informieren

Auswertung der Veranstaltung durch Soll (Ziele)-Ist-Vergleich

- Ist mir die Durchführung des Beschäftigungsangebotes gelungen?
- Welches Feedback (verbal und nonverbal) habe ich von dem bzw. den Teilnehmer(n) der Veranstaltung erhalten?
- An welcher Stelle war ich unsicher?
- Was ist mir gut gelungen?

- Welche Abweichungen von meiner Planung waren festzustellen? Wie erkläre ich diese?
- War ich entsprechend gut vorbereitet?
- Welche Konsequenzen ziehe ich daraus für die nächste geplante Veranstaltung?

Stärkung der Ich-Identität

Eine demenzkranke Frau soll nach der Morgentoilette, die im Bad des oberen Stockwerks durchgeführt wurde, zum Frühstück die Treppe hinunter in die Küche geführt werden. Mitten auf der Treppe hält die alte Dame inne, bleibt stehen und ist durch nichts zu bewegen weiterzugehen. Eher durch Zufall erfährt die Pflegerin, dass die alte Dame früher gern getanzt hat. Also versucht sie mit „tanzähnlichen Schritten" die alte Dame zum Hinuntersteigen der Treppen zu bewegen. Es klappte.

Eine andere Pflegerin erzählte, dass sie mit einer alten Dame, die sich bei anderen Pflegekräften vehement mit Aufbieten aller körperlichen Kräfte gegen das Baden und Duschen wehrte, gemeinsam unter die Dusche geht – und zwar singend. Die Lieder beruhigen die alte Dame, und sie verhält sich äußerst kooperativ.

In der Versorgung Demenzkranker auch das Unkonventionelle und Ver - rückte wagen, das macht die Kompetenz dieser beiden Pflegerinnen aus – eine Ressource, die ein Geschenk, aber auch Ergebnis der Auseinandersetzung mit dem Krankheitsbild Demenz und starker Empathiefähigkeit ist.

Ziele

Nachdem Sie diese Informationseinheiten durchgearbeitet haben,

- wissen Sie, dass Demenzkranke infolge der Denkstörungen Gefühle nicht mehr verbalisieren, kontrollieren und bewusst steuern können;
- wissen Sie, dass Demenzkranke sich leicht von den Stimmungen,

Gefühlen und der Atmosphäre der Umgebung anstecken lassen;
- wissen Sie, dass mit der Demenz auch Wahnstörungen, Halluzinationen und Aggressionen verbunden sein können;
- können Sie die subjektive Bedrohung nachvollziehen, die Demenzkranke durch den Verlust ihrer Ich-Identität erleben.
- wissen Sie, dass Biografiearbeit im Sinne der Stärkung der Ich-Identität zwei Ansatzpunkte hat: die persönliche Dimension und die sozialhistorische Dimension;
- verstehen Sie, dass die Integrität eines Menschen durch seelsorgerlichen Beistand und validierenden Umgang gestärkt wird;
- wissen Sie, dass körperbezogene Pflegekonzepte, wie Basale Stimulation und Kinästhetik die Beziehung zwischen Körper, Seele und Umwelt harmonisieren;
- wissen Sie, dass „Snoezelen" den Anspruch erhebt, die Sinne des Menschen anzuregen und zu stimulieren, um so einer Depravation vorzubeugen.

Psychische Störungen und Änderung des (Sozial-)Verhaltens

Psychische Störungen und Verhaltensauffälligkeiten sind nicht kognitive Störungen, die bei allen Formen der Demenz auftreten. Bereits im frühen Stadium der Erkrankung zeigen sich Angst, Panik, emotionale Labilität, depressive Symptome, Aggressivität, Selbstunsicherheit und Hilflosigkeit (Hirsch 2001).

Die psychischen Störungen können als Folge der Beeinträchtigungen im Denken interpretiert werden. Die bewusste Wahrnehmung, der gedankliche Umgang mit Gefühlen, aber auch die Kontrolle sowie das Ausdrücken von Gefühlen verändern sich im Krankheitsverlauf. Ein Demenzkranker kann die Hilfe eines anderen Menschen, z. B. beim Waschen oder Ankleiden, als persönlichen Angriff und Eingriff in seine Privatsphäre erleben. Er schlägt daraufhin nach dem Helfer oder versucht davonzulaufen. Dieses Verhalten wird vielfach als Aggression gedeutet, was jedoch eine Fehlinterpretation ist, insofern der Kranke einfach nur seinen Ärger aufgrund der Distanzlosigkeit ausdrücken will. Die Störungen im Gedächtnis und Denken hindern ihn, mit anderen in eine „normale" Beziehung zu treten und sich in diesem Fall verbal abzugrenzen.

Die Verbindung zu anderen Menschen und zu sich selbst zu verlieren, stellt eine vitale Bedrohung dar. Menschen mit Demenz reagieren mit Angst, wenn sie keine vertrauten Personen und Räume mehr erkennen und die Sprache nicht mehr verstehen. Sie fühlen sich verloren und suchen verzweifelt nach etwas Vertrautem.

Demenzkranke Menschen, die ihren inneren Halt verloren haben, reagieren äußerst empfindsam auf äußere Einflüsse. Sie lassen sich leicht von Gefühlen und Stimmungen ihrer Umgebung anstecken. Sie reagieren z. B. auf Stress, Lärm, Temperatur, unfreundliche Stimmen entsprechend aufgeregt.

Panikreaktionen treten vornehmlich bei Überforderung auf und zeigen sich durch unvermittelte Stimmungsschwankungen, aber auch durch Wutausbrüche mit verbal oder physisch aggressiven Verhaltensweisen. Zum Teil gehen die Panikreaktionen mit Halluzinationen oder Wahnvorstellungen einher.

Hirsch (2009: 319) geht davon aus, dass bei 20-73% der Menschen mit Demenz Wahnvorstellungen, 23-50% Verkennungen und 15-29% Halluzinationen auftreten.

Die Wahnphänomene richten sich vor allem auf Bestehlungs- und Beeinträchtigungsthemen. In wahnhaftem Erleben und paranoiden Vorstellungen kommen existentielle Ängste des Erkrankten zum Ausdruck wie Minderwertigkeit, Unzulänglichkeit, Verarmung.

Halluzinationen äußern sich am häufigsten in Form von akustischen und optischen Trugwahrnehmungen. Die Sinnestäuschungen erschweren den Bezug Demenzkranker zu ihrer Umwelt erheblich.

Stärkung der Ich-Identität durch Biografiearbeit

Die Demenz nimmt den Betroffenen ihr Gedächtnis und damit ihre eigene Vergangenheit und Gegenwart. Sie sind nicht in der Lage, die Zukunft zu planen. Mit dem Verlust von Vergangenheit und Gegenwart geht der Verlust der biografischen Identität einher.

In der Psychologie wird Identität als die als „Selbst" erlebte innere Einheit der Person bezeichnet. Mit „Identität" wird all das bezeichnet, was einem Menschen das Gefühl gibt, „er selbst" zu sein. Zu diesem Gefühl, „man selbst zu sein", gehört unter anderem das Wissen über die eigene Vergangenheit sowie das Bewusstsein über sich selbst in der Gegenwart mit den Fähigkeiten, die wir uns im Lauf des Lebens angeeignet haben. Ich erkenne mich als jemanden, der ich war, bin und sein werde.

Unser „Selbst" entwickelt sich in Kontakt mit unserer Umwelt. Die Gesamtheit der Erfahrungen und das Wissen über uns geben uns das Gefühl, „ich bin ich selbst". Das „Selbst" eines Menschen ist grundlegend, um Erfahrungen einordnen zu können, sich zu entwickeln, sich anzupassen, Entscheidungen zu treffen, sich zu orientieren (Schachinger 2002).

Geht dieses Bewusstsein über die eigene Identität verloren, verliert der Mensch quasi die Basis seines Lebens, seines Selbstwertgefühls. Er fühlt sich bedroht, wird ängstlich und verworren. Menschen mit Demenz geraten immer wieder in Situationen, in denen sie nicht mehr wissen, wer sie sind. Sie sind sich ihrer Identität oder ihres „Selbstseins als Person nicht mehr sicher" (Romero 2000; Fischer, Schwarz 1999).

Der Begriff „Identität" stammt ursprünglich aus der Soziologie. Identität bezeichnet im zeitlichen Verlauf zwei Dimensionen: eine persönliche und eine sozial-historische Dimension.

Die persönliche Dimension beschreibt die Entwicklung der Persönlichkeit als einzigartiges, unverwechselbares Individuum. Das individuelle Erleben und Verhalten drückt sich in Einstellungen, in einem bestimmten Lebensstil usw. aus.

Die sozial-historische Dimension beschreibt, wie der einzelne durch zeittypische Ereignisse geprägt wird. Diese historischen, kulturellen, sozialen, ökonomischen Bedingungen wirken auf die Entwicklung eines Menschen ein, auf die er umgekehrt aber auch zurückwirkt.

Dem Psychoanalytiker Erik H. Erikson (1973, 1992) kommt der Verdienst zu, die Lebensgeschichte eines Menschen mit dem Begriff der „Identität" um diese psychosoziale und historische Dimension erweitert zu haben. Erikson beschreibt die Entwicklung eines Menschen in dieser doppelten Dimension von seinen frühkindlichen Verhaltensweisen bis hin zu den Phasen des Erwachsenseins und späten Alterns. Dabei bringt jede Entwicklungsphase eine Krise mit sich, die die Chance zu einer positiven oder negativen Weiterentwicklung bietet (vgl. Erikson 1973: 214f).

Altern ist angesiedelt im Spannungsfeld zwischen „Verzweiflung" und „Integrität" je nachdem, in welcher Weise der Einzelne in der Lage ist, sein Leben mit den individuellen und sozialgeschichtlichen Erfahrungen zu verarbeiten und anzunehmen.

Altersstufen	Psychosoziale Krisen (Entwicklungskrisen in der Spannung von Individuum und Gesellschaft)	Umkreis der Beziehungspersonen	Ordnungsgesichtspunkte (wichtig für die „Weltsicht")	Empfinden und Handeln
Säuglingsalter (1. Lebensjahr)	Vertrauen gegen Urmisstrauen	Pflegeperson, in der Regel die Mutter	„Weltordnung": der Säugling empfindet sich als Mittelpunkt der Welt	gegeben bekommen und geben
Kleinkindalter (2. Lebensjahr)	Autonomie (Selbständigkeit) gegen Scham und (Selbst-) zweifel	Eltern	„Gesetz und Ordnung"	Festhalten und Loslassen
Spielalter (3.-5. Lebensjahr)	Aktivität/ Initiative gegen Schuldgefühl	Familie	Ideale Vorbilder/Leitbilder	Tun Drauflosgehen oder Tun als ob (Spielen)
Schulalter (6.- ca. 12.	Leistung gegen Minderwertig-	Wohngegend und Schule	Technisches, Handwerkli-	etwas „Richtiges", etwas mit

Lebensjahr)	keitsgefühl		ches, „Machbares"	anderen zusammen machen
Jugendalter (Pubertät)	Identität („Selbst-Bewusstsein") gegen Rollenkonfusion	eigene - Gruppen, die anderen, Vorbilder	Ideen und - Ideologien als Perspektiven	Wer bin ich; wer bin ich nicht? Ich in der Gruppe …
Frühes - Erwachsenenalter	Intimität gegen Isolierung	Freunde, sexuelle Partner, Rivalen, Mitarbeiter	Arbeitsordnung, Rivalität (Konkurrenz)	sich im anderen verlieren; sich im anderen finden
Reifes Erwachsenenalter	„Zeugende" und schaffende Fähigkeit gegen Stagnation	Arbeit, Zusammenleben in der Familie	Zeitströmungen in Erziehung und Überlieferung	Schaffen, Versorgen Vorsorgen
Spätes Erwachsenenalter	Ich-Integrität gegen Verzweiflung	„die Menschheit", „Menschen meiner Art"	Annahme des eigenen Lebens, „Weisheit"	Sein, was man geworden ist; wissen, dass man sterben wird.

Lebensphasen

Im biografischen Arbeiten wird die sinnhafte Struktur eines individuellen Lebens deutlich. In Biografien entfaltet sich ein individueller Grundplan, wobei vergangene Erfahrungen in der Begegnung mit anderen Menschen neu strukturiert werden können. Verschiedene pflegerisch-therapeutische Konzepte setzten hier an und wollen durch „Erinnern" und „Versöhnen" die Identität des Demenzkranken stützen und damit die psychisch bedrohlichen Auswirkungen der Erkrankung mildern. Ausgangspunkt ist die Annahme, dass unverarbeitete (Lebens-)Konflikte die Symptome der Demenz zusätzlich verstärken, wenn nicht gar verursachen.

Biografiearbeit hat entsprechend dieser theoretischen Grundlegung zwei Ansatzpunkte: die individuelle, subjektive Dimension und die Dimension der äußeren Lebensumstände und Ereignisse, die verflochten sind mit den historischen, sozialen und kulturellen Verhältnissen der Zeit.

Die Annäherung an fremde Biografien setzt eine empathische Aufmerksamkeit und ein Interesse an den Wünschen, Erwartungen und Lebensweisen voraus. Aus dieser Haltung heraus geht ein Sammeln zusammenhangloser sozialhistorischer Daten, die ein Mensch zwar objektiv erlebt haben mag, oder auch ein Psychologisieren am Kernpunkt biografischen Arbeitens vorbei. Professionelle Helfer verständigen sich mit dem Kranken bzw. den Angehörigen darüber, wie dieser selbst seine eigene Lage interpretiert. Ist dieser rationale Austausch nicht mehr möglich wie dies bei Demenzkranken der Fall ist, versuchen sie die gefühlsmäßigen Anforderungen an die Situation zu deuten.

Hier setzt z.B. das Forschungsprojekt DEMIAN (2004-2010) des Instituts für Gerontologie in Heidelberg an. Das Projekt verfolgt das Ziel, positive

Erlebnisräume von Menschen mit Demenz bewusst in die Pflege einzubeziehen. Der DEMIAN-Ansatz (Berendonk 2008) geht von folgenden Anforderungen aus:

- Erfassung und gezielte Förderung individueller positiver Erlebnismöglichkeiten für Menschen mit Demenz
- Positive Erlebnisse sind Situationen von Freude, Wohlbefinden, Entspannung, Interesse usw.
- Professionelle Pflegearbeit erfordert die Integration der emotionalen Unterstützung in Pflege- und Alltagssituationen
- Biografische Erfahrungen werden methodisch in gegenwärtige Situationen eingeflochten

Die Erfassung individuell positiver Alltagssituationen geschieht in drei Schritten:

1. Erhebung durch Befragung

Angehöriger: „Bitte erinnern Sie sich an Situationen, in denen ihr Angehöriger Freude gezeigt, sich wohl gefühlt hat …"
MitarbeiterInnen: „Bitte beschreiben Sie Situationen, in denen der Bewohner Freude zeigt, sich wohl fühlt, entspannt ist …"
Mensch mit Demenz: „Was ist Ihnen wichtig?",„Womit könnte Ihnen jemand eine Freude machen?"

2. Beschreibung Individuell positiv bedeutsamer Alltagssituationen

3. Gestaltung positiver Erlebnisräume im Pflegealltag durch die Pflegenden. Ansatzpunkte für Gesprächssituationen sind an einem Beispiel in der Tabelle aufgeführt:

Gespräch mit ihr, zuhören	Sie erzählt gerne.
Gespräch über Themen aus ihrer Vergangenheit	z. B. *München*: dort hat sie früher gewohnt (es ist auch ein Buch vorhanden, das kann man mit ihr zusammen anschauen). *Sport*: Sie war eine begeisterte Sportlerin
Mit ihr spazieren gehen	Sie genießt die frische Luft und ist im Sommer gern draußen
Thema Kleidermode aufgreifen	z. B. – mit ihr eine Modezeitschrift anschauen – über Mode oder ihre Garderobe sprechen
Ihr ein Kompliment machen	z. B. – zu ihrer Frisur, wenn sie vom Friseur kommt oder zu ihrer Garderobe
Über ihre Zimmereinrichtung sprechen	Sie hat viele persönliche Dinge im Zimmer und liebt geschmackvolle Einrichtung
Gemeinsam mit ihr Bilder anschauen	Sie hat sich besonders über folgende Bilder gefreut, z. B. *Hundebilder* (sagte, sie hätte früher auch Hunde gehabt) oder *Bilder von Autos* (sie ist selbst gern Auto gefahren)
Ihr etwas Süßes anbieten	Schokolade

Positive Erlebnisräume in die Pflege integrieren (Quelle: www.pflege-forschung.de/demian_berendonk.pdf)

Ein älterer Ansatz, der primär die individuelle Dimension von Biografiearbeit betont, ist die Life-Review-Technik (Butler 1974, Baltes, Gutzmann1990), ein in der gerontologischen Arbeit seit den 70er Jahren bekanntes Verfahren, in dem es um angeleitete Lebenserinnerungen geht. Untersuchungen zu Folge trägt diese Methode dazu bei, dass Ich-Integrität im Sinne Eriksons gestärkt wird.

Ein weiteres gerontologisches Konzept versucht unter dem interventionsgerontologischen Stichwort „Identitätsarbeit durch biografische Narrationen" eine Erzählkultur in der Altenarbeit zu etablieren. Hier steht die sozialhistorische, kulturelle Dimension von Biografiearbeit im Vordergrund. Vornehmlich in Beschäftigungsgruppen praktiziert, gewinnt die Erinnerungspflege über Themen aus der Kindheit bis in das Erwachsenenalter zentrale Bedeutung. Welche sozialkulturellen Erfahrungen haben die Menschen dieser Zeit geprägt, z. B. in der Schule, in der Berufsausbildung, im Freizeitverhalten? Man tauscht Erinnerungen aus über die Schulzeit, Streiche und Erlebnisse aus der Kinderzeit, die erste große Liebe, Beginn der Berufstätigkeit, Familiengründung usw. Zur Unterstützung der Erinnerungen werden Gegenstände eingesetzt, z. B. ein alter Schulranzen, ein Brautschleier, alte Küchenutensilien, Bilder, Photos.

Für die Menschen mit Demenz kann dieses bewusste Aufgreifen, Auffrischen und die Beschäftigung mit Erinnerungen positive Auswirkungen auf ihr Selbstwert- und Identitätsgefühl haben.

Stärkung der Integrität durch seelsorgerlichen Beistand

Am 17. Mai 2010 berichtete die Süddeutsche Zeitung mit der Überschrift „Er ist nicht mehr mein Mann" über Inge Jens und ihren an Demenz erkrankten Ehemann Walter Jens: *„Der Schrecken des Alters muss hier nicht mehr beschworen werden, er ist so sinnlos gegenwärtig wie das Verhängnis in der antiken Tragödie. Dem Übersetzer des Johannes-Evangeliums hilft am Ende nicht einmal der christliche Glaube, und auch der Tod ist keine Lösung mehr*", so der Autor Willi Winkler. *„Der Zeitpunkt, seinem Leben ein Ende machen zu können, den hat er im wahrsten Sinne des Wortes verpasst"*, so ist Inge Jens, die Ehefrau des verstorbenen Philosophen, in dem besagten Artikel zitiert worden. Walter Jens ist in der Zwischenzeit verstorbenen.

Ob Walter Jens selbst – wenn er hätte berichten können – die beschriebene Resignation und Hoffnungslosigkeit teilte?

Meine Mutter war demenzkrank. Sie lebte zuletzt in einem Altenpflegeheim. Zu keinem Zeitpunkt hatte ich das Gefühl, ihr Leben sei sinnlos, von dem sie erlöst werden wollte. Es gab trotz schwerster Einbußen Freude und Begegnungen, die sie zufrieden und fröhlich machten. Nie werde ich folgende Situation vergessen: Da meine Mutter stark in ihrer Mobilität eingeschränkt war, unterbreitete ich ihr den Vorschlag, einen Rollstuhl zu besorgen, mit dem wir dann spazieren fahren können. Zögerlich stimmte sie zu. Irgendwie schien es ihr peinlich zu sein, ihr Angewiesensein auf Hilfe öffentlich zu machen. Unsere erste Ausfahrt steht an. Kaum sind wir unterwegs, singt meine Mutter aus vollem Hals das Lied „Max, du hast das Schieben raus, Schieben raus …; Schiebermax ist da".[20]

Ich stimme mit ein. Außenstehende haben sicher gedacht, „die beiden „ticken nicht sauber", was ja auch irgendwie stimmte. Aber wir haben uns herrlich amüsiert.

Menschen mit Demenz sind im Verlauf der Erkrankung zunehmend auf andere Menschen angewiesen. In der Beleitung meiner demenzkranken Mutter konnte ich feststellen, dass Vieles von dem, was ihr vor der Erkrankung wichtig war, an Bedeutung verloren hatte. Wichtig waren nur noch die sie umgebenden Menschen und ihre Fähigkeit zur Zuwendung, ihre Fähigkeit, respektvoll und partnerschaftlich in Beziehung treten zu können.

Unter Seelsorge versteht man die einfühlsame, christlich motivierte Begleitung eines Menschen durch Anteilnahme und Beistehen in schweren, aber auch schönen Lebenssituationen. Das Bedürfnis nach Transzendenz und die Verbundenheit mit Gott ermöglicht einem Menschen, Hoffnung, Aufgehoben sein und Vergebung zu erfahren. Im seelsorgerlichen Gespräch finden Verzweiflung und „Anklagen", die Frage nach dem Sinn von Krankheit und Pflegebedürftigkeit Gehör – auch dann, wenn kein Sinn mehr zu erkennen ist.

Der Menschen kann auf sein Leben zurückblicken mit seinen gelungenen, aber auch unerledigten Seiten und seinem Versagen. Diese Rückschau mit „Beistand" trägt dazu bei, dass Menschen ihr Leben annehmen und Frieden finden können (Radebold 1994).

Demenzkranke Menschen sind zu dieser reflektierenden Rückschau nicht mehr in der Lage. Sie brauchen das Ritual und die Zeremonie. Menschen mit Demenz verhalten sich außergewöhnlich gesammelt und friedvoll, wenn sie die Atmosphäre eines Gottesdienstes sinnlich erfahren.

Die Bibel hält Bilder von großer tröstender Kraft bereit:

„Ich hebe meine Augen auf zu den Bergen, von welchen mir Hilfe kommt.
Meine Hilfe kommt von dem Herrn, der Himmel und Erde gemacht hat.
Er wird deinen Fuß nicht gleiten lassen, und der dich behütet, schläft nicht.
Siehe, der Hüter Israels schläft noch schlummert nicht.
Der Herr behütet dich, der Herr ist dein Schatten über deiner rechten Hand,
Daß dich des Tages die Sonne nicht steche und der Mond des Nachts.

[20] Schieber-Maxe, der Schieber ist ein Tanz, Komponist Walter Kollo (1912)

Der Herr behütet dich vor allem Übel, er behütet deine Seele.
Der Herr behütet deinen Ausgang und Eingang von nun an bis in Ewigkeit." (Psalm 121)
Der vertraute Ablauf des Gottesdienstes, Kirchenlieder singen, beten, Kerzen und Weihrauchduft harmonisieren die Gedanken und wirken beruhigend. In Gebeten und Sakramenten wird Sinn und Aufgehobensein in Gott erfahren.

Professionelle Begleiter respektieren die Einstellungen und Vorschriften der verschiedenen Religionen und unterstützen die Menschen in ihren Bräuchen und Ritualen.

Stärkung der Integrität durch validierenden Umgang

Validation bedeutet so viel wie wertschätzen, für gültig erklären. Naomi Feil (1992) brachte diese Kommunikationstechnik als erste in die öffentliche Diskussion. Grundgedanke ist, dass das Verhalten von Menschen mit Demenz und deren Sichtweise als für sie gültig akzeptiert werden. Sie werden mit ihren Gefühlen und Gemütszuständen ernst genommen. Feil geht von der Annahme aus, dass durch Validation in der Lebensgeschichte belastende Erlebnisse und Traumata und die damit verbundenen verborgenen Gefühle wie Scham, Wut Trauer verarbeitet werden können.

Akzeptierender und wertschätzender Umgang vermitteln Vertrauen, Zuversicht und Sicherheit und ermöglichen – im Sinne Eriksons – Aussöhnung mit unerledigten Lebensereignissen und Annahme des eigenen Lebens.

Ob Validation dem Anspruch gerecht wird, bleibt einmal dahingestellt, empirisch belegt ist das Verfahren nicht.

Validation hat ihre Wurzeln in der Humanistischen Psychologie Carl Rogers (1979). Die Grundpfeiler eines helfenden Gesprächs – „Empathie, Echtheit und Akzeptanz" – stellen Gesprächsvariable dar, die auch in der Begleitung demenzkranker Menschen Anwendung finden.

- Empathie ist die Fähigkeit, sich auf Gefühle, Gedanken und Wertvorstellungen Anderer einzulassen.
- Echtheit bedeutet, sich im Kontakt mit anderen Menschen nicht zu verstellen, sondern wahrhaftig zu sein. Dazu bedarf es einer „inneren Wachheit", die eigenen Gefühle und Ansichten wahrzunehmen, zu reflektieren und diese zu vertreten. Echtheit meint nicht radikale, verletzende Offenheit, sondern Kongruenz in Sinne einer Stimmigkeit zwischen dem, was ich denke und sage, und dem, was ich sage und tue.
- Akzeptanz ist eine Haltung, die den anderen Menschen nicht verändern will, sondern ihn in seiner Persönlichkeit annimmt. Ich bringe dem anderen Menschen, so wie er ist, Wertschätzung entgegen.

Übertragen auf die Begleitung demenziell erkrankter Menschen heißt dies, den Menschen so zu akzeptieren, wie er ist, ihn nicht seine eigene Realität absprechen, sondern ihn dort zu begleiten, wo er mit seinen Empfindungen, Wahrnehmungen, Vorstellungen steht. Validierender Umgang akzeptiert die innere Welt des Demenzkranken, respektiert seine Wahrnehmung und seine Deutung von Situationen und vermeidet, ihn zu verändern und an die eigene „Realität" anzupassen. Über diese wertschätzende, zugewandte Haltung können Pflegende zu einer Verbesserung der emotionalen Situation Demenzkranker beitragen.

Körperbezogene Pflegekonzepte: Basale Stimulation und Kinästhetik

Krankhafte physische und psychische Veränderungen des Körpers können als existenzielle Bedrohung der Identität empfunden werden. Bei den körperbezogenen Pflegekonzepten geht es primär nicht um eine Verbesserung der allgemeinen Beweglichkeit und der körperlichen Belastbarkeit. Vielmehr verspricht man sich eine Verbesserung der Beziehung zwischen Körper, Seele und Umwelt. Körperbezogene Pflegekonzepte fördern das Körpererleben, den Bezug zur eigenen Leiblichkeit, die Empfindungsfähigkeit, die Fähigkeit zur Mitteilung und das Entspannungsvermögen. Der Behandlungsansatz über den Körper wirkt nicht nur mobilisierend und allgemein aktivierend, er verbessert auch den Zugang zu den Demenzkranken, die sich sprachlich nicht mehr vermitteln können. Die Berührungssprache ist die einzig verbleibende Sprache, in der weiterhin Botschaften zu empfangen sind. Durch Berührung bleibt der Demenzkranke in Kontakt mit anderen Menschen.

Basale Stimulation

Die basale Stimulation wurde ursprünglich zur Förderung geistig schwer behinderter, wahrnehmungsbeeinträchtigter Menschen entwickelt. Ziel ist es, die Eigenwahrnehmung des Patienten zu fördern, bereits Erlebtes wieder bewusst zu machen und den Kontakt zur Umwelt zu ermöglichen.

Basale Stimulation will den Mangel an Eigenerfahrung, Eigenbewegung und Auseinandersetzung mit der Umwelt ausgleichen. Sie bietet die Möglichkeit, auch Menschen mit extremen Einschränkungen eine neue Erfahrungswelt zu eröffnen. Im Zentrum dieser Erfahrungswelt steht der eigene Körper. Der behinderte und wahrnehmungsbeeinträchtigte Mensch erfährt durch die körperliche Nähe Umwelt.

Grundlage der basalen Stimulation sind das Vibrationsempfinden, der Gleichgewichtssinn und die Berührungssinne. Die basale Stimulation wirkt durch gezielte Reize einer Deprivation entgegen, z. B. durch:

- Somatische Stimulation (körperliche Anregungen)
- Vestibuläre Stimulation (Anregung mit Hilfe von Schwingungen)
- Orale Stimulation (Anregung des Geruchs- und Geschmackssinnes)

- Auditive Stimulation (Anregung des Hörsinnes)
- Taktil-haptische Stimulation (Anregung des Tast- und Berührungssinnes)
- Visuelle Stimulation (Anregung der optischen Wahrnehmung).

Basale Stimulation kommt z. B. bei einer beruhigenden Ganzkörperpflege zur Anwendung. Durch die Körperpflege soll die Unruhe und das Gefühl der Uneinheitlichkeit des Körpers vermindert werden, sie soll entspannen und das Gefühl der Einheitlichkeit und Körperintegration verbessern.

Kinästhetik

Kinästhetik befasst sich mit unterstützenden Bewegungsabläufen zwischen Pflegenden und pflegebedürftigen Menschen. Auf der Grundlage allgemeiner Gesetzmäßigkeiten von Bewegungsabläufen und der Wirkung der Schwerkraft werden wirksame Unterstützungsmöglichkeiten abgeleitet.

Die Kinästhetik geht davon aus, dass jeder Mensch individuelle Bewegungsmuster besitzt, die fest in ihm verankert sind („Bewegungsgedächtnis"). Wird z.B. versucht, einem Demenzkranken einen Pullover in einer für ihn ungewohnten Weise anzuziehen, wird er damit große Schwierigkeiten haben. Fügt man sich jedoch bei der Unterstützung behutsam in sein individuelles Bewegungsmuster ein, kann es sein, dass der Kranke den Bewegungsablauf selbständig fortsetzt. Das individuell gespeicherte Bewegungs-Programm „Pullover-Anziehen" wurde sozusagen durch diese Unterstützung aktiviert (vgl. Abschnitt „Förderung der Selbständigkeit).

Weiterhin befasst sich die Kinästhetik mit der emotionalen Wirkung von unterstützenden Handlungen: Welche Hebe-, Greif-, Bewegungs- oder Haltetechniken lösen beim Kranken ein Gefühl der Sicherheit und des Vertrauens aus? Wodurch werden bei ihm Eigenaktivitäten angeregt? Durch welche Haltetechniken fühlt er sich partnerschaftlich unterstützt und nicht fremdbestimmt?

Schließlich wurden in der Kinästhetik bestimmte Übungen entwickelt, z.B. durch Entlangstreichen an Körperteilen, die die Körperwahrnehmung und Orientierung verbessern sollen. Demenzkranke können dadurch, etwa vor dem Aufstehen, ein besseres Gefühl für ihre Bewegungsfähigkeit und Körperkoordination erhalten (Fischer, Schwarz 1999).

Snoezelen

Das Wort Snoezelen (in Deutsch ausgesprochen „snuselen") ist eine Verbindung der niederländischen Wörter „sniffelen" riechen und schnüffeln und „doezelen" ruhen und dösen. Beim Snoezelen-Konzept geht es darum, Menschen mit Hilfe von Licht, Geräuschen, Gerüchen und durch den Geschmackssinn zu aktivieren. Solche Anregungen – so der Anspruch – sollen eine lustvolle Sinneswahrnehmung und besondere Erfahrungen ermöglichen, die im normalen Alltag verschlossen sind. Ursprünglich wurde dieses Konzept für Menschen mit schwerer geistiger Behinderung entwickelt. Heute findet es darüber hinaus in der Begleitung demenzkranker Menschen viele Anhänger.

In der Arbeit mit geistig behinderten Menschen mag dieses Konzept viel versprechend sein. Dagegen sehe ich den Einsatz von Snoezelen in der Arbeit mit Demenzkranken eher kritisch. Häufig handelt es sich um eine Reizüberflutung, die zur Überforderung führt. Demenzkranke können die vielfältigen Reize, z. B. sprudelnde Röhren, flutende Lichtreize wie in Diskotheken oder Musikspendende Kissen nicht einordnen (Falk 2003b). Das Vertraute, biografisch Verankerte, bietet Sicherheit und Anregung.

Snoezelenräume eignen sich aber hervorragend für die Entspannung von Pflegenden, wenn sie eine kurze Auszeit von ihrer anstrengenden Arbeit brauchen.

Reflexion und Übung

1. „Zeitreise"

Nicht immer wissen Pflegende etwas aus der Lebensgeschichte des Demenzkranken, woran sie bei der Unterstützung in der Lebensgestaltung anknüpfen können. Dann helfen allgemeine historische und sozialkulturelle Kenntnisse aus der Zeit, in denen die zu begleitenden Menschen jung waren (Falk 1992). Beschäftigen Sie sich mit dieser Zeit im Rahmen eines kleinen Forschungsprojektes.

Vorgehen:

Zu zweit oder zu dritt einigen Sie sich auf ein bestimmtes Fallbeispiel, also eine ältere Dame oder einen Herren, die/den Sie beruflich oder privat sehr gut kennen. Ordnen Sie für diesen Menschen charakteristische Lebensabschnitte auf einer horizontalen Achse an (vgl. dazu die Tabelle „Lebenszyklus und Identität"). Schreiben Sie die Namen der Phasen unter die Linie. Notieren Sie über den Lebenszeiten, die diese Phasen markieren, die dazugehörigen Jahreszahlen. Schreiben Sie über die Linie, was in dieser Zeit gesellschaftlich relevant war. Notieren Sie zunächst nur das, was Ihnen selber dazu einfällt.

Erweitern Sie die Übung anschließend zu einer kleinen „Forschungsreise". Was waren damals die bewegenden Zeitthemen, was war im öffentlichen Leben los? Suchen Sie dazu die Quellen, z. B. Filme, Zeitungsartikel oder Fotobücher. Notieren Sie sich, was Ihnen auffällt, welche Filme etwa in den aufeinander folgenden Phasen Mode waren; blättern Sie in Büchern, Zeitungen oder Bildbänden. Welche Musik, welche Lieder, Gedichte, Geschichten waren bestimmend in dieser Zeit? Interviewen Sie „Zeitgenossen" über Mode, Musik und Freizeitverhalten.

Auswertung:

Stellen Sie Ihren Kollegen bzw. Mitschülern, Lehrern oder Anleitern das Ergebnis Ihrer Forschungsarbeit vor. Wählen Sie dazu z.B. die Form einer Ausstellung, eines Rollenspiels oder erzählen Sie eine Geschichte. Ihrer Phantasie sind keine Grenzen gesetzt.

2. Lebens- und Sterbebegleitung

Viele Menschen haben ihre religiösen Bindungen verloren, für viele sind sie gegenwärtig und lebendig. Wenn Menschen krank werden, sich nicht mehr selbst äußern oder entscheiden können, ist es wichtig, dass andere in ihrem Sinne handeln. Sind Angehörige da, dann können sie für religiösen und seelsorgerlichen Beistand sorgen. Gibt es keine Angehörigen, müssen Pflegende diese Aufgabe übernehmen. Dabei sind aber nicht nur die religiösen Bedürfnisse zu beachten und eventuell seelsorgerlichen Beistand zu organisieren, sondern auch kulturelle Gewohnheiten und Riten zu respektieren. In unserer Gesellschaft leben Menschen unterschiedlichster Nationalitäten und Konfessionen. Sie unterscheiden sich durch ihre Essensvorschriften oder Schamgrenzen. Sterbende werden nach für sie typischen Vorschriften begleitet, Verstorbene nach unterschiedlichen Ritualen versorgt und beerdigt. Die kulturellen und ethischen Unterschiede sind vielfältig und bedürfen genauer Information.

a) Bringen Sie in Erfahrung, welcher Nationalität die meisten der ausländischen Mitbürger in Ihrer Region angehören. Schreiben Sie die wichtigsten Merkpunkte auf, die Sie beachten müssen, wenn ein Patient der entsprechenden Nationalität und religiösen Bindung von Ihnen gepflegt wird. Welche Rituale, Gewohnheiten müssen Sie bei der Sterbebegleitung beachten?

b) Erstellen Sie einen Standard für die Versorgung eines Patienten, der einen anderen Glauben hat entsprechend der unten aufgeführten Stichpunkte:

- Wichtige religiöse Schriften:
- Wichtige Festtage:
- Tägliche Vorschriften:
- Wichtige Bräuche und Gesetze:
- Pflegeverständnis der ethnischen Gruppe:
- Religiöse Vorschriften und Bräuche im Zusammenhang mit der Pflege:
  Beistand im Leiden und im Sterben:
- Rolle der Angehörigen:
- Versorgung des Verstorbenen:
- Kontaktadresse zur nächsten Gemeinde:

3. Erziehung im Altenheim?

Integrative Konzepte in der stationären Altenpflege befürworten ein Zusammenleben zwischen dementen und orientierten Menschen. Das geht häufig nicht ohne Konflikte mit den Mitbewohnern ab. Manchmal greifen Pflegekräfte ein und wollen den Streit zwischen den alten Menschen schlichten – ganz so wie Mutter früher bei den zankenden Kindern eingriff. Es stellt sich die Frage, ob dieses „erziehende" Verhalten auch bei erwachsenen, alt gewordenen Menschen angebracht ist, selbst wenn sie dement sind.
Im Pflegeheim finden wir häufig „asymmetrische Beziehungen". Das bedeutet,

dass die Mitarbeiter ihre Wert- und Moralvorstellungen nachhaltiger durchsetzen können als die Bewohner dies tun können. Sie begründen dies u. U. mit ihrer „Aufsichtspflicht". Wenn es kalt draußen ist, muss ein Bewohner warm angezogen sein. Aber muss eine alte Dame, die täglich einen Haushaltskittel trägt, diesen ausziehen, weil die zuständige Pflegerin ein Kleid viel passender findet? Falsch verstandene Fürsorge kann zur Überbehütung und Zwang führen.
Wo liegt die Grenze zwischen Erziehung im Pflegeheim und Notsituation, in der die Gefahr der Selbstgefährdung besteht und ein Intervenieren notwendig erscheint? Die Grenze zwischen Fürsorge und Reglementierung ist fließend.

a) Erkunden Sie Ihre eigenen Verhaltensweisen und Einstellungen. Dazu vergegenwärtigen Sie sich eigene Wertvorstellungen und Alltagstheorien im Umgang mit alten Menschen. Listen Sie dazu für sich selber plakativ auf, welche Verhaltensweisen sie störend und „unmöglich" bei alten Menschen finden. Listen Sie auf, welche Verhaltensweisen Sie bei den alten Menschen erfreulich und schön finden:

„Abstoßend finde ich, wenn alte Menschen …"

„Schön finde ich, wenn alte Menschen …"

Bei welchen Verhaltensweisen würden Sie intervenieren und wie sähe Ihre Intervention aus?

b) Versuchen Sie herauszufinden, aufgrund welcher eigenen Erfahrungen und prägender Personen (auch aus Kindheit und Jugend) Sie zu dieser Wertigkeit kommen.

4. Patientenrechte

a) Die Würde des Menschen ist unantastbar, so Art. 1 GG. Patienten, speziell Demenzkranke, sind – wie alle anderen Menschen auch – gesetzlich geschützt. Sie sind weder der Willkür von Menschen ausgeliefert noch irgendwelchen Zwangsmaßnahmen ausgesetzt. Selbst wenn Demenzkranke unsinnige Sachen tun. Herr Schmid beispielsweise zupft jede Blume, die sich ihm in den Weg stellt, aus dem Topf. Das verärgert das Pflegepersonal. Eine „Bestrafung durch Wegsperren" ist verboten.

Erst dann, wenn sich ein Kranker selbst oder andere gefährden würde, dürften unter Umständen freiheitseinschränkende Maßnahmen zur Anwendung kommen. Fixierung ist z. B. eine solche freiheitseinschränkende Maßnahme. Von Freiheitsentziehung wird gesprochen, wenn etwa HeimbewohnerInnen dauernd oder regelmäßig auf einem bestimmten beschränkten Raum festgehalten werden, ihr Aufenthalt ständig überwacht und die Aufnahme von Kontakten mit Personen außerhalb des Raumes durch Sicherheitsmaßnahmen verhindert wird (Klie 1991).

Freiheitseinschränkende Maßnahmen sind immer ein schwerwiegender Eingriff in die Grundrechte eines Patienten. Die Legitimation dafür kann daher nur aufgrund eines Gesetzes erfolgen. Dieses legt dann genau fest, wer befugt ist, welche Maßnahmen für welchen Zeitraum anzuordnen.

Gibt es Personen,

- die in Ihrer Einrichtung fixiert werden?
- bei denen regelmäßig Bettgitter aufgestellt werden?
- die in ihrem Zimmer eingesperrt werden?
- die sich z. B. nur auf ihrem Stockwerk oder nur im Gebäude und ggf. im Garten frei bewegen können?
- die am Verlassen des Hauses gehindert werden?
- die durch ein Patientensicherungssystem ständig überwacht werden?

Prüfen Sie die Rechtslage. Wer hat über die freiheitseinschränkenden Maßnahmen entschieden und aus welchem Grund wurden sie angeordnet?

b) Freiheitsentziehende Maßnahmen werden häufig begründet mit der Fürsorgepflicht der Pflegenden und dem Hinweis, dass Verletzungen z. B. durch Stürze vermieden werden sollen. Deshalb werden Fixierungen und freiheitsentziehenden Maßnahmen (FEM) durch Bauchgurte, Bettgitter, Vorsatztische usw. befürwortet. Die betroffenen Menschen werden dadurch stark in ihrer Bewegungsfreiheit eingeschränkt, das Wohlbefinden leidet. Der Werdenfelser Weg bemüht sich um eine Abkehr vom starren Sicherheitsdenken.

Der Werdenfelser Weg ist ein 2007 im Landkreis Garmisch-Partenkirchen entwickeltes Projekt mit der Zielsetzung, die Entscheidungsprozesse über die Notwendigkeit freiheitsentziehender Maßnahmen zu verbessern und Fixierungen auf ein unumgängliches Minimum zu reduzieren.

Pflegende und Pflegeeinrichtungen haben die Möglichkeit umzudenken und neue Wege zu gehen: Entwickeln Sie Vorschläge, wie Sie einen sturzgefährdeten Menschen schützen können, ohne dass freiheitsentziehende Maßnahmen zur Anwendung kommen.

Unterstützung in den Lebensaktivitäten

Demenzkranke leben in vergangenen Lebensabschnitten, in denen sie leistungsfähig und kompetent waren. Auf diesem Hintergrund wird verständlich, dass sie pflegerische Angebote als überflüssig empfinden und ablehnen. Insbesondere die Körperpflege und die Toilettengänge werden als Aufdringlichkeiten empfunden, die darüber hinaus mit einer Verletzung des Schamgefühls verbunden sind. Eine stressfreie Pflege wird daher nur dann möglich sein, wenn solche Einstellungen berücksichtigt werden und die pflegerischen Angebote quasi als eine „Ergänzung" zu dem angeboten werden, was der Kranke schon selbst geleistet hat.

Die Unterstützung in den Lebensaktivitäten, wie Waschen, Anziehen, Essen, Trinken, zur Toilette gehen usw., sollte nach verhaltenstherapeutischen Grundsätzen erfolgen (vgl. dazu den Abschnitt „Lern- und verhaltenstherapeutische Grundsätze zur Pflegeplanung"). Ziel ist, die Selbständigkeit so lange wie möglich zu erhalten. Wird dem Demenzkranken aus falsch verstandener Fürsorge alles abgenommen, verlernt er noch vorhandene Fertigkeiten, was sein Selbstwertgefühl schwächt.

Im Folgenden werden exemplarisch am Beispiel einzelner Lebensaktivitäten mögliche Pflegeprobleme aufgelistet und die entsprechende Unterstützung und Pflege aufgezeigt.

Ziele

Sie kennen Probleme

- im Zusammenhang mit der Wahrnehmungsfähigkeit Demenzkranker und sorgen für regelmäßige Kontrollen des Seh- und Hörvermögens
- im Zusammenhang mit dem Essen und Trinken und fördern Appetit und Esskultur durch eine ausgewogene Ernährung
- im Zusammenhang mit der Inkontinenz und sind in der Lage, den Kranken individuell in seiner Kontinenz zu unterstützen
- beim An- und Auskleiden und unterstützen den Demenzkranken, indem Sie seine Selbständigkeit fördern und seine Kleidungswünsche beachten
- im Zusammenhang mit Ruhen und Schlafen und unterstützen den Demenzkranken darin, ausreichend Schlaf zu bekommen
- die die Geschlechtsidentität betreffen, wissen diese zu wahren und die Intimität Demenzkranker zu schützen.

Probleme mit der Alltagskompetenz und der selbständigen Versorgung

Beeinträchtigung in der Wahrnehmungsfähigkeit

Altersbedingte Verschlechterungen der optischen und akustischen Wahrnehmung treffen Demenzkranke besonders hart, weil sie vorhandene Orientierungsprobleme noch verschärfen. Einbußen der Sehkraft etwa durch Glaukom oder Katarakt (grauer Star), aber auch Hörschwächen können ängstliches, und ruheloses Verhalten verstärken oder sogar provozieren (Jansen-Cilag 1999). Zudem können Beeinträchtigungen in der Wahrnehmung Halluzinationen begünstigen.

Das Ziel besteht darin, eine regelmäßige Kontrollen des Sehvermögens und des Gehörs vorzunehmen sowie eine den Beeinträchtigungen angepasste Kommunikation zu praktizieren.

Erforderliche Maßnahmen:

- regelmäßige Untersuchung der visuellen und akustischen Wahrnehmung
- optimale Ausleuchtung des Wohnbereichs zur Erhöhung der optischen Kontraste.
- Beachtung folgender Kommunikationsregeln im Umgang mit hör- und sehgeschädigten Demenzkranken:

- Demenzkranke nicht laut, aber langsam und gut akzentuiert ansprechen. Zu lautes Sprechen kann die Schmerzgrenze überschreiten;
- Hörgeschädigte immer so ansprechen, dass sie das Gesicht sehen können;
- das Gesicht sollte beleuchtet sein, so dass dem Hörgeschädigten das Ablesen vom Mund erleichtert wird;
- einfache Sätze bilden. Lange und gegliederte Sätze können nicht voll erfasst werden;
- in der Sprache des Demenzkranken sprechen – entweder Hochdeutsch oder Dialekt –, so wie er es gewohnt ist;
- Mitteilungen mehrmals wiederholen, bis sie verstanden wurden;
- bei Altersweitsichtigkeit regelmäßig die Brille überprüfen;
- Brille täglich reinigen;
- sehbehinderte Menschen führen, indem Begleiter ihren Unterarm anfassen, nicht ziehen oder schieben;
- Gegenstände und Kleidung immer an dieselbe Stelle legen;
- Dämmerleuchten für nachts, um Unfälle zu verhindern;
- falls der Demenzkranke noch lesen und Bücher oder Zeitschriften durchblättern kann, helfen Großdruckbücher und Lupen;
- Sprechen kommt vor dem Tun: alle Handlungen ankündigen, die an dem sehbehinderten Demenzkranken oder in seiner Umgebung ausgeführt werden.

Essen und Trinken

Einseitige Ernährung gefährdet den Demenzkranken. Ein Mangel an Eiweiß führt z. B. zu Ödemen, Infektionsanfälligkeit, Anämie und Osteoporose. Ein Mangel an Vitaminen bewirkt Widerstandslosigkeit, falsche Ernährung führt ggf. zur Obstipation.

Flüssigkeitsmangel und fehlendes Durstgefühl gefährden den Demenzkranken durch Austrocknung und akute Verwirrtheit.

Folgende Probleme können bei der Selbstversorgung Demenzkranker auftreten:

- Er kann mit Verschlechterung der Krankheit nicht mehr einkaufen gehen oder die Speisen zubereiten.
- Er geht unachtsam mit Hitze um und verbrüht sich beim Kochen oder löst einen Brand aus.
- Er verbrennt sich den Mund, weil er heiß und kalt nicht unterscheiden kann.
- Er hortet oder versteckt Speisen, die dann verderben.
- Er vergisst im Endstadium der Krankheit überhaupt zu essen und zu trinken.

Ziel der Pflege und Unterstützung besteht darin, die Freude am Essen und die Selbständigkeit zu erhalten sowie die Esskultur zu fördern.

Erforderliche Maßnahmen:
Begleitpersonen

- sorgen für ausreichende Getränke von etwa zwei Litern täglich
- reichen vornehmlich Vollwertkost
- bereiten mit dem Demenzkranken zusammen die Speisen zu
- beachten Sicherheitsvorkehrungen, entfernen z. B. spitze, scharfe Messer
- bedienen Handmixer und Brotschneidemaschinen selbst
- stellen Salz nicht auf den Tisch, weil der Demenzkranke u. U. das Essen versalzt
- ermöglichen im Vorfeld eine reichhaltige Auswahl, schränken aber auf dem Tisch die Wahlmöglichkeiten ein
- achten auf die Temperatur der Speisen
- servieren einzelne Speisen übersichtlich und einladend, denn „das Auge isst mit"
- setzen sich ihm gegenüber, damit er Essensregeln nachahmen kann
- bieten „Fingerfood" an, wenn der Kranke mit Besteck nicht mehr umgehen kann (Lucic, Schibli 2001)
- beachten Rituale, Gewohnheiten, Vorlieben, Esskultur in Gemeinschaft
- halten feste Zeiten bei den Mahlzeiten ein
- essen in entspannter Umgebung
- lassen zum Essen Zeit
- bieten sechs kleine Mahlzeiten und vor allem einen Spätimbiss an, um Unterzuckerung nachts und morgens zu vermeiden
- sorgen für passendes Geschirr oder bestimmte Hilfsmittel, wie rutschfeste Untersetzer und abwaschbare Tischtücher, einen Umhang (kein Lätzchen), schweres Besteck mit großen Handgriffen und unzerbrechliches Geschirr mit hohem Rand.

Im Folgenden werden spezielle Ernährungsprobleme im Zusammenhang mit der Demenz herausgegriffen. Dazu gehört z. B. das enthemmte, unkontrollierte Essen. Der Demenzkranke kann im Endstadium der Erkrankung alles in den Mund stecken, was er findet. Er isst z. B. Blumenerde, weil er gerade Hunger hat oder sein Sättigungsgefühl nicht mehr wahrnimmt. Bei Tisch bedient er sich möglicherweise vom Teller des Nachbarn. Er fordert rücksichtslos, sofort zu essen, weil er nicht warten kann oder Angst hat, vergessen zu werden.

Erforderliche Maßnahmen:

- Erklärungen, dass der Demenzkranke genug zu Essen bekommt, versteht er nicht;
- als Ersatz einen halben Apfel oder ein Lieblingsgetränk reichen;
- kurzfristig mit etwas ablenken, was sonst Freude bereitet.

Liegen Appetitstörungen vor, können die Ursachen vielfältiger Natur sein. Sie können durch nachlassenden Geruchs- und Geschmackssinn verursacht sein, aber auch durch Erkrankungen wie Depressionen, chronische Infekte usw. Medikamente, wie Abführ- und Schmerzmittel oder Antibiotika, können Appetitlosigkeit bewirken. Übelkeit und Erbrechen können z. B. durch Digitalis bedingt sein.

Eine Essbehinderung kann durch Agnosie und Apraxie verursacht sein. Darüber hinaus besteht im Endstadium der Demenz möglicherweise eine Schluckstörung mit Aspirationsgefahr beim Trinken. Auch Medikamente, z. B. Neuroleptika und Anticholinergika, können für die Essbehinderung verantwortlich sein, ebenso Kaustörungen durch eine falsche Prothese oder eine Pilzerkrankung im Mundbereich (Soor). Im Endstadium kann ein starker Saugreflex ausgelöst werden, sobald die Nahrung die Lippen berührt, so dass der Demenzkranke nicht mehr essen kann.

Erforderliche Maßnahmen:

- Bei Apraxie und Agnosie die Nahrung anreichen bzw. durch eine kleine behutsame Unstützung das „Körpergedächtnis" anregen, damit der Demenzkranke selbständig isst;
- bei Kaustörungen Prothese überprüfen und vorübergehend passierte Kost reichen:
- bei Schluckstörung den Demenzkranken aufrecht auf den Stuhl setzen – nicht im Bett aufsetzen;
- Getränke mit Joghurt, Pudding, Brei eindicken;
- bei Saugreflex halbflüssige Speisen in einer Schnabeltasse oder mit Hilfe eines Saugrohrs anreichen;
- bei Soorrisiko die Abwehr stärken durch regelmäßige Mundhygiene, viel trinken, gründliches Kauen, Anfeuchten der Mundhöhle/Mundspülung und Lippen eincremen.

Bei Nahrungsverweigerung müssen die Ursachen abgeklärt und behandelt werden. Ess- und Trinkverweigerung ist eine verbindliche Willensäußerung auch von dementen Menschen, die sterben wollen. Zwangsernährung ist ethisch nicht begründet. Sie stellt eine Form von Körperverletzung dar. Notwendig sind dagegen Zuwendung, Berührung und eine sorgfältige Mundpflege. Wenn ein Demenzkranker dabei am Waschlappen saugt, äußert er ein Trinkbedürfnis und damit Lebenswillen. Dann braucht er sein Lieblingsgetränk, das möglicherweise mit Zucker, einem Ei oder Astronautenkost angereichert ist. Bei erkenntlichem Lebenswillen ist die Nahrungsaufnahme über PEG zu ermöglichen.

Treten Probleme beim Trinken auf, kann die Ursache darin liegen, dass das Durstgefühl abnimmt oder dass der Kranke vergisst zu trinken. Bei zu wenig Flüssigkeit besteht die Gefahr der akuten Verwirrtheit/Delir. Der Kranke muss täglich zwei Liter (sechs bis acht Tassen Tee/Mineralwasser) zwischen den Mahlzeiten trinken. Falls erforderlich, ist ein Trinkplan zu erstellen (Grond 1998).

Ausscheiden

Die häufigste Form bei Demenzkranken ist die Drang-Inkontinenz. Der Kranke spürt den Harn- und Stuhl-Drang nicht. Bei Verletzung der Intimsphäre kann der Kranke aggressiv reagieren. Ebenso bei Verwendung von Inkontinenzmaterial, weil er sich wie ein Kind gewickelt fühlt. Bei Obstipation oder ungenügender Reinigung kann er anfangen, mit Kot zu schmieren. Demenzkranke können vergessen, wo das WC ist und was man dort tut.

Das Ziel der Pflege besteht darin, den Demenzkranken individuell in seiner Kontinenz zu unterstützen sowie für körperliches Wohlbefinden zu sorgen. In der Kontinenzversorgung ist die Intimität zu wahren und für Hygiene und Schutz zu sorgen. Im Weiteren muss die Orientierung Demenzkranker erleichtert werden.

Erforderliche Maßnahmen:

- Auf nonverbale Signale des Demenzkranken achten, ob er z. B. hin- und her rutscht oder sich zwischen die Beine greift, unruhig hin- und herläuft;
- regelmäßig nach Zeitplan, besser individualisiert nach dem Miktionsschema, den Kranken zum WC führen;
- auf leicht zu öffnende Kleidung achten, z. B. Wickelkleid oder Klettverschluss für Hosen;
- mit dem Kranken das Ausziehen und zur Toilette gehen üben;
- den Kranken unterstützen, indem der Weg zum WC markiert wird;
- einen Nachtstuhl ans Bett stellen, wenn ein WC direkt am Zimmer fehlt;
- die Kontinenz fördern, indem der Weg zum WC nachts gut ausleuchtet ist;
- darauf achten, dass der Demenzkranke abends keinen Kaffee, Schwarzen Tee oder Alkohol trinkt;
- den Stuhlgang fördern durch Bewegung;
- den Demenzkranken nach dem Frühstück auf den Toilettenstuhl setzen (Abführmittel vermeiden, weil sie die Darmträgheit verstärken können);
- Dauerkatheter sind wegen der hohen Infektionsgefahr kontraindiziert.

Sich kleiden

Demenzkranke haben Probleme beim An- und Auskleiden. Sie verwechseln die Kleidung oder ziehen sie falsch oder jeden Tag dasselbe an. Manchmal empört es sie, an- und ausgezogen zu werden.

Das Ziel der Unterstützung besteht darin, die Selbständigkeit des Demenzkranken zu fördern, seine Kleidungswünsche zu beachten, ihn die Wäsche selbst wechseln zu lassen und bei Bedarf Anziehhilfen zu besorgen.

Erforderliche Maßnahmen:

- Den Demenzkranken ermutigen, sich solange wie möglich allein an- und auszuziehen;
- für pflegeleichte, einfach zu handhabende (ohne Gürtel) und leicht, z. B. mit Klettverschluss, zu verschließende Kleidung sorgen, die bequem und locker sitzt (keine Strumpfhosen);
- abends mit dem Kranken die Kleidung vorsortieren und in der richtigen Reihenfolge auf einem Stuhl zurechtlegen;
- die Auswahl der Kleidungsstücke begrenzen;
- wenn der Demenzkranke immer dasselbe anziehen will, zwei gleichartige Kleidungsstücke besorgen, um die verschmutzte Kleidung unauffällig reinigen zu können;
- für rutschfeste Pantoffeln sorgen;
- für einfach anzuziehende Schuhe mit Klettverschluss und Gummisohlen, keine Schnürschuhe mit Ledersohlen, sorgen.

Ruhen und Schlafen

Siebzig Prozent der Demenzkranken leiden unter Schlafstörungen. Das Schlafbedürfnis ist auf fünf bis sechs Stunden verkürzt, dazu kommt oft Schlafumkehr mit Kurzschlafperioden tagsüber. Nachts liegt er oft hellwach, verwirrt mit dem Drang zu wandern.

Die pflegenden Begleitpersonen müssen die möglichen Ursachen der Schlafstörungen abklären. Einschlafstörungen sind im Anfangsstadium häufig nach Einzug in ein Pflegeheim, wenn Lärm, grelles Licht, das fremde Bett, das fehlende Einschlafritual oder die fremde Person im Zweibett-(oder Mehrbett-?)Zimmer das Einschlafen stört. Einschlafstörungen können organisch bedingt sein durch Hirndurchblutungsstörungen, Herzschwäche, Asthma, Schilddrüsenüberfunktion, Parkinson, unruhige Beine, brennende Füße, Schmerzen, Juckreiz, Frieren, Schwitzen, Völlegefühl, Blähungen, Entzug von Arzneimitteln oder Alkohol.

Psychische Probleme erschweren den Schlaf wie Ärger, aufgestaute Konflikte, Wut, Angst über die ungewisse Zukunft oder nicht aufzuwachen, die Erwartung, wieder nicht zu schlafen, mangelnde Ermüdung bei Langeweile, wenn Bewegung, Beschäftigung und Kontakte fehlen.

Gründe für Durchschlafstörungen im fortgeschrittenen Stadium können u. a. Herzschwäche mit Atemnot, Husten, Durchfall, Schmerzen, Schwitzen, Alp- oder Angstträume sein.

Halluzinationen führen nachts bei fehlender Dämmerleuchte zu wahnhaften Ängsten, da der Demenzkranke unfähig ist, Traum und Realität zu unterscheiden.

Das Ziel der Pflege und Unterstützung besteht darin, dafür zu sorgen, dass der Demenzkranke entsprechend seiner Bedürfnisse ausreichend Schlaf bekommt.

Erforderliche Maßnahmen:

a) den Tag strukturieren, und zwar
- den Kranken mit Bewegung, Beschäftigung und Kontakten zu ermüden, abends spazieren gehen oder spielen;
- mittags nur eine halbe Stunde ruhen zu lassen, aber nicht im Bett;
- spät ins Bett begleiten. Wer um 19 Uhr ins Bett geht, ist um ein oder zwei Uhr wieder wach;
- abends mit Autogenem Training entspannen, mit einem warmen Fußbad, einem Wickel oder leiser Musik.

b) dem Demenzkranken das Gefühl geben, dass er „angenommen" ist, und zwar indem
- er über Sorgen sprechen kann;
- ihm Atem stimulierende Einreibungen oder Massagen angeboten werden;
- die Zimmertemperatur kühl gehalten und er vor Lärm abgeschirmt wird;
- Dämmerleuchten installiert werden;
- Einschlafrituale eingehalten werden, z. B. Radiohören;
- ein Spätimbiss gereicht wird, z. B. ein Glas warme Milch, Melissentee mit Honig oder ein Likör;
- auf Wunsch Einzelzimmer in Pflegeeinrichtungen garantiert werden;
- der Toilettenstuhl neben das Bett gestellt wird;
- in der häuslichen Lebenssituation für den pflegenden Angehörigen ein getrenntes Schlafzimmer eingerichtet wird, damit er nicht zu häufig gestört wird.

Sich als Frau oder Mann fühlen

Wenn Menschen schon immer sehr viel Wert auf ihr Äußeres gelegt haben, dann ist das auch im Alter noch wichtig. Manchmal vernachlässigen ältere Menschen jedoch ihre äußere Erscheinung, weil sie glauben, nicht mehr attraktiv genug zu sein. Sie „lassen sich hängen", weil es an Bestätigung mangelt.

Der Mangel an Bestätigung ist in der Altenpflege ein Problem, und es gilt, diesem Mangel im Alter zu begegnen. Auch alte, kranke Menschen sind auf ihre Weise attraktiv.

Das Ziel der Pflege und Unterstützung besteht darin, die Geschlechtsidentität zu erhalten und dafür zu sorgen, dass der Patient gepflegt und ansehnlich wirkt (Falk 2001).

Erforderlichen Maßnahmen:

- Pflegende erhalten die Rollenidentität mit Frisur, Schmuck, Kleidung;
- Demenzkranke erhalten die Möglichkeit, sich im Spiegel zu betrachten;
- das Schamgefühl beim Waschen und Baden wird beachtet;
- Intimpflege wird nur nach Einwilligung des Patienten von der gegengeschlechtlichen Pflegekraft durchgeführt;
- über Bedürfnisse nach Zärtlichkeit und Sexualität sprechen;
- die Intimsphäre von pflegebedürftigen Menschen wahren;
- Sexualität als altersunabhängige Kraft akzeptieren;
- Demenzkranke, die sich öffentlich selbst befriedigen, in ihr Zimmer führen, ohne dass sie beschimpft oder lächerlich gemacht werden.

Reflexion und Übung

1. Ich habe erlebt, dass in der Karnevalszeit einige demenzkranke Menschen in einem Pflegeheim von ihren Begleitpersonen geschminkt und verkleidet wurden – allerdings nicht zum Wohlgefallen der Bewohner, sondern zum Vergnügen des Personals. So schminkte man die so titulierte „alte Hexe" als „alte Hexe"! Bevor die Empörung in Ihnen hochsteigt, überlegen Sie einmal genau, wie es Ihnen selbst in so einer Situation – dargestellt „als alte Hexe" – ergehen würde. Welche Gefühle hätten Sie dann?

2. Geschlechtsidentität wahren

Eine typische Äußerung von einer alten Dame, die in einem Pflegeheim von einer jungen Pflegerin versorgt wird: „Ach, wer sieht mich alten Menschen schon noch an?" Eine solche Aussage hat zwei Seiten: Da ist zum einen die resignative: Ich halte mich selbst nicht mehr für attraktiv, niemand achtet mehr auf mich! Zum anderen hat sie einen appellativen Charakter: „Wenn mich trotz meines hohen Alters noch jemand ansähe, dann würde ich vielleicht auch noch mehr auf mein Äußeres achten!"

Geschlechtsidentität hat mit der eigenen bewussten Wahrnehmung als Mann oder Frau zu tun. An die Geschlechtsidentität gekoppelt ist der Umgang mit Sexualität. In Pflegeeinrichtungen wird sie leider häufig verpönt oder belächelt. Daher passen sich alte Menschen dem Stereotyp vom „ungeschlechtlichen Alter" an. Irgendwann hört sexuelles Verlangen auf. Dabei wird übersehen, dass gerade die Sexualität eine Quelle von Kraft und Lebensfreude ist.

Die Ignorierung der Geschlechtlichkeit hat Auswirkungen. „Sie brauchen die Tür nicht zuzumachen, wir sind hier doch alle gleich!" Ist diese Äußerung einer Bewohnerin gegenüber einer Schülerin bei der Morgentoilette ernst gemeint oder nur das Ergebnis eines langen Anpassungsprozesses?

Listen Sie eine Reihe von positiven Aussagen zur Geschlechtsidentität auf. Nehmen Sie sich vor, mindestens einmal am Tag dem zu begleitenden Menschen etwas Bestärkendes über sein Aussehen und seine Kompetenzen zu sagen.

Einzelzimmer sind wünschenswert, aber nicht überall vorhanden. Überlegen Sie, wie Sie die Intimsphäre in einem 2- oder 3-Bett-Zimmer schützen können. Schreiben Sie diese Maßnahmen auf und besprechen Sie diese mit Ihren Kollegen bzw. Ihrer Anleiterin oder Lehrerin. Wenn möglich, setzen Sie diese Maßnahmen um.

In der Pflege gibt es immer wieder Situationen besonderer Intimität. Gedankenloses Anwesendsein und neugierige Blicke sind eine extreme Belastung für Menschen, die an ihre Schamgrenze gehen müssen. Überprüfen Sie, ob es notwendig ist, intime Vorgänge zu beobachten. Kontrollieren Sie den „unbewussten Voyeur" in sich selber und vermeiden Sie Situationen von unbegründeter Anwesenheit.

Medikamentöse Behandlung

Die medikamentöse Behandlung ist ein wesentlicher Baustein im Gesamtkonzept zur Therapie von Demenz-Erkrankungen. Medikamente können die Lebensqualität demenzkranker Patienten verbessern, indem sie die psychischen Leistungen wie Gedächtnis, Aufmerksamkeit und Konzentrationsvermögen vorübergehend steigern oder stabilisieren. Damit können die Folgen der Hirnschädigung zumindest für einen gewissen Zeitraum ausgeglichen und Reserven mobilisiert werden. Das Eintreten der Pflegebedürftigkeit wird hinausgezögert und die Begleitsymptome wie niedergedrückte Stimmung, Apathie, Aggressivität oder Unruhe werden u. U. positiv beeinflusst. Für Demenzkranke können zwei Medikamentengruppen unterschieden werden, die bei der Therapie zur Anwendung gelangen: Medikamente zur Beeinflussung der Hirnleistungsstörungen und Medikamente zur Beeinflussung von Verhaltensstörungen.

Ziele

Die Informationseinheiten befähigen Sie,

- auf die Besonderheiten der medikamentösen Behandlung alter, häufig mehrfach erkrankter Menschen zu achten
- die Hauptgruppen von Medikamenten zu unterscheiden, die bei demenzkranken Patienten zur Anwendung kommen
  - diejenigen, die die kognitiven Leistungen vorübergehend steigern oder stabilisieren
  - diejenigen, die die psychischen Begleitsymptome positiv beeinflussen
- die Wirkung und mögliche Nebenwirkungen der Medikamente zu beschreiben

Grundsätze in der medikamentösen Behandlung älterer Menschen

Im Zusammenhang mit der medikamentösen Behandlung älterer, häufig multimorbid erkrankter Menschen gilt es Besonderheiten zu beachten. Je älter Menschen werden, desto wahrscheinlicher treten mehrere Erkrankungen gleichzeitig auf. Dabei sind vor allem die Sinne (u.a. Hören und Sehen), der Bewegungsapparat (u.a. Gelenke), das Herz-Kreislauf-System (Blutdruck, Herzleistung, Durchblutung), der Stoffwechsel (u.a. Zuckerstoffwechsel, Schilddrüsenfunktion), der Salz- und Wasserhaushalt (Nierenfunktion) sowie die Aufnahme und Ausscheidung verschiedener Stoffe (Entgiftung) betroffen. Viele dieser Einschränkungen beeinträchtigen auch die Hirnleistung (Fischer, Schwarz 1999).

Die Behandlung erfolgt in der Regel durch verschiedene Fachärzte, z.B. durch den Internisten, den Augen- und Ohrenarzt, den Orthopäden usw. Deshalb sollten möglichst alle Informationen bei einem Arzt zusammenlaufen, um den Behandlungsplan zu koordinieren. Häufig ergeben sich Wechselwirkungen zwischen den von verschiedenen Ärzten verordneten Medikamenten. Dies kann einmal zu einem beschleunigten Abbau der Medikamente und damit zu einer verminderten Wirksamkeit führen. Zum andern können sich verschiedene Medikamente gegenseitig in ihrer Wirksamkeit verstärken. Sie können zu einer Potenzierung nicht erwünschter Begleitwirkungen oder sogar zu Vergiftungen führen.

Weitere Besonderheiten in Bezug auf die Medikamenteneinnahme älterer Patienten bestehen darin,

- dass die Aufnahme von Medikamenten im Darm verzögert oder gestört ist,
- die Verarbeitung (Entgiftung) in der Leber verlangsamt oder erschwert ist,
- die Niere die Schadstoffe schlechter ausscheidet.

Diese Schwierigkeiten können Medikamente wirkungslos machen oder zu Vergiftungen führen. Bestimmte Medikamentengruppen bewirken möglicherweise kognitive und andere psychische Störungen, z.B. Mittel zur Behandlung von Herzerkrankungen, Antibiotika, Antiepileptika, Psychopharmaka usw.

Mit der medikamentösen Behandlung Demenzkranker verspricht man sich folgende Verbesserungen:

- Die kognitiven Leistungen wie Gedächtnis, Aufmerksamkeit und Konzentrationsvermögen werden vorübergehend gesteigert oder stabilisiert;
- das Eintreten einer Pflegebedürftigkeit wird hinausgezögert;
- psychische Begleitsymptome wie niedergedrückte Stimmung, Apathie, Aggressivität oder Unruhe werden positiv beeinflusst;

- letztlich soll die Lebensqualität von Patienten und Begleitpersonen verbessert werden.

Medikamente zur Behandlung der Hirnleistungsstörungen

Diese Medikamente setzen bei den Hirnleistungsstörungen an, wie Abnahme des Gedächtnisses und des Denkvermögens, Orientierungsstörungen und Sprachstörungen. Mit ihrer Hilfe soll die eingeschränkten Leistungen des Gehirns verbessern werden, wie Gedächtnis, Lernen, Auffassungs-, Denk- und Konzentrationsfähigkeit, Problemlöse- und Urteilsfähigkeit sowie Alltagskompetenz.

Die Ansatzpunkte sind sehr unterschiedlich, die Wirkung der meisten Stoffe bisher umstritten. Grundsätzlich umfasst diese Arzneimittelklasse Stoffe, die für sich in Anspruch nehmen,

- die Fließeigenschaften des Blutes und damit das Sauerstoff- und Energieangebot im Gehirn zu verbessern (z. B. Acetylsalicylsäure),
- die Nutzung von Sauerstoff und/oder Zucker (Glucoseutilisation) im Gehirn zu verbessern (z. B. Piracetam),
- den Acetylcholinmangel (Neurotransmitter) im Gehirn zu vermindern (Cholinesterase-Hemmer),
- die Membran (Haut) der Gehirnzelle schützen, indem sie das Calciumgleichgewicht in der Zelle stabilisieren (z. B. Nimodipin),
- die Aminosäure Glutamat zu hemmen, die den Zelluntergang beschleunigen kann (Glutamatantagonisten, z. B. Memantin),
- die entzündlichen Prozesse zu hemmen, die möglicherweise von bestimmten Eiweißstoffen (Spaltprodukten) wie ßA4 ausgehen (Neuroprotektiva, Antioxidantien, Radikalfänger, z. B. Vitamin E, Acetylsalicylsäure, möglicherweise Östrogene bzw. Östrogenagonisten),
- eine Vermehrung der Kontaktflächen von synaptischen Verbindungen (synaptische Plastizität) zu bewirken (z. B. Codergocrin) (Fischer, Schwarz1999: 113).

Die Behandlungsdauer hängt von der therapeutischen Wirksamkeit ab. Um die Wirksamkeit von Medikamenten beurteilen zu können, sollte sich die Behandlung auf einen Zeitraum von mindestens drei bis sechs Monate erstrecken. Die Beurteilung stützt sich auf die Beobachtung des Patienten in der Untersuchungssituation selber, die persönlichen Angaben des Patienten und die Informationen der Angehörigen und anderen Betreuenden.

Testpsychologische Untersuchungen nach jeweils zwei bis drei Monaten, z. B. mit dem Mini-Mental-Status-Test, belegen den Nachweis der Wirksamkeit auch gegenüber den Kostenträgern, z. B. der Krankenkasse.

Wiese (2000: 41 ff.) listet folgende Medikamentengruppen auf, die bei Alzheimer Kranken zur kognitiven Stabilisierung in Anwendung kommen:

Acetylcholinesterase-Hemmer

Eine der Ursachen für Alzheimer ist die Schädigung bzw. der Untergang von Gehirnzellen, die mit Acetylcholin als Überträgerstoff arbeiten. Acetylcholin ist ein „Botenstoff", der für die Kommunikation zwischen den Gehirnzellen notwendig ist. Durch die Alzheimer-Krankheit entsteht ein Mangel an Acetylcholin. Unter normalen Umständen wird das Acetylcholin, wenn es seine Boten-Funktion erfüllt hat, von dem Enzym Acetylcholinesterase (AchE) abgebaut. Weil das von Alzheimer betroffene Gehirn weniger Botenstoff produziert als das gesunde, zielt die Behandlung darauf ab, das wenige Acetylcholin, das bei der Reizweiterleitung ausgeschüttet wird, länger verfügbar zu machen. An diesem Punkt setzen die Cholinesterase-Hemmstoffe (z. B. mit dem Wirkstoff Donepezil oder Rivastigmin) an. Die Medikamente hemmen die Abbauaktivitäten des Enzyms und helfen damit dem Gehirn das verfügbare Acetylcholin länger zu nutzen; dadurch verbessert sich die Kommunikation zwischen den Nervenzellen und damit die Hirnleistung.

Der Wirkung der Medikamente sind jedoch Grenzen gesetzt. Zwar können sie den Ausbruch der Symptome eine Zeit lang hinauszögern, aber das Absterben der Gehirnzellen und damit die Krankheit selbst vermutlich nicht stoppen.
Die Acetylcholinesterase-Hemmer haben einige unerwünschte Nebenwirkungen; gelegentlich treten Übelkeit, Erbrechen oder Durchfall auf.

Antidementiva/Nootropika

Die Begriffe Antidementiva und Nootropika werden synonym gebraucht. Es handelt sich dabei um eine nicht eindeutig definierte Stoffgruppe, die den Gehirnstoffwechsel positiv beeinflussen soll. Der Wirkmechanismus ist unterschiedlich, soll aber im wesentlichen auf einer Anregung des Hirnstoffwechsels beruhen, z. B. durch bessere Glucoseverwertung oder Durchblutungsförderung. Nootrop bedeutet „den Sinn und den Verstand beeinflussend". Dabei handelt es sich um chemisch sehr unterschiedliche Substanzen wie Piracetam, Nicergolin, Vincamin und Pentoxifyllin. Die erwähnten Präparate sind verschreibungspflichtig. Ihre Wirksamkeit ist umstritten; Studien nach modernen Standards liegen nicht vor.

Acetylsalicylsäure/Entzündungshemmer

Es gibt Hinweise, die darauf schließen lassen, dass die folgenden Substanzen eine Rolle bei der Prävention, Verzögerung oder Linderung der Symptome der Alzheimer Krankheit spielen können: Entzündungshemmer wie Acetylsalicylsäure und Ibuprofen scheinen die Krankheit zu verzögern, in dem sie die Wirkungen der toxischen Beta-Amyloid-Proteine im Gehirn verringern. Das toxische Protein löst eine Immunreaktion aus, die zur Entzündung des Gehirns führt. Es gibt Anhaltspunkte dafür, dass die tägliche

Einnahme entzündungshemmender Medikamente positiv auf das geschädigte Gehirn einwirkt und den Fortschritt der Krankheit verlangsamen kann.

Einige Entzündungshemmer greifen in ihrer Nebenwirkung den Magen, die Leber und die Nieren an.

Östrogen

Studien haben gezeigt, dass Östrogen eine wichtige Rolle bei der Gedächtnisleistung spielt und dass Frauen, die in den Wechseljahren eine Hormonersatz-Therapie machen, ein geringeres Risiko haben, an Alzheimer zu erkranken. Es stellte sich auch heraus, dass die kognitive Leistungsfähigkeit von Frauen, die Östrogene einnehmen, im allgemeinen besser sind. Es werden jedoch Risiken bei der Einnahme von Östrogenen diskutiert, nämlich ein höheres Risiko an Brust- und Gebärmutterkrebs zu erkranken und ein möglicherweise erhöhtes Herzinfarkt-Risiko im ersten Jahr der Einnahme.

Vitamin E

Die tägliche Einnahme von Vitamin E könnte wegen seines antioxidativen Effekts unterstützend dabei wirken, die Symptome von Alzheimer zu verzögern. Vitamin E ist ein Radikalfänger, der die freien Radikale abfängt, die durch Oxidation unsere Körperzellen einschließlich unserer Gehirnzellen, zerstören. Freie Radikale entstehen bei zahlreichen Stoffwechselvorgängen. Es handelt sich um Moleküle, die aufgrund ihrer Reaktionsfähigkeit zu Zell- und Gewebeschädigungen führen können. Der Bildung freier Radikale steht deren Abbau durch menschliche Zellschutzsysteme entgegen, die von mit der Nahrung aufgenommenen Antioxidantien unterstützt werden.

Es gibt Anhaltspunkte, die vermuten lassen, dass diese Vitamine den Alterungsprozess und damit die Ursache für den Ausbruch von Alzheimer hinauszögern. Auch von den Radikalfängern Vitamin C und Carotinoide (Vitamin A) wurde eine Verzögerung der Alzheimer-Krankheit berichtet.

Vitamin E kommt in seiner natürlichen Form in allen gängigen Lebensmitteln vor. Bei den Fleisch- und Wurstwaren und bei den Milchprodukten liegt der Wert bei 100 g verzehrbarer Ware durchschnittlich zwischen 0,1 und 1,0 mg. Bei den Fischprodukten fällt als einziger der Aal mit 5,6 mg aus der Reihe. Bei den Gemüseprodukten bewegen sich die Werte zwischen 0,1 mg und 2,4 mg (Paprikaschoten). Ebenso beim Obst, mit Ausnahme der Brombeeren 2,7 mg liegen die Werte zwischen 0,1 mg und 1,0 mg. Bei den Getreidesorten variieren die Werte stärker, extrem reichhaltig sind Weizenkeime mit 27,6 mg je 100 g Ware. Auf diesem Wertniveau bewegen sich auch einige Sorten aus dem Bereich der Nüsse und Samen. Haselnüsse 26,2 mg, Mandeln 26,1 mg, Sonnenblumenkerne 21,8 mg und geröstete Erdnüsse mit 16,0 mg je 100 g Ware. Die aus diesen Lebensmitteln raffinierten Folgeprodukte wie Öle und Fette enthalten entsprechend noch konzentriertere Mengen an Vitamin E.

Das Vitamin E gibt es in hochwirksamer Form als Monopräparat rezeptfrei in Apotheken.

Vitamin C kommt im Gemüse vor, insbesondere in Kartoffeln und Paprika, weiter in Hagebutten, Beerenobst, Südfrüchten und Leber.

Vitamin A kommt in Butter, Leber und als Provitamin Carotin in Möhren, grünem Gemüse und Eigelb vor.

Medikamente zur Behandlung der Verhaltensstörungen und Persönlichkeitsveränderungen

Diese Medikamente setzen bei den Verhaltensstörungen und Persönlichkeitsveränderungen an und wollen die Symptome wie Niedergeschlagenheit, Angstzustände, Aggressivität, Unruhe, Sinnestäuschungen usw. beeinflussen. Sie behandeln die eigentliche Krankheit nicht.

Antidepressiva

Häufige Symptome bei Alzheimer-Patienten sind depressive Verstimmungen und Depressionen. Neben stützenden, klärenden Gesprächen, auch Verhaltenstherapie insbesondere zu Beginn der Erkrankung, sind zur Behandlung der Depression oft Medikamente (Antidepressiva) unerlässlich.

Antidepressiva dienen zur Stimmungsaufhellung, Antriebsnormalisierung, Verbesserung von Schlaf und Appetit, Entwicklung bzw. wieder gewinnen von Interessen und Freude, zur Angstlinderung.

Die Auswahl des Antidepressivums wird vom Arzt in Absprache mit dem Patienten und Angehörigen und anfangs wöchentlicher Kontrolle vorgenommen.

Schlafmittel (Hypnotika) und Beruhigungsmittel (Tranquillizer)

Die Medikamente gehören meist zur Gruppe der Benzodiazepine. Der Einsatz dieser Medikamente muss klar begründet, wirklich notwendig und im Regelfall befristet sein.

Den Mitteln ist eine abhängigkeitserzeugende Wirkung eigen. Sie führen zur Toleranzsteigerung. Um dauerhaft die gleiche Wirkung zu erreichen, wird eine immer höhere Dosis nach längerer Einnahme notwendig. Das Absetzen der Medikamente kann schon nach dreiwöchigem Gebrauch zu Entzugserscheinungen wie z.B. Herzjagen, Angst, Schweißausbrüchen und psychotischen Symptomen, u.a. zu Situationsverkennung und Halluzinationen, führen.

Bevor zu Schlaf- oder Beruhigungsmitteln gegriffen wird, sollte untersucht werden, warum Schlafstörungen oder Unruhezustände bestehen und wie mögliche Ursachen beseitigt werden können.

Die Ursachen von Schlafstörungen oder Unruhe können sehr vielfältig sein z. B. durch Ortswechsel, Veränderung in der Umgebung, Blutdruckschwankungen, körperliche Erkrankungen oder Nebenwirkungen von anderen Medikamenten.

Beruhigungsmittel aus der Gruppe der Benzodiazepine werden zur Behandlung von Angstzuständen eingesetzt. Benzodiazepine besitzen grundsätzlich eine gute Verträglichkeit und eine große therapeutische Breite. Dennoch können sie nicht bedenkenlos verordnet werden.

Müdigkeit, Schläfrigkeit, Konzentrationsstörungen, verminderte Aufmerksamkeit, Ataxie und Muskelschwäche sind meist direkt dosisabhängig und erhöhen die Sturz- und Verletzungsgefahr des Demenzkranken.

Bei Demenzkranken kann es ebenso zu paradoxen Reaktionen mit Schlafstörungen, Unruhe, Erregungszuständen und Angst, Halluzinationen oder Alpträumen kommen.

Bei intravenöser Gabe oder bei zu hoher Dosierung dieser Mittel sind Blutdruckabfall und Verschlechterung der Atmung und daraus folgend eine akute Minderdurchblutung des Gehirns und somit Schlaganfälle möglich.

Bei einer chronischen Einnahme höherer Benzodiazepindosen können neben muskulärer Schwäche und Appetitlosigkeit reizbare Verstimmungszustände und eine weitere Einschränkung der geistigen Leistungsfähigkeit auftreten (Fischer/Schwarz 1999: 125).

Antiepileptika

Zur Affektstabilisierung und zur Minderung anders nicht zu beeinflussender Unruhe werden bei Demenzkranken auch das Antiepileptikum Carbamazepin sowie andere Antiepileptika eingesetzt. Unter Carbamazepin können, vor allem bei Therapiebeginn, Müdigkeit, Benommenheit, Schwindel und Gang- und Koordinationsstörungen auftreten. Auch Sehstörungen, Doppelbilder, Übelkeit, Erbrechen und Herzrhythmusstörungen sind beschrieben. Diese Störungen bzw. Nebenwirkungen können gewöhnlich dadurch verhindert werden, das mit kleinsten Mengen langsam dosiert wird. Weitere mögliche Nebenwirkungen sind Blutbildveränderungen und allergische Hautreaktionen (Fischer/Schwarz 1999: 126).

Neuroleptika

Neuroleptika werden bei psychotischen Symptomen eingesetzt, d. h. bei wahnhaften, aber auch halluzinatorischen Symptomen, welche im Verlauf einer demenziellen Erkrankung auch bei der Alzheimer-Krankheit auftreten können. Bei fortschreitender Erkrankung entwickeln sich anhaltende Verhaltensstörungen mit Unruhe, Erregung und Erregbarkeit sowie Anspannung. Eine Behandlung mit Neuroleptika kann sinnvoll sein, muss aber auch wegen der Nebenwirkungen immer wieder kritisch abgewogen und überprüft werden. Auch bei Schlafstörungen werden – so genannte niederpotente – Neuroleptika eingesetzt.

Die Auswahl eines hilfreichen Neuroleptikums ist oft schwierig und sollte in der Hand eines Gerontopsychiaters liegen.

Die besonders häufig bei klassischen Neuroleptika (z. B. Haloperidol) auftretenden Störungen des extrapyramidalmotorischen Systems können durch den Einsatz sogenannter atypischer Neuroleptika reduziert oder vermieden werden. Einige atypische Neuroleptika können jedoch zu unerwünschter Schläfrigkeit, Herz-Kreislauf-Kollaps, Blutbildstörungen u. a. führen.

Niederpotente Neuroleptika können zu einer Sedierung führen, die bei akuten Erregungszuständen durchaus erwünscht sein kann. Längerfristig sollte eine stärkere Sedierung vermieden werden, da neben dem Wohlbefinden des Patienten auch die Gang- und Standsicherheit sowie die geistige Leistungsfähigkeit leiden.

Grundsätzlich muss daran gedacht werden, dass Neuroleptika die allgemeine geistige Leistungsfähigkeit verschlechtern können. Vorsicht ist geboten, wenn neben einem Neuroleptikum internistische Medikation verordnet ist. So können Magenschutzmittel (z. B. gegen zu hohe Magensäure) die Aufnahme von Neuroleptika behindern. Wird später das Magenschutzmittel abgesetzt, kann dies eine Überdosierung der Neuroleptika bewirken. Neuroleptika können ihrerseits die blutzuckersenkende Wirkung von Mitteln gegen Zuckerkrankheit abschwächen. Neuroleptika können außerdem die Wirkung anderer Psychopharmaka verstärken sowie die Wirkung von Alkohol.

Zur Verordnung von Psychopharmaka – insbesondere Neuroleptika und Hypnotika – ist festzustellen, dass in zahlreichen Studien belegt worden ist, dass ein demenzgerechtes Milieu mit entsprechender psychosozialer Zuwendung die Einnahme von Psychopharmaka weit gehend entbehrlich macht.

Reflexion und Übung

1. Beobachtung der Wirkung von Medikamenten

Verfolgen Sie an Hand der Pflege-Dokumentation, welche Wirkung und Nebenwirkung Sie bei der Einnahme von Medikamenten bei einer Patientin/einem Patienten feststellen konnten.

Gab es eine Veränderung in der Medikation? Welche Gründe führten zu einer Veränderung bzw. zu einer niedrigeren bzw. höheren Dosierung eines bestimmten Medikamentes?

Wenn Sie mit der Medikamentenverordnung eines Arztes nicht einverstanden sind, belegen Sie schriftlich in der Dokumentation ihre Verhaltensbeobachtungen in Bezug auf die Wirkung und informieren Sie den behandelnden Arzt, die Angehörigen oder den zuständigen Betreuer.

Therapeutische und psychosoziale Interventionen unter Berücksichtigung von Evidenz

In dem dritten Teil dieses Kapitels werden die psychosozialen und therapeutischen Interventionen unter dem Aspekt von Evidenz[21] vorgestellt. Demenz ist ein Marktfaktor. Da wird viel versprochen und viel verkauft. Aus Hilflosigkeit dem Verhalten Demenzkranker gegenüber werden Interventionen ausprobiert, bei denen sich die Frage nach ihrem Sinn stellt. Bisher gibt es wenig wissenschaftlich gesichertes Wissen über die Wirksamkeit therapeutischer und psychosozialer Interventionen in der Begleitung demenzkranker Menschen.

Dennoch sollte die Pflege und Begleitung demenzkranker Menschen ebenfalls – wie die Evidenzbasierte Medizin (EbM, englisch „evidence-based medicine") und die Evidenzbasierte Pflege (Evidence-based nursing, EBN) – von dem Anspruch geleitet sein, Entscheidungen bzw. Interventionen nach Möglichkeit auf der Grundlage von empirisch nachgewiesener Wirksamkeit zu treffen.

Ziele

Nachdem Sie das Kapitel bearbeitet haben,

- sind Sie in der Lage, den Begriff „Evidenz" entsprechend der englischen Definition „evidence" als „Nachweis" oder „Beleg" zu erläutern
- verbinden Sie mit dem Begriff „Evidenzbasierte Pflege" eine auf Erkenntnissen und Wissen beruhende Pflege, welche durch anerkannte wissenschaftliche Methoden nachgewiesen worden sind
- wissen Sie, dass für die medizinische Forschung die Randomisierte kontrollierte Studie (= randomized controlled trial, RCT) als das beste Studiendesign gilt; wichtigster Punkt dabei die Kontrolle der bestimmenden Einflussgrößen ist
- wissen Sie, dass die S3-Leitlinie „Demenzen" die Frage klärt, welche der psychosozialen und therapeutischen Interventionen in welchem Ausmaß wirksam sind und dass auf Basis entsprechender wissenschaftlicher Nachweise Empfehlungen für den Einsatz von Interventionen abgeben werden

---

[21] Der Begriff „Evidenz" wird entsprechend der englischen Definition „evidence" als „Nachweis" oder „Beleg" verstanden, was nichts mit der Bedeutung von „Evidenz" im deutschen Sprachgebrauch zu tun hat. „Evidenz" bezeichnet im Deutschen „Deutlichkeit; vollständige, überwiegende Gewissheit, einleuchtende Erkenntnis" (Duden). Evident ist ein Sachverhalt, der unmittelbar ohne besondere methodische Aneignung klar auf der Hand liegt.
Evidenz im Kontext wissenschaftlicher Forschung bedeutet „durch empirische Forschungsmethoden gewonnene Belege".

- wissen Sie, dass das Kriterium für die Befürwortung von Maßnahmen die Frage ist, in welchem Ausmaß eine Intervention die Lebensqualität der Demenzkranken und ihrer Pflegepersonen verbessert
- kennen Sie Empfehlungs- und Evidenzgrade für ausgewählte therapeutische Interventionen
- kennen Sie den Lernprozess, der mit Evidenzbasierter Praxis (EBP) verbunden ist

Empirische Forschung

Ohne Zweifel hängt die Qualität der Behandlung und Begleitung demenzkranker Menschen entscheidend von den Personen ab, die die entsprechenden Methoden anwenden, von deren fachlicher Professionalität, ethischer Grundhaltung und einfühlender Kommunikationsfähigkeit. Das Personal ist aber nur die eine Seite von Qualität. Die andere Seite bezieht sich auf die Verfahren selber. Bezogen auf die Verfahren interessiert die Frage, ob die praktizierten Interventionen auf zuverlässigen und validen, d. h. gesicherten, verlässlichen Daten und auf wissenschaftlich fundierten Erkenntnissen basieren. Kriterium für die Befürwortung von Maßnahmen ist das Ausmaß, indem eine Intervention die Lebensqualität der Demenzkranken und ihrer Pflegepersonen verbessert.

Wissenschaftliches Vorgehen unterscheidet sich maßgeblich von der Art und Weise, wie wir im alltäglichen Leben Erkenntnisse gewinnen und zu Wissen kommen. Empirische Forschung besteht nicht in einem zufälligen Sammeln von einzelnen Informationen und Meinungen, sondern ist durch ein geplantes, gezieltes Vorgehen charakterisiert. Geplantes Vorgehen heißt, bestimmte Überlegungen, Theorien, Hypothesen, wissenschaftliche Annahmen zu formulieren und nachzuprüfen, inwieweit sich die Annahmen verwerfen oder bestätigen lassen. Charakteristisch für das Verfahren aller empirischen Wissenschaften ist daher das Fortschreiten der wissenschaftlichen Erkenntnisse durch Hypothesenbildung, empirische Überprüfung und Neuformulierung der Theorie.

Die verschiedenen Wissenschaften unterscheiden sich durch den Gegen - stand der Betrachtung, und dieser bestimmt die Forschungsmethoden. Je nachdem, was untersucht wird, kommen als Forschungsmethoden beispielsweise das Interview, das Experiment (Labor und Feldexperiment), die wissenschaftliche Beobachtung, die Befragung/das Interview oder die Inhaltsanalyse in Betracht.

Die Medizin, die Psychologie, aber auch die Sozialpsychologie, letztere befasst sich an der Schnittstelle zwischen Psychologie und Soziologie mit psychosozialen Sachverhalten – stützen sich in ihrer empirischen Forschung vor allem auf Laborexperimente, weil sie dadurch sichere Aussagen über

Ursache und Wirkung bestimmter Sachverhalte treffen können. Laborexperimente sind Verfahren in einer künstlichen, speziell zu diesem Zweck planmäßig herbeigeführten Situation. Das Labor hat gegenüber der Feldforschung den Vorteil, dass viele Bedingungen, die in realer Situation (Feld) als störende Einflussgrößen fungieren, konstant gehalten werden können.

Um die Voraussetzungen für ein Laborexperiment zu erfüllen, müssen die Bedingungen und die Probanden für das Experiment randomisiert werden sowie eine weitestgehende Bedingungskontrolle möglich sein.

Für die medizinische Forschung gilt die Randomisierte kontrollierte Studie (= randomized controlled trial, RCT) als das beste Studiendesign, um bei einer eindeutigen Fragestellung eine eindeutige Aussage zu erhalten und die Kausalität zu belegen. Mit dem Begriff „Studiendesign" wird der methodologische Aufbau einer Studie bezeichnet. Die Randomisierte kontrollierte Studie ist ein Studiendesign für experimentelle Studien, das aufgrund seiner Eigenschaften als „Goldstandard" bezeichnet wird. Bei diesem Studiendesign wird eine Gruppe von Patienten oder Probanden nach dem Zufallsprinzip in zwei oder mehrere Gruppen aufgeteilt (randomisiert). Die eine Gruppe erhält zum Beispiel das zu untersuchende Medikament, während die andere Gruppe eine konventionelle Therapie, ein Placebo oder gar nichts erhält. Im Idealfall wissen weder der Patient noch der Forscher, wer welche Therapie erhält. Diese Studienanlage wird doppelblind genannt. Weiß nur der Proband nicht, was er erhält, handelt es sich um eine einfach-blinde Studienanordnung.

Auf den Ergebnissen von RCTs basiert die Evidenzbasierte Medizin. Diese erhebt ausdrücklich die Forderung, dass bei einer medizinischen Behandlung patientenorientierte Entscheidungen nach Möglichkeit auf der Grundlage von empirisch nachgewiesener Wirksamkeit getroffen werden sollen.

Mit Hilfe von Evidenzklassen wird die wissenschaftliche Aussagefähigkeit klinischer Studien erfasst. Es werden die Evidenzklassen Ia bis IV unterschieden. Je höher die Evidenzklasse einer Studie, desto breiter ist ihre wissenschaftliche Basis. Studien der Klasse Ia haben die höchste Evidenz, Studien der Klasse IV die geringste.

Die Logik und die Prinzipien der Evidenzbasierten Medizin werden auch auf andere Gesundheitsberufe sowie auf Pädagogik, Sozialarbeit, Physiotherapie usw. übertragen.

Evidenzbasierte Praxis

Evidenzbasierte Praxis (EBP) stütz sich auf die Ergebnisse aus der Forschung, aber unter der Perspektive des Patienten sowie der behandelnden Person.

EBP integriert also die drei Bereiche:

- Erfahrung, Expertise (Interne Evidenz),
- Aktuelle Forschungsergebnisse (externe Evidenz) und
- die Patienten-Perspektive

Evidenzbasierte Praxis verfolgt das Ziel, dass jede Entscheidung über Diagnose, Behandlung, Therapie und Pflege auf der besten vorhandenen externen Evidenz einerseits sowie auf der individuellen professionellen Expertise des Mediziners/Therapeuten/der Pflegefachperson andererseits beruht und abgestimmt wird auf die individuellen Bedürfnisse des Patienten.

Evidenzbasierte Praxis bedeutet, bei jeder Intervention danach zu fragen, wie wahrscheinlich es ist, dass diese Intervention den Krankheits-, Genesungs- und Therapieverlauf zum Positiven hin beeinflusst.

Der Begriff Evidenzbasierte Krankenpflege beschreibt evidenzbasierte Verfahren zur empirisch gestützten Beurteilung pflegerischer Maßnahmen. Expertenstandards basieren auf evidenzbasierten Verfahren, die zur Sicherung und Weiterentwicklung der Qualität in der Pflege beitragen sollen. Sie zeigen Pflegekräften auf Grundlage pflegewissenschaftlicher Erkenntnisse und pflegepraktischer Erfahrungen Möglichkeiten auf, wie sie z. B. bei der Risikoeinschätzung, der Information, Beratung und Anleitung oder bei der Planung und Durchführung pflegerischer Maßnahmen in Kooperation mit anderen Berufsgruppen vorzugehen haben[22].

Evidenzbasierte Praxis setzt eine ethische Grundhaltung sowie die Bereitschaft zum lebenslangen Lernen und zur selbständigen Fortbildung voraus.

Die ethische Grundhaltung sichert jedem Patienten die individuell optimale medizinische und pflegerisch-therapeutische Behandlung und Versorgung. Lebenslange Fortbildung ermöglicht die Umsetzung des Grundgedankens der EBP durch systematische auf konkrete Fragen zu einem praktischen Problem zugeschnittene Recherche.

Als Lernstrategie besteht EBP aus den fünf Schritten:

1. Formulierung einer präzisen klinischen, pflegerischen, therapeutischen Fragestellung
2. Suche nach externer Evidenz (Forschungsergebnisse). Derzeit gilt ein kontrolliertes Studiendesign als unerlässlich, wenn es um die Wirksamkeit einer Therapie geht
3. Kritische Bewertung der Forschungsergebnisse

[22] Auf der Basis des Pflegeweiterentwicklungsgesetztes von 2008 hat der Gesetzgeber die Entwicklung und Aktualisierung von Expertenstandards den Vertragspartnern nach § 113 SGB XI übertragen. Vertragsparteien sind Vertreter von Pflegekassen, Leistungserbringern und Sozialhilfeträgern. Diese haben den Auftrag zur Erarbeitung des ersten Expertenstandards zur „Erhaltung und Förderung der Mobilität" an das Deutsche Netzwerk für Qualitätsentwicklung in der Pflege (DNQP) vergeben.
Der Expertenstandard zur Mobilität soll im Herbst 2015 verpflichtend implementiert.

4. Integration der Forschungsergebnisse in den Entscheidungsprozess zu Behandlung, Pflege und Therapie
5. Evaluation der Interventionsergebnisse (Outcomes)

S3-Leitlinie „Demenzen"

Die Fachgesellschaften der Deutschen Gesellschaft für Psychiatrie, Psychotherapie und Nervenheilkunde (DGPPN) sowie der Deutschen Gesellschaft für Neurologie (DGN) in Zusammenarbeit mit der Deutschen Alzheimer Gesellschaft e.V. – Selbsthilfe Demenz erarbeiteten gemeinsam mit weiteren Organisationen Leitlinien zu einer fachübergreifenden und evidenzbasierten Diagnostik und zu Behandlungsstandards (S3-Leitlinie „Demenzen" Langversion 2009a und Kurzversion 2009b).

Ein besonderer Schwerpunkt wurde auf die Behandlung von psychischen und Verhaltenssymptomen sowie auf die psychosozialen Interventionen und nicht-pharmakologischen Therapieverfahren gelegt[23].

Die S3-Leitlinie „Demenzen" Langversion (2009a) und Kurzversion (2009b) geben Empfehlungen zu den Demenzformen Alzheimer Demenz, vaskuläre Demenz, frontotemporale Demenz, Lewykörperchen Demenz und Demenz bei Morbus Parkinson. Basis ist die ICD-10 Klassifikation. Die Leitlinien berücksichtigen den aktuellen Stand der Wissenschaften; sie werden alle 2 Jahre auf ihre Aktualität hin überprüft.

Ziel der Leitlinien ist es, den mit der Behandlung von Demenzkranken befassten Personen eine systematisch entwickelte Hilfe zur Entscheidungsfindung in Diagnostik, Therapie, Betreuung und Beratung zu bieten. Dabei soll die Anwendung wirksamer und hilfreicher Verfahren gestärkt sowie – bei Vorliegen fehlender Wirksamkeit – sich gegen eine Anwendung ausgesprochen werden.

Evidenz- und Empfehlungsgrade

Zunächst werden die Empfehlungs- und Evidenzgrade für therapeutische Interventionen erläutert. Die beiden folgenden Tabellen vermitteln die der Leitlinie zugrunde liegenden Empfehlungs- und Evidenzgrade für therapeutische Interventionen (S3-Leitlinie „Demenzen" 2009c).

---

[23] In dem Abschnitt „Pharmakologische Therapie von Demenzen" und „Pharmakologische Therapie von psychischen und Verhaltenssymptomen" stellen die S3-Leitlinien „Demenzen" Prinzipien zur Behandlung mit Medikamenten und deren Evidenzgrade zur Wirksamkeit vor. Interessierte seien auf diese Kapitel verwiesen. Dieser Abschnitt konzentriert sich auf die therapeutischen und psychosozialen Interventionen.

Evidenzgraduierung bei Studien zu therapeutischen Interventionen	
Ia	Evidenz aus einer Meta-Analyse[24] von mindestens drei randomisierten kontrollierten Studien (randomized controlled trials, RCTs)
Ib	Evidenz aus mindestens einer randomisiert kontrollierten Studie oder einer Meta-Analyse von weniger als drei RCTs
IIa	Evidenz aus zumindest einer methodisch guten, kontrollierten Studie ohne Randomisierung
IIb	Evidenz aus zumindest einer methodisch guten, quasi-experimentellen deskriptiven Studie
III	Evidenz aus methodisch guten, nichtexperimentellen Beobachtungsstudien, wie z. B. Vergleichsstudien, Korrelationsstudien und Fallstudien
IV	Evidenz aus Berichten von Expertenkomitees oder Expertenmeinung und/oder klinische Erfahrung anerkannter Autoritäten

S3-Leitlinie „Demenzen" (2009c: 4)

Mit Hilfe von Evidenzklassen bzw. -graden erfasst man die wissenschaftliche Aussagefähigkeit wissenschaftlicher Studien. Die Autoren der S3-Leitlinie unterscheiden die Evidenzklassen I bis IV. Studien der Klasse Ia haben die höchste Evidenz, während Studien der Klasse IV die geringste aufweisen. Je höher die Evidenzklasse, desto besser ist die wissenschaftliche Begründbarkeit für eine Therapieempfehlung, s. folgende Tabelle.

Empfehlungsgrade	
A „Soll"-Empfehlung:	Zumindest eine randomisierte kontrollierte Studie von insgesamt guter Qualität und Konsistenz, die sich direkt auf die jeweilige Empfehlung bezieht und nicht extrapoliert[25] wurde (Evidenzebenen Ia und Ib)
B „Sollte"-Empfehlung:	Gut durchgeführte klinische Studien, aber keine randomisierten klinischen Studien, mit direktem Bezug zur Empfehlung (Evidenzebenen II oder III) oder Extrapolation von Evidenzebene I, falls der Bezug zur spezifischen Fragestellung fehlt
C „Kann"-Empfehlung:	Berichte von Expertenkreisen oder Expertenmeinung und/oder klinische Erfahrung anerkannter Autoritäten (Evidenzkategorie IV) oder Extrapolation von Evidenzebene IIa, IIb oder III. Diese Einstufung

[24] Eine Metaanalyse ist eine Zusammenfassung von verschiedenen Untersuchungen in einem wissenschaftlichen Forschungsgebiet. Sie bedient sich statistischer Mittel, um eigene Aussagen auf der Basis der untersuchten Primäranalysen zu treffen. Dabei werden die empirischen Einzelergebnisse inhaltlich homogener Primärstudien zusammengefasst. Ziel ist eine Effektgrößeneinschätzung. Es soll untersucht werden, ob ein Effekt vorliegt und wie groß dieser ist.

[25] Extrapolieren: die Fortführung empirisch beobachteter Reihen in die Zukunft aufgrund von Regelmäßigkeiten, die aus den Vergangenheitswerten ermittelt worden sind.

	zeigt an, dass direkt anwendbare klinische Studien von guter Qualität nicht vorhanden oder nicht verfügbar waren
GCP „Good Clinical - Practice":	Empfohlen als gute klinische Praxis („Good Clinical Practice Point") im Konsens und aufgrund der klinischen Erfahrung der Mitglieder der Leitliniengruppe als ein Standard in der Behandlung, bei dem keine experimentelle wissenschaftliche Erforschung möglich oder angestrebt ist

Empfehlungsgrade, S3-Leitlinie „Demenzen" (2009c: 6)

Auf der Basis der Evidenzklassen werden Behandlungsempfehlungen abgegeben. Unterschieden werden die Empfehlungsgrade A: „Soll"-Empfehlung, B: „Sollte"-Empfehlung, C: „Kann"-Empfehlung und „Good Clinical Practice". Die folgende Tabelle führt die Evidenz- und die Empfehlungsgrade zusammen:

Empfehlungsgrad	*Evidenzgrad*	*Quelle bzw. Studientyp*
A	I	Randomisierte kontrollierte Studie
Soll-Empfehlung: Zumindest eine randomisierte kontrollierte Studie von insgesamt guter Qualität und Konsistenz, die sich direkt auf die jeweilige Empfehlung bezieht und nicht extrapoliert wurde (Evidenzebenen Ia und Ib).		
B	IIa/IIb	zumindest eine methodisch gute, kontrollierte Studie ohne Randomisierung zumindest eine methodisch gute, quasi-experimentelle deskriptive Studie
Sollte-Empfehlung: Gut durchgeführte klinische Studien, aber keine randomisierten klinischen Studien, mit direktem Bezug zur Empfehlung (Evidenzebenen II oder III) oder Extrapolation von Evidenzebene I, falls der Bezug zur spezifischen Fragestellung fehlt.		
C	III	Evidenz aus methodisch guten, nichtexperimentellen Beobachtungsstudien, wie z.B. Vergleichsstudien, Korrelationsstudien und Fallstudien
Kann-Empfehlung: Berichte von Expertenkreisen oder Expertenmeinung und/oder klinische Erfahrung anerkannter Autoritäten (Evidenzkategorie IV) oder Extrapolation von Evidenzebene IIa, IIb oder III. Diese Einstufung zeigt an, dass direkt anwendbare klinische Studien von guter Qualität nicht vorhanden oder nicht verfügbar waren.		
GCP	IV	Evidenz aus Berichten von Expertenkomitees oder Expertenmeinung und/oder klinische Erfahrung anerkannter Autoritäten
Good Clinical Practice: Empfohlen als gute klinische Praxis („Good Clinical Practice Point" bzw. „Klinischer Konsens-Punkt") im Konsens und aufgrund der klinischen Erfahrung der Mitglieder der Leitliniengruppe als ein Standard in der Behandlung, bei dem keine experimentelle wissenschaftliche Erforschung möglich oder angestrebt ist.		

Evidenz- und Empfehlungsgrade (Quelle: Falk 2012: 27)

Therapeutische und psychosoziale Interventionen und deren Empfehlungsgrade entsprechend der S3-Leitlinien „Demenzen"

Wesentliche Ziele der therapeutischen und psychosozialen Interventionen sind

- die Selbsthilfefähigkeit und Selbstständigkeit der demenzkranken Menschen zu erhalten
- Pflegebedürftigkeit zu vermeiden
- das Wohnen im häuslichen Umfeld möglichst lange zu ermöglichen sowie
- das Wohlbefinden in ambulanten wie stationären Einrichtungen zu verbessern und damit die Lebensqualität zu erhalten

Die derzeit diskutierten therapeutischen und psychosozialen Interventionen werden fünf Kategorien zugeordnet:

1. Kognitiv orientierte - Interventionen	• Realitäts-Orientierungstraining (ROT) • Ergotherapie • Reminiszenz-Therapie (REM)
2. Psychologisch orientierte - Interventionen	• Verhaltenstherapie • Personenzentrierter Ansatz • Selbst-Erhaltungs-Therapie (SET) • Tiefenpsychologisch orientierte Therapieansätze einschließlich Life-Review-Technik • Humanistische Gesprächspsychotherapie • Validation
3. Sozial-ökologisch orientierter Ansatz	• Milieutherapie
4. Künstlerische Therapien	• Kunst-, Musik- und Tanztherapie
5. Interventionen zur Anregung der Sinneswahrnehmung und Körperbewegung	• Basale Stimulation • Snoezelen • Bewegungstherapie • Tiergestützte Therapie

Therapeutische und psychosoziale Interventionen (Falk 2012: 28)

Kognitiv orientierte Interventionen

Ziel der kognitiv orientierten Interventionen ist die Stabilisierung der kognitiven und funktionalen Leistungsfähigkeit der demenzkranken Personen. Eingesetzt werden verschiedene Interventionen in Form von Beschäftigungs- und Gedächtnistraining (vgl. Abschnitt „Interventionen zur kognitiven Stabilisierung"), Erinnerungspflege in Gruppen- bzw. Einzeltherapie (Abschnitt „Grundsätze zur Motivierung und sozialen Einbindung" sowie „Stärkung der Ich-Identität und Erhalt von Lebensqualität") sowie Interventionen zur Unterstützung in den Alltagsaktivitäten.

Das *Realitätsorientierungstraining (ROT)* ist ein von Lucille R. Taulbee und dem Psychiater James C. Folsom (1966) entwickeltes Verfahren zur

Betreuung dementiell erkrankter Menschen. ROT hat das Ziel, die räumliche, zeitliche, situative und personenbezogene Orientierung zu verbessern. Unterschieden werden zwei Verfahren:

- 24-Stunden-ROT: die an Demenz erkrankte Person wird immer wieder mit Informationen zu ihrer Person, ihrer Biografie, ihrem Lebensort und dem aktuellen Datum an die derzeitige Lebenssituation erinnert. Ist das Verhalten der Person fehlerhaft oder unangemessen, wird es von der Pflegekraft korrigiert.
- Formales ROT („Classroom-ROT" oder „Gruppen-ROT"): Hierbei handelt es sich um regelmäßig stattfindende Gruppenveranstaltungen. Mittels verschiedener Aktivitäten wie Singen, Vorlesen usw. soll ein Bezug zur Umwelt geschaffen werden.

Die *Ergotherapie* wird entsprechend der Leitlinie verstanden als Intervention zur Verbesserung und Stützung von Alltagsfunktionen und Handlungsfähigkeit mit dem Ziel der Verbesserung von Teilhabe und Lebensqualität im individuellen Alltag und Lebenskontext. Die Ergotherapie geht von den noch vorhandenen Ressourcen und Möglichkeiten des Erkrankten aus und fördert diese individuell, z. B. das selbständige Essen oder sich Anziehen.

Reminiszenz-Therapie (REM) – Reminiszenz (lat.: reminisci = sich erinnern) ist ein Synonym für Erinnerung. Bei der Reminiszenz-Therapie wird versucht, lebensgeschichtliche Zusammenhänge der Demenzkranken so weit wie möglich zu erhalten, um die Identität und das Selbstwertgefühl zu stabilisieren. Dabei steht die Biografiearbeit im Mittelpunkt (vgl. Abschnitt „Stärkung der Ich-Identität und Erhalt von Lebensqualität").

Biografiearbeit ist ein integratives Konzept, das sich in unterschiedliche Pflege-, Betreuungs- und Begleitsituationen integrieren lässt (Blimlinger et al.1996). Die Orientierung auf biografisch wichtige Erinnerungen trägt zur Kontinuität im Lebenslauf und damit zur Lebenszufriedenheit bei.

1. Kognitiv orientierte Interventionen	• Realitäts-Orientierungstraining (ROT) • Ergotherapie • Reminiszenz-Therapie (REM)

Bewertung entsprechend der S3-Leitlinie „Demenzen"

Die Studienlage für das kognitive Training bzw. die kognitive Stimulation ist heterogen hinsichtlich der eingesetzten Verfahren und des Studiendesigns. Insgesamt ist die Bewertung der Wirkung aufgrund der angeführten Punkte schwierig, welches jedoch nicht primär auf eine Ineffektivität der Ansätze Rückschluss ziehen lässt, sondern die Notwendigkeit qualitativ hochwertiger Studien mit standardisierten Verfahren und Zielgrößen unterstreicht. (S3-Leitlinie „Demenzen" 2009b: 37f)

Es gibt Evidenz für geringe Effekte von kognitivem Training/kognitiver Stimulation auf die kognitive Leistung bei Patienten mit leichter bis moderater Demenz. Die Möglichkeit, an einem strukturierten kognitiven Stimulationsprogramm teilzunehmen, kann angeboten werden. Empfehlungsgrad C, Evidenzebene IIb (S3-Leitlinie „Demenzen" 2009b: 38)

Realitätsorientierung und Reminiszenzverfahren können in allen Krankheitsstadien aufgrund von geringen Effekten auf die kognitive Leistung zur Anwendung kommen. Empfehlungsgrad C, Evidenzebene IIb (S3-Leitlinie „Demenzen" 2009b: 38)

Es gibt Evidenz, dass ergotherapeutische, individuell angepasste Maßnahmen bei Patienten mit leichter bis mittelschwerer Demenz unter Einbeziehung der Bezugspersonen zum Erhalt der Alltagsfunktionen beitragen. Der Einsatz kann angeboten werden. Empfehlungsgrad C, Evidenzebene IIb (S3-Leitlinie „Demenzen" 2009b: 38)

Psychologisch orientierte Interventionen

Die psychologisch orientierten Verfahren, insbesondere die Verhaltensorientierten Interventionen, sind ebenfalls den kognitiv orientierten Verfahren zuzuordnen (vgl. Abschnitt „Interventionen zur kognitiven Stabilisierung"). So fußt das ergotherapeutische Vorgehen auf Grundsätzen der Verhaltenstherapie.

Zur besseren Übersichtlichkeit werden die psychologisch orientierten Interventionen hier gesondert vorgestellt.

Verhaltensorientierte Interventionen werden in der Versorgung demenzkranker Menschen vor allem zum Aufbau von Verhaltensweisen eingesetzt, die dem Sektor der Lebensaktivitäten zugeordnet werden, z. B. selbständiges Essen (Neumann et al. 1993: 47ff), Baden und Ankleiden, Kontinenzverhalten usw. Aber auch im Zusammenhang mit depressiven Symptomen – eine häufige Begleiterscheinung im Zusammenhang mit der Demenz (Hautzinger 2003: 8) – sowie bei leichten kognitiven Störungen mit Gedächtnisverlust, Verwirrtheit und Orientierungsstörungen eignen sich verhaltenstherapeutische Verfahren. Ziel der verhaltenstherapeutischen Intervention ist es, psychische und soziale Kompetenzen sowie Alltagskompetenzen und Basisfertigkeiten möglichst lange zu erhalten oder beginnende Einschränkungen zu kompensieren.

Zu den psychologisch orientierten Interventionen gehören die traditionellen Ansätze wie *tiefenpsychologisch orientierte Therapieansätze* einschließlich der *Life-Review-Technik*, *Gesprächspsychotherapie* und *Verhaltenstherapie*. Des Weiteren kann darunter jenes Verfahren subsumiert werden, das der Erhöhung des psychologischen Kontrollbewusstseins und somit der positiven Veränderung des Selbstkonzeptes alter Menschen dient (Romero 2000). Ansätze aus der Sozialpsychologie, die sich besonders an die Arbeiten von Kitwood (2000) anlehnen, können ebenfalls darunter eingeordnet werden.

Hauptthema des *Personenzentrierten Ansatzes nach Kitwood* ist das „Personsein". „*Es ist ein Stand oder Status, der dem einzelnen Menschen im Kontext von Beziehung und sozialem Sein von anderen verliehen wird. Er impliziert Anerkennung, Respekt und Vertrauen*" (Kitwood 2000: 27). Kitwood charakterisiert vier globale Empfindungszustände, die relativ unabhängig von komplexen kognitiven Fähigkeiten auf alle Menschen zutreffen:

- Jeder Mensch bedarf der Anerkennung seines Wertes, seiner Würde und Bedeutsamkeit;
- jeder Mensch möchte handeln können; der Psychoanalytiker Erich Fromm hat dieses menschliche Grundbedürfnis als „wirkmächtig sein" beschrieben.
- jeder bedarf des Vertrauens in soziale Beziehungen, benötigt Kontakte und Interaktion;
- jeder bedarf der Hoffnung im Sinne des Urvertrauens, dass Welt und Menschen in einem fundamentalen Sinn gut und verlässlich sind.

Kitwoods Konzept ist weniger vom Versuch motiviert, in irgendeiner Weise auf den demenzkranken Menschen einzuwirken. Vielmehr geht es darum, die Pflegebeziehung zu dem Kranken so zu gestalten, dass dieser möglichst wenig durch sein „Betreut werden" gegängelt wird und sich dadurch beeinträchtigt fühlt. Der Erhalt des Personseins ist das oberste Ziel, um das Wohlbefinden demenzkranker Menschen zu fördern. Dieses Anliegen – nämlich die Lebensqualität der demenzkranken Menschen zu sichern – verfolgt *„Dementia Care Mapping*", eine von Kitwood entwickelte von Christian Müller-Hergl in Deutschland bekannt gemachte Methode, Verhaltensweisen Demenzkranker an Hand von Kategorien zu erfassen und zu beschreiben. Auf der Basis dieses individuellen Verhaltensprofils werden die Umwelteinflüsse zum Wohlbefinden des Demenzkranken optimiert (Müller-Hergl 2000a: 252ff).

Dementia Care Mapping setzt bei der Voraussetzung an, wenn es Menschen mit Demenz relativ gut geht, dass dieses Wohlergehen als Zeichen von Pflegequalität gewertet und auch operationalisiert werden kann. Das Wohlbefinden wird in einer Gruppe von Menschen mit Demenz kontinuierlich über mindestens 6 Stunden bzw. einen ganzen Tag beobachtet und auf einem Sammelblatt festgehalten. Die Daten werden anschließend analysiert und zu Wohlbefindlichkeitsprofilen und Verhaltensprofilen von Einzelnen und Gruppen aufgearbeitet. Die Ergebnisse geben Auskunft über die Qualität des Pflegeprozesses. Die entsprechenden Beobachtungen des „Mappers" werden dem Team zurückgespiegelt in der Absicht, gemeinsam die Prozessqualität einer Einrichtung weiterzuentwickeln (Müller-Hergl 2000b: 120 ff).

Bei der *Selbst-Erhaltungs-Therapie (SET)* nach Romero (2000) geht es um die Stabilisierung der eigenen Identität (vgl. Abschnitt „Stärkung der Ich-Identität und Erhalt von Lebensqualität"). Unser „Selbst" entwickelt sich in Kontakt mit unserer Umwelt. Das Selbstsystem entsteht aus Erinnerungen, Gewohnheiten und Erwartungen: sie bilden die Grundlage für Erleben und Verhalten. Die Gesamtheit der Erfahrungen und das Wissen über uns geben uns das Gefühl, „ich bin ich selbst". Das Selbstsystem demenzkranker Menschen ist durch vier Prozesse gefährdet:

- Verletzung der personalen Kontinuität
- Erlebnisarmut
- Veränderungen der Persönlichkeit und des Gefühlslebens und
- Selbstwissensverlust

Bei SET steht daher die Förderung des Wissens um die eigene Person und deren Biografie im Mittelpunkt.

Nach Radebold (1994: 66ff) haben sich die unter den *tiefenpsychologischen Therapieverfahren* analytisch orientierten Vorgehensweisen bewährt. Die Therapieerfolge schlagen sich in erster Linie in Symptomreduzierung, teilweise aber auch in Verhaltens- und Persönlichkeitsveränderungen nieder.

Tiefenpsychologische Therapieverfahren stellen an Patienten Mindestanforderungen hinsichtlich des Sprachverständnisses, des Verbalisierungsvermögens und der Introspektionsfähigkeit. Diese Forderungen begrenzen die Einsatzmöglichkeiten der Verfahren bei Patientengruppen, die unter kognitiv intellektuellen Einbußen leiden.

Bei der *Life-Review-Technik* (vgl. Abschnitt „Stärkung der Ich-Identität und Erhalt von Lebensqualität") wird eine detaillierte Lebensgeschichte des Kranken unter psychodynamischen Gesichtspunkten erhoben mit dem Ziel, frühere meist neurotische Konflikte aufzuarbeiten. Eingesetzt werden Methoden und Gegenstände, die bei der Aktualisierung von Erinnerungen an frühere Geschehnisse helfen, z. B. Photos oder Gedankenreisen. Der verständnisvolle Umgang mit der Vergangenheit wird als Grundlage für die Bewältigung gegenwärtiger Schwierigkeiten gesehen.

Die in der *Humanistischen Gesprächspsychotherapie* (Carl Rogers 1979) verankerten Grundpfeiler eines helfenden Gesprächs – „Empathie, Echtheit und Akzeptanz" – stellen Gesprächsvariable dar, die in der Begleitung demenzkranker Menschen eine herausragende Bedeutung haben (vgl. Abschnitt „Stärkung der Ich-Identität und Erhalt von Lebensqualität").

Bei der *Validation* handelt es sich eher um ein Bündel von Umgangsprinzipien als um ein Therapieverfahren (Gutzmann 2006). Validation ist eine spezielle Kommunikationsform, mit der man mit demenziell erkrankten Menschen in Kontakt tritt. Die Wahrnehmung und Sichtweise des Kranken wird angenommen, ohne diese mit der eines gesunden Menschen zu vergleichen und zu korrigieren. Ziel ist es, demenzkranke Menschen in ihrem Wert zu bestätigen und durch Verständnis und Akzeptanz ihre Lebensqualität zu verbessern. Mit der Validation ist eine Abkehr von der herkömmlichen Grundhaltung verbunden, primär kognitive Verbesserungen anzustreben.

2. Psychologisch orientierte – Interventionen	• Verhaltenstherapie • Personenzentrierter Ansatz • Selbst-Erhaltungs-Therapie (SET) • Tiefenpsychologisch orientierte Therapieansätze einschließlich Life-Review-Technik • Humanistische Gesprächspsychotherapie • Validation

Bewertung entsprechend der S3-Leitlinie „Demenzen"

Familienähnliche Esssituationen (vgl. Modelllernen, Abschnitt zu den kognitiven Interventionen), verbale Unterstützung und positive Verstärkung können das Essverhalten von Menschen mit Demenz verbessern und können empfohlen werden. Empfehlungsgrad B, Evidenzebene Iib (S3-Leitlinie „Demenzen" 2009b: 42)

Verhaltenstherapeutische Interventionen sind auch möglich, um „nicht erwünschte" bzw. „herausfordernde" Verhaltensweisen, wie Depressivität, Agitiertheit, Herumwandern und Weglaufen, positiv zu beeinflussen.

Entsprechend S3-Leitlinie „Demenzen" zeigen patientenzentriertes Verhaltensmanagement, Schulungsprogramme für Mitarbeiter in Pflegeeinrichtungen, Angehörigenedukation und kognitive Stimulation überdauernde positive Effekte auf psychische und Verhaltenssymptome bei Erkrankten (S3-Leitlinie „Demenzen" 2009b: 40).

Inhaltlich sollten neben der allgemeinen Wissensvermittlung zur Erkrankung das Management in Bezug auf Patientenverhalten, Bewältigungsstrategien und Entlastungsmöglichkeiten für die Angehörigen sowie die Integration in die Behandlung des Demenzkranken im Vordergrund stehen. Empfehlungsstärke B, Evidenzgrad Iib (S3-Leitlinie „Demenzen" 2009b: 42)

Viele psychosoziale Interventionen verwenden Methoden der Psychotherapie als wesentliche Bestandteile, was den Stellenwert der Psychotherapie belegt. Zur Behandlung depressiver Symptome bei Demenzerkrankten sind Edukations- und Unterstützungsprogramme von Pflegenden und Betreuenden wirksam und sollten eingesetzt werden. Empfehlungsstärke B, Evidenzgrad Iib (S3-Leitlinie „Demenzen" 2009b: 37)

Bisher stehen Wirksamkeitsstudien in Bezug auf die Validation noch aus, das Verfahren wird in den Leitlinien nicht erwähnt.

Sozial-ökologisch orientierter Ansatz

Sozial-ökologisch orientierte Ansätze zielen auf eine Anpassung der materiellen und sozialen Umwelt an die krankheitsbedingten Veränderungen der Wahrnehmung, des Empfindens, des Erlebens, des Verhaltens und der Kompetenzen. Unter Einbeziehung der Bezugspersonen wird die räumlich-dingliche Umgebung des Kranken so gestaltet, dass durch Errichtung einer „prothetischen" Umwelt dessen sinnesphysiologische, physische und kognitive Einbußen kompensiert werden.

Als Milieutherapie wird eine gezielte Gestaltung der räumlichen und sozialen Umgebung an die krankheitsbedingten Veränderungen bezeichnet. Milieutherapie will ein Umfeld schaffen, das bereits aufgrund seiner Struktur therapeutische Wirkungen entfaltet und in dem eine auf Rehabilitation ausgerichtete Grundeinstellung des Personals erleichtert wird. (Baltes et al. 1990: 8)

Bezogen auf die Demenzerkrankung heißt dies, eine überschaubare und gut verstehbare Raumgestaltung zur besseren Orientierung in einem Pflegeheim, ein zugewandtes, entspanntes soziales Milieu zur psychosozialen Integration zu schaffen (vgl. „Interventionen zur Orientierung und Sicherheit").

3. Sozial-ökologisch orientierter Ansatz	• Milieutherapie

Bewertung entsprechend der S3-Leitlinie „Demenzen"

Das Konzept der „Milieutherapie" wird in der Leitlinie nicht genannt, allerdings Komponenten daraus, die im Folgenden vorgestellt werden.

Lichttherapie: Durch den Einsatz von hellem Licht sollen bei Menschen mit Demenz positive Effekte auf den Schlaf-Wach-Rhythmus und auf psychische und Verhaltenssymptome erzielt werden. Dieses konnte aber nicht hinreichend nachgewiesen werden. Es gibt keine ausreichenden Hinweise für einen therapeutischen Effekt von Licht, die eine spezielle Empfehlung in der Anwendung bei Menschen mit Demenz erlauben. Evidenzebene Ib (S3-Leitlinie „Demenzen" 2009b: 40)

Behandlung eines erhöhten Bewegungsdrangs („Wandering"): Es lässt sich aus der aktuellen Literatur keine Empfehlung zur psychosozialen Behandlung von hohem Bewegungsdrang von Demenzerkrankten ableiten. (S3-Leitlinie „Demenzen" 2009b: 41)

Verbesserung des Schlafrhythmus: Veränderungen des Tag-Nacht- bzw. des Schlafrhythmus sind häufig bei Demenzerkrankten. Interventionen, die zu einer Verbesserung des Tag-Nacht- bzw. des Schlafrhythmus führen können, sind Aktivierungsprogramme über ca. 1-2 Stunden am Tag. Angemessene strukturierte soziale Aktivierung während des Tages kann zu einer Besserung des Tag-Nacht-Schlafverhältnisses führen und sollte eingesetzt werden. Empfehlungsgrad B, Evidenzebene Iib. (S3-Leitlinie „Demenzen" 2009b: 42)

Künstlerische Therapien

Künstlerische Therapien, wie Musik-, Kunst- und Tanztherapie, haben sich in der Behandlung von demenzkranken Menschen bewährt. Musik als sprachunabhängige Kommunikationsebene bleibt allen Menschen zugänglich. Demenzkranke sprechen außergewöhnlich gut auf Musik an (vgl. Abschnitt „Grundsätze zur Motivierung und sozialen Einbindung" und „Stärkung der Ich-Identität und Erhalt von Lebensqualität").

Tanzen macht Freude; Tanzen fördert die Eigen- und Fremdwahrnehmung und reaktiviert zugleich das Erinnerungsvermögen der Demenzkranken. Als nonverbales Ausdrucksmittel ermöglicht Tanz die Konzentration auf den eigenen Körper und die Orientierung im Raum.

Kunsttherapie spricht den Erkrankten durch die gezielte Anwendung von Farbe, Bewegung und Rhythmus an. Demenzkranke Menschen entdecken ihre eigene Kreativität und Ausdrucksform.

4. Künstlerische Therapien	• Kunst-, Musik- und Tanztherapie

Bewertung entsprechend der S3-Leitlinie „Demenzen"

Musiktherapie wird einerseits als aktive Beteiligung des Demenzkranken mittels Stimme oder Instrument am musikalischen Geschehen innerhalb einer therapeutischen Beziehung definiert (aktive Musiktherapie). Das gezielte Abspielen von Musik wird auch unter dem Begriff der Musiktherapie gefasst (rezeptive Musiktherapie). Die Datenlage zur Wirksamkeit ist aufgrund der Studienqualität eingeschränkt zu beurteilen.

Es gibt Hinweise, dass aktive Musiktherapie geringe Effekte auf psychische und Verhaltenssymptome bei Menschen mit Demenz hat. Sie kann empfohlen werden. Empfehlungsgrad C, Evidenzebene IIa.

Rezeptive Musiktherapie, insbesondere das Vorspielen von Musik mit biografischem Bezug kann geringe Effekte auf agitiertes und aggressives Verhalten haben. Sie kann empfohlen werden. Empfehlungsgrad C, Evidenzebene III (S3-Leitlinie „Demenzen" 2009b: 39)

Für eine wissenschaftliche Bewertung der Wirkung der Kunsttherapie und der Tanztherapie liegen keine aussagekräftigen RCTs vor, so dass die S3-Leitlinien „Demenzen" keine Aussagen zu den Empfehlungsgraden machen.

Interventionen zur Anregung der Sinneswahrnehmung und -Körperbewegung

Basale Stimulation kommt bei Menschen zur Anwendung, bei denen aufgrund von Krankheit oder Behinderung die Bewegungsfähigkeit und deren Fähigkeit zur Wahrnehmung und Kommunikation erheblich eingeschränkt sind, z. B. bei Schädel-Hirn-Trauma, bei Menschen mit hemiplegischem, apallischem oder komatösem Syndrom. Bewegung, Berührung und Vibration geben stark wahrnehmungsgestörten Menschen die Möglichkeit, ihre Umwelt und sich selbst zu erfahren. Die Basale Stimulation wird ebenfalls in der Kommunikation mit demenzkranken Menschen eingesetzt.

Ursprünglich von Fröhlich für die Arbeit mit behinderten Menschen entwickelt, wurde das Konzept von Bienstein und Fröhlich (2003) für die Pflege modifiziert. Fröhlich und Bienstein verstehen die Basale Stimulation als ein pädagogisches Konzept, nicht als eine therapeutische Technik. Berührungen (z. B. stimulierende Ganzkörperpflege) und unterschiedliche Formen der Sinneswahrnehmungen (Anregung der Geruchs- und Geschmackssinne) sollen den Mangel an Eigenerfahrung, -bewegung und Auseinandersetzung mit der Umwelt kompensieren (vgl. Abschnitt „Stärkung der Ich-Identität und Erhalt von Lebensqualität").

Snoezelen ist eine ursprünglich für Menschen mit Behinderung entwickelte Therapieform aus den Niederlanden. Ziel der Methode ist Entspannung und Beruhigung, aber auch kontrollierte Aktivierung. In speziell eingerichteten Räumen, die eine angenehme Umgebung vermitteln sollen, werden Sinneswahrnehmungen wie Gerüche (z. B. Weihrauch), Tastempfindungen (Berühren), Geräusche (Musik), Licht und Farbe dargeboten (vg. Abschnitt „Stärkung der Ich-Identität und Erhalt von Lebensqualität").

Bewegungstherapie: Sportmediziner belegen, dass regelmäßige körperliche Aktivität bereits im mittleren Lebensalter begonnen, von präventivem Nutzen für das Demenzrisiko sein kann. Möglicherweise beinhaltet körperliches Training auch therapeutische antidementive Effekte, wenn damit im Frühstadium der Erkrankung begonnen wird. So weisen Ergebnisse zahlreicher tierexperimenteller Untersuchungen darauf hin, dass körperliche Aktivität neuroplastische und neuroprotektive Effekte bewirken insbesondere im Bereich des Hippocampus, was für die Alzheimer-Erkrankung von besonderer Bedeutung sein könnte (Neumann, Frasch 2008: 28).

Tiergestützte Therapie: Tiere finden oft ganz eigene Zugänge zu den demenzkranken Menschen. Sie helfen den Kontakt zu den oft in ihrer eigenen Welt völlig Versunkenen herzustellen und damit ihr Wohlbefinden zu fördern. Olbrich plädiert für den Einsatz von Tieren als Bestandteil eines therapeutischen Gesamtkonzepts zur Begleitung demenziell erkrankter Menschen (Olbrich, Otterstedt 2003; Olbrich, Jonas, ohne Datum).

5. Interventionen zur Anregung der Sinneswahrnehmung und Körperbewegung	• Basale Stimulation • Snoezelen • Bewegungstherapie • Tiergestützte Therapie

Bewertung entsprechend der S3-Leitlinie „Demenzen"

Die Basale Stimulation ist in den Leitlinien nicht untersucht worden, aber deren Komponenten, bestehend aus „sensorischen Verfahren" und „Massagen/Berührung".

Sensorische Verfahren: Die Anwendung von Aromastoffen (Aromatherapie) kann geringe Effekte auf agitiertes Verhalten und allgemeine Verhaltenssymptome bei Patienten mit mittel- bis schwergradiger Demenz haben. Sie kann empfohlen werden. Empfehlungsgrad C, Evidenzebene Ib (S3-Leitlinie „Demenzen" 2009b: 39)

Es konnte eine signifikante Wirkung bei äußerer Anwendung von Melissenöl auf agitiertes Verhalten und allgemeine Verhaltenssymptome gezeigt werden.

Massagen/Berührung: Körperliche Berührung wurde als Mittel zur Kommunikation bei Menschen mit Demenz untersucht. Sie kann als Kommunikationsmittel eingesetzt werden und kann beruhigende Wirkung haben. Es ist allerdings das individuelle Bedürfnis nach Distanz und Privatsphäre des Erkrankten zu beachten. (S3-Leitlinie „Demenzen" 2009b: 40)

Snoezelen/multisensorische Verfahren: Multisensorische Verfahren (Snoezelen) mit individualisierten, biografiebezogenen Stimuli im 24-Stunden-Ansatz können geringe Effekte auf Freude und Aktivität bei Patienten mit moderater bis schwerer Demenz haben. Sie können empfohlen werden. Empfehlungsgrad C, Evidenzebene IIb (S3-Leitlinie „Demenzen" 2009b: 40) Snoezelen-Session-Ansätze zeigten keine Wirkung.

Körperliche Aktivität: Die Leitlinien weisen darauf hin, dass körperliche Aktivierung und leichtes körperliches Training eine Verbesserung der Beweglichkeit und Balance bewirken kann, hinsichtlich der Wirkung von körperlicher Aktivierung auf Kognition, Alltagsfunktionen, Schlafverhalten, Verhaltenssymptome, Depressivität oder Mortalität sind die Studienergebnisse dagegen uneinheitlich. Es gibt Hinweise, dass körperliche Aktivierung zum Erhalt der Alltagsfunktionen, Beweglichkeit und Balance beiträgt. Der Einsatz kann angeboten werden. Es existiert jedoch keine ausreichende Evidenz für die systematische Anwendung bestimmter körperlicher Aktivierungsverfahren. Empfehlungsgrad C, Evidenzebene IIb (S3-Leitlinie „Demenzen" 2009b: 38)

Die S3-Leitlinie „Demenzen" macht keine Aussagen zur Evidenz einer tiergestützten Therapie.

Die Bewertung der einzelnen Interventionsmöglichkeiten zeigen, dass nur ein ganzheitliches Zusammenwirken verschiedener Ansätze zu einer Stabilisierung der Situation demenzerkrankter Menschen beitragen kann. Das Fazit verweist auf den zu Beginn dieses Kapitels formulierten Hinweis, dass die Betreuungsqualität primär von der Qualität der Beziehung und der positiven Interaktionsfähigkeit des Therapeuten bzw. der Therapeutin und/oder des Behandlungsteams abhängt.

Reflexion und Übung

1. Kreuzen Sie an, welche Erfahrungen Sie in der Anwendung von Interventionen gemacht haben.

Welche Erfahrungen haben Sie gemacht in der Anwendung mit:	*sehr gute Erfahrung*	*befriedigende Erfahrung*	*ohne Wirkung*	*kenne die Intervention nicht*
• Realitäts-Orientierungstraining (ROT) • Ergotherapie • Reminiszenz-Therapie (REM)				
• Verhaltenstherapie • Personenzentriertem Ansatz • Selbst-Erhaltungs-Therapie (SET) • Tiefenpsychologisch orientierten Therapieansätzen/Life-Review-Technik • Humanistischer Gesprächspsychotherapie • Validation				
• Milieutherapie				
• Kunst-, Musik- und Tanztherapie				
• Basaler Stimulation • Snoezelen • Bewegungstherapie • Tiergestützter Therapie				

(Quelle: Falk 2012: 40)

4. Grundpfeiler in der Begleitung Angehöriger: Informieren – Beraten – Reflektieren

Die Demenzkrankheit eines Familienmitglieds hat in der Regel gravierende Auswirkungen auf die Angehörigen. Für sie bedeutet das Leben mit Demenzkranken mit einschneidenden Veränderungen zu leben. Sie müssen ihre bisherigen Rollen zum Teil aufgeben und in andere hineinwachsen. Diese neuen Rollen sind die der Unterstützenden, Betreuenden und Pflegenden. Professionelle Beratung hilft den Angehörigen, mit dem Krankheitsbild und den damit einhergehenden Veränderungen und ungewohnten Verhaltensweisen des Demenzkranken zurechtzukommen.

Zukunftssorgen in Bezug auf finanzielle Einbußen und die Überlegung, was bei Pflegebedürftigkeit des demenzkranken Familienmitglieds passiert, können professionelle Helfer möglicherweise ausräumen, wenn sie unterschiedliche Dienste und Einrichtungen empfehlen und die Möglichkeit der Kontaktaufnahme erleichtern. Informationen über gesetzliche Leistungen, über Kosten und finanzielle Unterstützungsmöglichkeiten verschaffen Angehörigen zudem Sicherheit in Bezug auf die materiellen Belastungen, die auf sie zukommen.

Die Unterstützung von demenzkranken Familienangehörigen birgt für pflegende Angehörige die Gefahr der seelischen und körperlichen Überforderung. Der intensive Zeit- und Kraftaufwand kann dazu führen, dass sie ihre eigenen Interessen vernachlässigen und sich von ihrem sozialen Umfeld isolieren. Um der Gefahr des Burnout zu begegnen, brauchen sie neben professioneller Beratung Unterstützung durch Betroffene in Selbsthilfegruppen. Zu diesen Angeboten muss ermutigt und vermittelt werden.

Die Beratung sollte aus einer multiprofessionellen und institutionsübergreifenden Sichtweise erfolgen. Denn bei der Behandlung wirken unterschiedliche Berufsgruppen zusammen, deren einzelne Maßnahmen und Interventionen sich gegenseitig in ihren Auswirkungen beeinflussen. Das der multiprofessionellen, institutionsübergreifenden Sichtweise zugrunde liegende Konzept ist das Care- und Case-Management. Care-Management ist Versorgungsmanagement wie es beispielsweise von Pflegestützpunkten wahrgenommen wird. Case-Management ist ein individuelles Fallmanagement. Pflegeberater nehmen diese Aufgabe wahr. Sie koordinieren die medizinische, pflegerische und soziale Versorgung. Dabei steht der einzelne Mensch und seine individuelle Problemlage im Mittelpunkt. Entsprechend seiner individuellen Anforderungen wird das Leistungsangebot zusammengestellt.

Die multiprofessionelle Sichtweise entlastet Beratende von der Vorstellung, alleiniger Ansprechpartner und Verantwortlicher für die betroffenen Menschen zu sein.

Mit demenziell erkrankten Menschen zu arbeiten, stellt eine besondere Herausforderung für professionelle Helfer dar, eine Herausforderung, die positiv erlebt wird, wenn in einer kollegialen Beratung das Beziehungsgefüge reflektiert und sich des eigenen professionellen Standorts vergewissert wird.

Pflegende Angehörige beraten

Demenzkranke und ihre Angehörigen können sich trotz der Erkrankung lange Zeit ihre Lebensqualität erhalten, wenn sie über die zukünftigen Veränderungen und Belastungssituationen informiert sind. Mit dem entsprechenden Wissen über die notwendigen Hilfsangebote können sie gemeinsam ihr Leben planen und auf Veränderungen reagieren.

Ziele

Nachdem Sie sich über diese Lerneinheit informiert haben, können Sie

- die vielfältigen Probleme einschätzen, mit denen pflegende Angehörige konfrontiert sind
- Informationen zu möglichen Verhaltensveränderungen des Demenzkranken bereitstellen, so dass Angehörigen der Umgang mit dem Erkrankten leichter fällt
- die Merkmale einer „einfühlenden Gesprächsführung" sowie die Kriterien für ein „Informationsgespräch" nennen
- die Gesprächsführungskriterien anwenden

Die Situation pflegender Angehöriger

Walter Jens, in Hamburg geboren, am 9. Juni 2013 in Tübingen gestorben, war ein angesehener Wissenschaftler und Gelehrter, der seit 1963 den Lehrstuhl für Rhetorik an der Tübinger Universität innehatte. Walter Jens erkrankte an einer fortschreitenden Demenz. „*Der ehemalige Gelehrte, der sein erwachsenes Leben vom Wort und mit dem Wort gelebt hat, kann keinen vernünftigen Satz mehr formulieren*", so ein Bericht der Süddeutschen Zeitung. „*Seine Frau Inge fand ihren Mann einmal inmitten von Büchern, die er wahllos aus dem Regal gezogen hatte. In einem hatte er zu lesen begonnen, nur hielt er es, wie sie mit Schrecken bemerkte, verkehrt herum. Besucher erkennt er nicht mehr, inzwischen auch nicht mehr Inge Jens, mit der er seit 57 Jahren verheiratet ist. ‚Er ist nicht mehr mein Mann', sagt seine Frau. ‚Er ist in einer Welt, zu der ich wenig oder gar keinen Zugang habe.' Manchmal geht der kranke Mann mit seiner Pflegerin in den Supermarkt und schiebt den Einkaufswagen. Er genießt es, dabei angesprochen zu werden. ‚Wenn er am Fleischstand ein Leberkäsweckle kriegt, dann freut ihn das', klagt seine Frau. Das Sterben ist grausam, ein solches Leben erst recht*" (Quelle: Süddeutsche Zeitung vom 01.04.2008).

Ein bewegendes Beispiel dafür, wie sehr ein demenzkrankes Familienmitglied die Beziehungen innerhalb der Partnerschaft und Familie verändert und wie schwer es ist, mit den krankheitsbedingten Veränderungen umzugehen.

Die Pflegefachkraft erhält durch die regelmäßigen Pflegeeinsätze einen Eindruck von der Lebenssituation und den Belastungen der Angehörigen und des Demenzkranken. Sie wird mit den täglichen Problemen konfrontiert und erfährt, ob sich Angehörige überfordert fühlen. Sie muss als Beraterin und Koordinatorin fungieren und auf entsprechende Hilfs- und Beratungsangebote hinweisen. Bei Bedarf wird sie die notwendigen Kontakte herstellen. Das Gespräch mit den Angehörigen und dem Demenzkranken steht im Zentrum aller Bemühungen.

Pflegende Angehörige werden je nach Lebenssituation mit unterschiedlichen Problemen konfrontiert:

Berufstätige Frauen stehen vor der Frage, ob sie ihre Berufstätigkeit einschränken oder aufgeben sollen, um mehr Zeit für die Betreuung zu haben. Dabei ist zu bedenken, dass die Aufgabe der Berufstätigkeit andere Probleme mit sich bringen kann, wie die Verringerung des Einkommens und der künftigen Altersrente. Die Aufgabe einer interessanten Tätigkeit führt zum Verlust sozialer Kontakte und zur Isolierung.

Vielfach haben Angehörige Angst davor, selbst zu erkranken oder den Ansprüchen nicht mehr gewachsen zu sein. Es kann zu Konflikten mit der eigenen Familie kommen, die sich vernachlässigt fühlt, oder es gibt innerhalb der Verwandtschaft Streit darüber, wer für die Betreuung des Kranken zuständig ist.

Familienmitglieder, die den Krankheitsprozess nur von fern erleben, formulieren mitunter unrealistisch hohe Erwartungen an die Pflege, verhalten sich bei den seltenen Besuchen besserwisserisch, scheuen sich aber davor, selbst mehr Verantwortung zu übernehmen.

Wenn der Demenzkranke allein in seiner Wohnung lebt, bedeutet dies für Angehörige ständige Angst und Unruhe: Kommt der Kranke z. B. mit Herd und Zigaretten klar? Verlässt er die Wohnung und verläuft sich oder stellt er irgendetwas „Verrücktes" an? Von dieser ständigen Sorge kommen Angehörige selbst im Urlaub nicht los.

Angehörige verhalten sich resignativ, weil keine Hoffnung auf Verbesserung des Zustandes der Kranken besteht, vielmehr mit einer langsam fortschreitenden Verschlechterung zu rechnen ist.

Bei aggressivem oder unkontrolliertem Verhalten der Demenzkranken ist die Kommunikation sehr schwierig; der pflegende Angehörige fühlt sich unverstanden, einsam und isoliert.

Pflegende Angehörige bekommen häufig keinerlei Dank oder Anerkennung für ihre Bemühungen; im Gegenteil, die Kranken verhalten sich anklagend, fordernd oder aggressiv.

Konflikte können auftreten, wenn sich die gewohnten Rollen umkehren: Die kranke Mutter oder der Vater bzw. der Ehepartner werden zu Kindern, die pflegende Tochter oder der Ehepartner übernimmt die elterliche Autorität. Dies kann zu großen emotionalen Belastungen führen. Der Grad der Belastung hängt von verschiedenen Faktoren ab:

- Emotionales Verhältnis zwischen Demenzkranken und pflegendem Angehörigen: Eine intakte Beziehung vor Krankheitsbeginn fördert die erfolgreiche Betreuung.
- Verwandtschaftsgrad: Je näher die Verwandtschaft, desto schwieriger ist die Betreuung.
- Persönlichkeitsstruktur des pflegenden Angehörigen: Ein geringer Informationsstand über die Krankheit, allgemein mangelnde Fähigkeiten, Probleme zu lösen und ein hoher Anteil negativ gefärbter Gefühle erhöhen die Belastung.

Wenn das persönliche Verhältnis schon vor der Erkrankung belastet war, kann dieser Rollenwechsel in eine Gewaltspirale zwischen Kranken und Pflegenden münden.

Pflegende Angehörigen erfahren insbesondere durch Beratung sowie Erfahrungsaustausch Entlastung.

Sie können ihre Situation besser meistern, wenn sie

- Informationen über die Krankheit und den Verlauf haben
- die krankheitsbedingten Verhaltensweisen als Symptome der Krankheit einordnen können
- wissen, wie sie sich in bestimmten Situationen verhalten können
- wissen, in welcher Weise sie die räumlichen Lebensbedingungen verändern müssen, z. B. durch Wohnungsanpassungsmaßnahmen oder durch Sicherheitsmaßnahmen, um den Demenzkranken vor Unfällen zu schützen
- professionelle Hilfsangebote kennen
- sich verstanden fühlen und sich ggf. mit Menschen in gleichen Problemlagen austauschen können.

Die Demenzkranken und pflegenden Angehörigen sollten dahingehend beraten werden, dass sie in einer Betreuungsverfügung bestimmen, wer die Angelegenheiten des Demenzkranken regelt und Entscheidungen trifft, wenn er dazu nicht mehr in der Lage ist. Das Schriftstück sollte gemeinsam mit den Angehörigen aufgesetzt und beim Notar hinterlegt werden. Im Zweifelsfall sollten die Angehörigen den Rat eines Anwalts einholen, wenn es um die Klärung finanzieller und rechtlicher Fragen geht.

Für die Zukunft vorsorgen heißt aber auch, sich frühzeitig mit Fragen zu beschäftigen, die die Pflege im fortgeschrittenen Stadium betreffen. Wo und mit wem wird der Demenzkranke später wohnen? Eine möglichst frühe Klärung bringt Sicherheit für alle Beteiligten. Um wählen zu können, brauchen die Angehörigen Informationen über Hilfs- und Pflegemöglichkeiten. Darüber hinaus sollte in einer Patientenverfügung die Wünsche über medizinische Behandlung und lebensverlängernde Maßnahmen festgelegt werden sowie ein Testament aufgesetzt werden, was im Falle des Todes mit Besitz und Vermögen geschehen soll.

Pflegende Angehörige brauchen darüber hinaus Informationen über den Umgang mit dem Demenzkranken und darüber, wie sie den Krankheitsverlauf durch förderliche und hinderliche Verhaltensweisen beeinflussen können. Eine Verstärkung der Symptome tritt ein bei

- plötzlichen unerwarteten Veränderungen in der täglichen Routine - oder häuslichen Umgebung
- unnötigen Machtkämpfen
- Überforderung des Demenzkranken
- Missachtung der Bedürfnisse des Demenzkranken
- Kritik und gereiztem Verhalten durch den pflegenden Angehörigen.

Positiv beeinflusst die pflegende Angehörige die psychischen Störungen und Verhaltensauffälligkeiten, wenn es ihr gelingt, ruhig, geduldig und freundlich zu bleiben und dem Demenzkranken mit Toleranz, Respekt und Humor zu begegnen.

Pflegende Angehörige brauchen psychische Unterstützung. Die psychosoziale Beratung kann darin bestehen, zu ermutigen in einen Gedankenaustausch mit Leidensgenossen zu treten, z. B. in Selbsthilfegruppen. Gespräche über Schuldgefühle tragen unter Umständen zur psychischen Entlastung bei, weil negativ gefärbte Gefühle eine „normale" Reaktion auf die schwierige Lebenssituation sind. Vielleicht können Angehörige ermutigt werden Methoden der Stressbewältigung zu lernen und anzuwenden. Insgesamt sollten sie darin gestärkt werden, Hilfe anzunehmen und das eigene Wohl im Auge zu behalten.

Beratungsgespräche führen

Eine wesentliche Aufgabe in der Begleitung Demenzkranker und ihrer pflegenden Angehörigen liegt in der Beratung. Beratung beinhaltet zum einen, notwendige Informationen bereitzustellen, und beinhaltet zum anderen ein aufmerksamer einfühlender Gesprächspartner zu sein. Die folgenden Gesprächsführungshinweise können Pflegefachkräfte in dieser Aufgabe unterstützen.

Informationsgespräche führen

Bei dem Informationsgespräch kommt es im Wesentlichen auf die Vorbereitung an. Folgende Fragen helfen, die Planung gezielt anzugehen.

Wann: Zeitpunkt festlegen	Ist der Zeitpunkt gut gewählt (Vormittag/ Nachmittag, Wochentag)?
Wo: Ort und Raum	Ist der Ort/Raum günstig (Raumgröße, Bestuhlung, Tische, Kaffee/Tee usw.)?
Wozu: Zielsetzung	Welche Zielsetzung verfolgen Sie mit der Information (Aufklärung, Handlungsalternativen, Verhaltensänderungen)?
Wer: Gesprächspartner	Wer sind Ihre Gesprächspartner? Motive der Gesprächspartner, Lebenssituation
Was: Inhalt	Was ist das Thema? (Didaktik der Informationsvermittlung) Welche Informationen wollen Sie für den Gesprächspartner auswählen? Wie grob oder detailliert informieren Sie?
Wie: Vorgehen (Phasenverlauf)	Wie können Sie es erreichen, dass die Informationen verstanden und umgesetzt werden? Wie gehen Sie vor? (Methodik der Informationsvermittlung) (Die vier Verständlichmacher beachten, siehe unten)

Vorbereitung Informationsgespräch

Bei der Durchführung von Informationsgesprächen achten die Berater im Wesentlichen auf die vier „Verständlichmacher" (Schulz von Thun 1981, Saul 1993):

1. *„Einfachheit"*:	2. *„Gliederung/Ordnung"*:
• Verwenden Sie Tätigkeitswörter. • Sprechen Sie in der Gegenwartsform. • Vermeiden Sie möglichst ungewohnte Fremdwörter. • Bilden Sie kurze Sätze mit	• Gliedern Sie Ihre Informationen in übersichtliche Blöcke • Fassen Sie zusammen. • Betonen Sie Wesentliches. • Leiten Sie wesentliche Aussagen z. B. so ein: „Denken Sie vor allem an …"; „Das entscheidende Problem, nämlich …"; „Am wichtigsten

geläufigen Wörtern.	ist hierbei …"; „Hierauf lege ich besonderen Wert …" • Trennen Sie Fakten von Meinungen
3. „*Kürze/Prägnanz*": • Konzentrieren Sie sich auf das Wesentliche. • Formulieren Sie klar und knapp. • Beginnen Sie mit Redundantem, d.h. Bekanntem, denn die Aufnahmefähigkeit in einem Gespräch ist begrenzt. Steigern Sie nach und nach die Informationsdichte. • Vermeiden Sie überflüssige Informationen.	4. „*Stimulanz/Anregung*": • Sprechen Sie Ihren Gesprächspartner so an, dass er/sie sich als Individuum mit Gefühlen, Wünschen und Interessen wahrgenommen fühlt. • Formulieren Sie konkret und anschaulich. • Verwenden Sie das persönliche „Sie" anstelle des unpersönlichen „man". • Sprechen Sie die Gefühle des Gesprächspartners an. • Sprechen Sie eigene Gefühle aus. • Vermeiden Sie Monologe. • Knüpfen Sie an die Erfahrungen Ihres Gesprächspartners an. • Wählen Sie die Sprachebene Ihres Gegenübers.

Die 4 Verständlichmacher

Vorgehen

Einstiegsphase:
Ankommen, „warm werden", Kaffee/Tee usw. anbieten

↓

Motivationsphase:
Gesprächspartner erläutert Anliegen, Gefühlen Raum geben

↓

Informationsphase:
Kurze und knappe Information über den Sachverhalt, klar und verständlich gegliedert

↓

Veranschaulichungsphase:
positive, praxisnahe Beispiele zur Veranschaulichung des Sachverhalts unterstützt durch Informationsmaterial

↓

Feedbackphase:
Offene Fragen beantworten, Klärung möglicher Missverständnisse

↓

Abschlussphase:
Ausblick geben, neues Zusammentreffen vereinbaren, um offene Fragen zu beantworten, Zuversicht vermitteln

Es reicht nicht aus, dass der Berater die Informationen verständlich formuliert hat. Erst, wenn er sich vergewissert hat, dass sein Gesprächspartner alles verstanden hat, ist die Information angekommen. Anschlussfähig – d.h. verstanden – ist die Information durch die verbale und nonverbale Antwort des Gesprächspartners. Sie gibt das entscheidende Feedback.

Partnerzentrierte Gesprächsführung

Ziel des partnerzentrierten Gesprächs ist es, dem Gesprächspartner zu ermöglichen, sich auszusprechen, und indem er seine Gefühle und Probleme formuliert darauf setzen, dass er eigene Lösungen für sich entwickelt. Dabei helfen folgende Gesprächsführungsregeln, die den Gesprächspartner darin unterstützen, „sich das Leid von der Seele zu reden":

Hinweise für ein „einfühlendes Gespräch":

Die Beratende versucht, sich in die psychosoziale Situation der Angehörigen hineinzuversetzen. Sie lässt sich von der Person führen und hört im Wesentlichen zu. Sie vertraut darauf, dass der Gesprächspartner seine negativen Gefühle (Angst, Wut, Trauer) eher überwinden kann, wenn sie ausgesprochen werden können.

Wichtige Grundbedingungen ist eine Haltung, die auf Akzeptanz, Echtheit der Beziehung und Einfühlung/Empathie beruht. Als einfühlende Gesprächspartnerin/Beraterin gibt sie der Person zu erkennen,

- dass ihre Gefühle und Gedanken verstanden, akzeptiert und nicht wertend gehört werden,
- dass sie aufrichtig an ihren Gefühlen und Gedanken interessiert ist,
- dass sie selbst den Verlauf des Gespräches bestimmen kann und nicht gegängelt wird,
- dass sie ihr die Lösung ihrer Probleme zutraut und sie nicht durch eigene Ratschläge abhängig macht.

Fördernde Reaktionsweisen sind z. B.:

- Aktives und aufmerksames und akzeptierendes Zuhören: z. B. Blickkontakt
- Paraphrasieren: Der Inhalt der Mitteilung des Gesprächspartners wird noch einmal mit eigenen Worten wiederholt, um sicher zu gehen, dass man ihn auch richtig verstanden hat.
- Zurückspiegeln der gefühlsmäßigen Erlebnisinhalte einer Äußerung: Verbalisierung des Gefühls, das der Partner in einer Äußerung ausdrückt.
- Wahrnehmungsüberprüfung: Der Partner wird gefragt, ob der Eindruck richtig ist.
- Informationssuche: Gemeint sind hier Fragen, die sich genau drauf beziehen, was der Partner sagte, und nicht solche Fragen, die neue Themen anschneiden.

Hinderlich ist eine Gesprächsführung, die

- der anderen Person ihre Gefühle „nimmt", ihr vermittelt, dass sie diese Gefühle gar nicht haben und äußern darf,
- der anderen Person Gefühle der Unterlegenheit und Bedeutungslosigkeit und den Eindruck vermitteln, eher beschwichtigt als ernst genommen zu werden.

Hemmende Reaktionsweisen sind z. B.:

- Wechsel des Themas ohne Erklärung
- Vermeidung des Blickkontaktes
- Interpretation des Verhaltens und Belehrung über Zusammenhänge: z. B. Das tut man gewöhnlich, wenn man …
- Ratschläge geben, überreden, Befehle oder Rezepte geben: Sei doch mal …, Tu doch mal …

Vorgehen

Zuhören

dem Gesprächspartner ungeteilte Aufmerksamkeit schenken

ihm aktiv zuhören, keine Unterbrechung

Verständnis zeigen, aber keine Bewertung des Gesagten oder Ratschläge geben

auch Pausen/Stille aushalten

↓

Klären

durch Fragen zur Problemerkenntnis führen

das Problem ruhig betrachten lassen

Lösungen entwickeln

die möglichen Wege und ihre Konsequenzen zur Problemlösung aufzeigen

den Gesprächspartner selbst entscheiden lassen, welche Lösung er will

der Problemlösungsprozess geschieht in der Regel in vielen kleinen Schritten

↓

Beistehen

das Anliegen des Gesprächspartners mit Diskretion und Takt behandeln

weiteren Rat und evtl. Vermittlung anbieten

Reflexion und Übung

1. Ein Informationsgespräch durchführen

Führen Sie in einem Rollenspiel ein Informationsgespräch mit einer Angehörigen/einem Angehörigen über die krankheitsbedingten Verhaltensveränderungen bei Demenzkranken durch und unterbreiten Sie Vorschläge, wie der Umgang mit ihm leichter werden kann. Formulieren Sie verständlich, so dass die Angehörige/der Angehörige die Informationen aufnehmen und verarbeiten kann. Wie erreichen Sie dies? Indem Sie auf die vier „Verständlichmacher" achten. Vergewissern Sie sich, dass Ihr Gesprächspartner alles verstanden hat und fragen Sie ihn, ob er mit dem Gesprächsverlauf zufrieden war.

Nach Durchführung des Rollenspiels bitten Sie die anwesenden Teilnehmer um ein Feedback in Bezug auf die Einhaltung der oben angeführten „Verständlichmacher".

2. Wünschenswerte Verhaltesregeln

Stellen Sie sich vor, Sie haben ein Problem, das Sie psychisch belastet. Sie wollen sich bei einer guten Freundin/einem guten Freund aussprechen. Wie muss sie/er sich verhalten, so dass Sie sagen, das Gespräch hat mir gut getan. Wie sollte sie/er sich auf keinen Fall verhalten?

3. Ein „einfühlendes" Gespräch führen

Vergegenwärtigen Sie sich die Hinweise für ein „einfühlendes Gespräch". Führen Sie mit einer Kollegin/einem Kollegen ein Rollenspiel durch. Der Gesprächspartner schlüpf in die Rolle eines Angehörigen und wendet sich mit einem Problem an Sie.
Bitten Sie anwesende Teilnehmer, Ihre einfühlende Gesprächsführung aufmerksam zu verfolgen. Bitten Sie anschließend Ihren Gesprächspartner und die Beobachtenden um ein Feedback. Falls Sie Ihr Rollenspiel auf Video aufnehmen können, ist die anschließende Auswertung besser nachzuvollziehen.

Gesetzliche Leistungen

Was ist zu tun, wenn Pflegebedürftigkeit eintritt? Wie kann die Versorgung zu Hause gewährleistet werden? Und falls weder Angehörige noch Freunde den Demenzkranken zu Hause versorgen können – welche Versorgungsleistungen sind dann möglich? Wer ist dafür zuständig? Häufig kreisen die Sorgen um die Finanzierung. Wie lässt sich zum Beispiel ein Platz in einem Pflegeheim bezahlen?

Das Pflegeversicherungsgesetz berücksichtigt bisher keinen spezifischen Hilfebedarf für die Begleitung demenziell erkrankter Menschen. Zur Pflegeeinstufung herangezogen werden lediglich die Bereiche Körperpflege, Ernährung und Mobilität sowie die hauswirtschaftliche Versorgung.

Durch die Pflegereform von 2008 – dem Gesetz zur strukturellen Weiterentwicklung der Pflegeversicherung – sind Verbesserungen für demenziell erkrankte Menschen eingeleitet worden. Als Teil der Pflegereform wurde die „Richtlinie zur Feststellung von Personen mit erheblich eingeschränkter Alltagskompetenz und zur Bewertung des Hilfebedarfs" (PEA) beschlossen. Das PEA-Assessment ist die Voraussetzung für die Bewilligung eines zusätzlichen Betreuungsbetrags und weiterer Leistungen (PEA-Assessment, s. Kapitel 2).

Das Pflege-Neuausrichtungs-Gesetz (PNG) von 2012 sieht ebenfalls eine Erhöhung der Leistungen für demenziell Erkrankte in der ambulanten Versorgung vor sowie eine Ausweitung der Wahl- und Gestaltungsmöglichkeiten für Pflegebedürftige und ihre Angehörigen, beispielsweise durch die Möglichkeit der Vereinbarung von Zeitkontingenten neben den verrichtungsbezogenen Leistungskomplexen in der ambulanten Pflege.

Mit dem Anfang April 2014 vorgelegten Gesetzentwurf zur Pflegereform sind weitere Maßnahmen zur Verbesserung der Pflege – insbesondere im häuslichen Bereich – vorgesehen. Beispielsweise werden Maßnahmen, die das Wohnumfeld verbessern, höher bezuschusst. Auch die Sätze für die Tages- und Nachtpflege steigen, Leistungen der stationären Kurzzeitpflege und der Pflege durch Angehörige zuhause (Verhinderungspflege) können besser verknüpft werden. Geplant ist die Einführung eines Pflegevorsorgefonds. Hierzu wird der Beitragssatz zur Pflegeversicherung um 0,30 Prozent zum Januar 2015 angehoben; 0,10 Prozentpunkte davon fließen in den Aufbau einer Rücklage, um die zukünftig steigenden Belastungen abzufedern und gerechter auf die Generationen zu verteilen. Der Gesetzentwurf sieht vor, dass der Aufbau des Vorsorgefonds über einen Zeitraum von 20 Jahren erfolgt und von der Deutschen Bundesbank verwaltet wird.

Darüber hinaus konzentriert sich die Diskussion weiterhin auf die Einführung eines neuen Pflegebedürftigkeitsbegriffs. Die Umstellung des Systems von drei Pflegestufen auf fünf Pflegegrade ist für 2017 vorgesehen und soll eine weiter gefasste Beurteilung der individuellen Pflegebedürftigkeit ermöglichen. Mit der Umstellung verbunden ist die Neufassung der Definition dessen, was unter Pflegebedürftigkeit zu verstehen ist und nach welchen Kriterien Pflegebedürftige künftig eingestuft werden sollen.

Ziele

Die Informationseinheiten befähigen Sie,

- die Leistungen aus dem Pflegeversicherungsgesetz zu beschreiben
- das derzeit praktizierte Antrags- und Begutachtungsverfahren zu erläutern
- die Zeitkorridore bei den Verrichtungen, die dem MDK bei der Begutachtung Orientierungswerte liefern, anzuwenden
- Begutachtungsverfahren nach dem derzeitigen Stand[26] vorzubereiten und zu begleiten, indem Sie die MDK-Richtlinien bei der Pflege und Dokumentation berücksichtigen
- den neuen Pflegebedürftigkeitsbegriff und das Begutachtungsverfahren einzuschätzen
- Die Leistungen der häuslichen Krankenpflege (SGB V) und Sozialhilfe nach dem Sozialgesetzbuch XII (SGB XII) zu beschreiben

Pflegebedürftigkeit und Begutachtungsverfahren

Wer pflegebedürftig ist, hat einen Rechtsanspruch auf Leistungen aus dem Pflegeversicherungsgesetz. Der Medizinische Dienst der Krankenkassen (MDK 1995) hat die Aufgabe zu prüfen, ob die Voraussetzungen für eine Pflegebedürftigkeit vorliegen. Im Auftrag der Pflegekassen nimmt er die Begutachtung vor. Die Begutachtung bildet die Grundlage für die Einstu-

[26] Stand der gesetzlichen Regelungen und Leistungen ist 2014.

fung in einer der drei Pflegestufen. Auf der Basis dieser Begutachtung entscheidet die Pflegekasse über Art und Höhe der Leistungen.

Der Antrag ist bei der Pflegekasse (unter dem Dach der Krankenkasse) des Pflegebedürftigen zu stellen. Der MDK schlägt einen Termin für einen Besuch im Haushalt des Pflegebedürftigen vor. Dieser Hausbesuch wird durch einen vom MDK beauftragten Arzt oder von einer Pflegefachkraft durchgeführt. Dabei geht es darum, anhand vorgegebener Begutachtungsrichtlinien festzustellen, in welchem Umfang der Erkrankte pflegebedürftig ist und welche Pflegestufe vorliegt.

Ferner soll ein individueller Pflege- und Rehabilitationsplan aufgestellt werden. Der behandelnde Arzt, Angehörige und sonstige Pflegepersonen sollen einbezogen und in dem vorliegenden Gutachten berücksichtigt werden, damit das Ausmaß der Pflegebedürftigkeit sachgerecht beurteilt werden kann. Angehörigen ist zu empfehlen, dass sie sich Notizen über Art und Dauer der Hilfestellung für den Kranken machen, um ihren Pflegeaufwand genau dokumentieren zu können. Daher empfiehlt es sich, ein Pflegetagebuch zu führen.

Die Bearbeitungsfrist für Anträge auf Pflegeleistungen beträgt fünf Wochen. Dieser Zeitraum wurde mit der Pflegereform 2008 im Gesetz festgeschrieben, weil die Betroffenen vorher oft zu lange warten mussten. Bei einem Krankenhausaufenthalt, in einem Hospiz oder während einer ambulant-palliativen Versorgung muss die Begutachtung durch den MDK innerhalb einer Woche erfolgen, wenn dies zur Sicherstellung der weiteren Versorgung erforderlich ist.

Auf der Grundlage des Gutachtens erteilt die Pflegekasse einen schriftlichen Bescheid, in dem der Antrag abgelehnt oder anerkannt und eine Pflegestufe zuerkannt wird. Wenn die Betroffenen mit dieser Entscheidung nicht einverstanden sind, können sie innerhalb eines Monats schriftlich Widerspruch einlegen. Eine Begründung ist nicht erforderlich, jedoch ist es vorteilhaft, ein ärztliches Fachgutachten beizufügen. Wenn darauf die Erstgutachter ihre Entscheidung nicht ändern, findet eine zweite Begutachtung durch einen anderen Gutachter statt. Das Ergebnis wird wiederum schriftlich mitgeteilt; gegen diesen Bescheid ist Klage zulässig. Ein Neuantrag kann jederzeit gestellt werden, ferner kann eine höhere Einstufung beantragt werden, wenn die Pflegebedürftigkeit zugenommen hat.

Derzeitig geltender Pflegebedürftigkeitsbegriff

Wer erhält Pflegeleistungen? Pflegebedürftig im Sinne des Gesetzes sind „Personen, die wegen einer körperlichen, geistigen oder seelischen Krankheit oder Behinderung für die gewöhnlichen und regelmäßig wiederkehrenden Verrichtungen im Ablauf des täglichen Lebens auf Dauer, voraussichtlich für mindestens sechs Monate" erheblicher Hilfe bedürfen.

Neben körperlichen Erkrankungen werden im Gesetz ausdrücklich auch „Störungen des Zentralnervensystems wie Antriebs-, Gedächtnis- oder Orientierungsstörungen", also die Hauptsymptome demenzieller Erkrankungen, genannt. Hilfsbedürftigkeit bezieht sich auf die „Verrichtungen im Ablauf des täglichen Lebens" in den vier Bereichen: Körperpflege, Ernährung, Mobilität und hauswirtschaftliche Versorgung. Im einzelnen wird in den §§ 14 und 15 SGB XI Folgendes ausgesagt:

Paragraph 14 PflegeVG regelt die Bestimmungen zur Pflegebedürftigkeit:

(1) Pflegebedürftig sind Personen, die wegen
- einer körperlichen, geistigen oder seelischen Krankheit oder Behinderung so hilflos sind, dass sie für die gewöhnlichen und regelmäßig wiederkehrenden Verrichtungen im Ablauf des täglichen Lebens auf Dauer, voraussichtlich für mindestens 6 Monate, in erheblichem oder höherem Maße der Hilfe bedürfen.

(2) Krankheit oder Behinderung sind:
- Verluste, Lähmungen oder Funktionseinschränkungen am Stütz- und Bewegungsapparat,
- Funktionsstörungen der inneren Organe oder Sinnesorgane,
- Funktionsstörungen des zentralen Nervensystems wie Antriebs-, Gedächtnis- oder Orientierungsstörungen sowie endogene Psychosen, Neurosen oder geistige Behinderungen.

(3) Die Hilfe im Sinne des Absatzes 1 besteht in der teilweisen oder vollständigen Übernahme der Verrichtungen im Ablauf des täglichen Lebens oder in der Beaufsichtigung oder Anleitung durch eine Pflegeperson mit dem Ziel der eigenständigen Übernahme dieser Verrichtung.

(4) Gewöhnliche und regelmäßig wiederkehrende Verrichtungen sind:

Körperpflege	*Ernährung*	*Mobilität*	*Hauswirtschaft*
• Waschen • Duschen/Baden • Zähneputzen • Haarpflege • Gesichtspflege • Nagelpflege • Darm-/Blasenentleerung	• Vorbereitung der Nahrung • Nahrung zubereiten • Nahrungsaufnahme	• Verlassen/Wiederaufsuchen der Wohnung • Aufstehen/Zubettgehen • An-/Auskleiden • Gehen/Stehen • Treppensteigen	• Wechseln/ • Waschen von Bettwäsche/Bekleidung • Reinigung der Wohnung • Einkaufen • Beheizen

Körperpflege, Ernährung und Mobilität werden als „Grundpflege" bezeichnet.

Drei Stufen der Pflegebedürftigkeit (§ 15 SGB XI)

Das Gesetz unterscheidet drei Pflegestufen. Die folgende Tabelle gibt die notwendige Häufigkeit und den Zeitaufwand des benötigten Hilfebedarfs in den jeweiligen Pflegestufen wieder.

Pflegestufen	*Benötigter Hilfebedarf*	
	wie oft	*wie lange**
Stufe I: Erheblich Pflegebedürftige	• Mindestens einmal täglich bei wenigstens zwei Verrichtungen der Körperpflege, Ernährung oder Mobilität • Mehrfach wöchentlich bei der hauswirtschaftlichen Versorgung	mindestens 90 Minuten, davon mehr als 45 Minuten für die „Grundpflege"
Stufe II: Schwerpflegebedürftige	• Mindestens dreimal täglich zu verschiedenen Zeiten bei der Körperpflege, Ernährung oder Mobilität • Mehrfach wöchentlich bei der hauswirtschaftlichen Versorgung	mindestens drei Stunden, davon mindestens zwei Stunden für die „Grundpflege"
Stufe III Schwerstpflegebedürftige	• Rund um die Uhr (auch nachts) bei der Körperpflege, Ernährung oder Mobilität • Mehrfach wöchentlich bei der hauswirtschaftlichen Versorgung	Mindestens fünf Stunden, davon mindestens vier Stunden für die „Grundpflege"
Stufe III + Härtefälle	• Zeitgleicher Einsatz von mehreren Pflegekräften bei der Körperpflege, Ernährung oder Mobilität (auch nachts) • Ständig bei der hauswirtschaftlichen Versorgung	Mindestens sieben Stunden, davon mindestens zwei Stunden in der Nacht

*Zeitwerte für Laienpflege im wöchentlichen Tagesdurchschnitt

Benötigter Hilfebedarf

MDK-Begutachtungsverfahren und Zeitkorridore

Zeitkorridore sind für den Gutachter ein Hilfsmittel zur Feststellung des individuellen Hilfebedarfs. Sie wurden auf der Grundlage bisheriger Gutachten erarbeitet und geben eine Zeitspanne an, die im Durchschnitt von den Pflegepersonen für die jeweiligen Hilfeleistungen aufgewendet wurden. „Zeitkorridore" sind also zeitliche Von-bis-Angaben für einzelne Verrichtungen; sie liefern Anhaltswerte im Sinne eines Orientierungsrahmens. Die Feststellung der Pflegebedürftigkeit und die Zuordnung zu einer Pflegestufe erfolgt jedoch immer individuell auf den Einzelfall bezogen.

Zusammenfassend kann festgehalten werden:

Die Zeitkorridore

- haben eine Leitfunktion, es sind keine verbindlichen Vorgaben;
- entheben den Gutachter nicht von der Verpflichtung, die individuelle Situation hinsichtlich Zeitaufwand für den Hilfebedarf festzustellen;
- enthalten keine Vorgaben für die personelle Besetzung von Pflegeeinrichtungen, sie lassen auch keine Rückschlüsse darauf zu;
- wurden auf der Basis einer „vollständigen Übernahme der Verrichtungen durch eine Laienpflegekraft" festgelegt.

Nachfolgend werden die in § 14 Abs. 4 SGB XI genannten gewöhnlichen und regelmäßig wiederkehrenden Verrichtungen aus dem Bereich der Grundpflege mit den entsprechenden Zeitkorridoren aufgeführt. Die Vor- und Nachbereitung zu den Verrichtungen stellt eine Hilfeleistung im Sinne des SGB XI dar und ist bei den Zeitorientierungswerten berücksichtigt. Die Hautpflege ist als integraler Bestandteil der Körperpflege bei den jeweiligen Zeitorientierungswerten ebenfalls mitberücksichtigt.

Zeitrichtwerte in Bezug auf Verrichtungen

Verrichtung	*Durchschnittliche Zeitwerte*
Körperpflege	
Ganzkörperwäsche	20 bis 25 Min.
Teilwäsche Oberkörper	8 bis 10 Min.
Teilwäsche Unterkörper	12 bis 15 Min.
Teilwäsche Hände/Gesicht	1 bis 2 Min.
Duschen	15 bis 20 Min.
Baden	20 bis 25 Min.
Zahnpflege	5 Min.
Kämmen	1 bis 3 Min.
Rasieren	5 bis 10 Min.
Wasserlassen (einschließlich Intimhygiene, Reinigen der Toilette bzw. des Umfeldes)	2 bis 3 Min.
Stuhlgang (mit anschließender Intimhygiene, Reinigen der Toilette bzw. des Umfeldes)	3 bis 6 Min.
Richten der Bekleidung	2 Min.
Wechseln von Windeln nach Wasserlassen (einschließlich Intimhygiene, Entsorgung) Wechseln von Windeln nach Stuhlgang (einschließlich Intimhygiene, Entsorgung)	4 bis 6 Min. 7 bis 10 Min.
Wechsel kleiner Vorlagen	1 bis 2 Min.
Wechseln/Entleeren des Urinbeutels bzw. Nachtstuhls oder Bettschüssel	2 bis 3 Min.
Wechseln/Entleeren des Stomabeutels	3 bis 4 Min.
Ernährung	
mundgerechte Zubereitung einer Hauptmahlzeit (einschließlich des Bereitstellen eines Getränkes)	je 2 bis 3 Min.
Essen von Hauptmahlzeiten einschließlich Trinken (maximal 3 Hauptmahlzeiten pro Tag)	je 15 bis 20 Min.
Verabreichung von Sondenkost	15 bis 20 Min. pro Tag
Mobilität	
Einfache Hilfe zum Aufstehen/Zubettgehen	je 1 bis 2 Min.
Umlagern	2 bis 3 Min.
Ankleiden gesamt	8 bis 10 Min.
Ankleiden Oberkörper/Unterkörper	5 bis 6 Min.
Entkleiden gesamt	4 bis 6 Min.
Entkleiden Oberkörper/Unterkörper	2 bis 3 Min.
Gehen (bezüglich einer Verrichtung)	Abhängig von der Wohnsituation
Stehen (z. B. Transfer auf einen Rollstuhl und/oder	je 1 Min.

Toilettenstuhl, in eine Badewanne oder Dusche)	
Treppensteigen (innerhalb der Wohnung)	Abhängig vom individuellen Wohnbereich des Antragstellers
Verlassen und Wiederaufsuchen der Wohnung (z. B. Arztbesuch, Ämter)	Vorgabe von Zeitorientierungswerten nicht möglich
Hauswirtschaftliche Versorgung	
Einkaufen, Kochen, Reinigen der Wohnung, Spülen, Wechseln/Waschen der Wäsche und Kleidung, Beheizen der Wohnung	Keine Zeitvorgaben – wesentlich ist hier die Häufigkeit und Notwendigkeit der Hilfe.

Ermittlung des zeitlichen Umfangs des jeweiligen Hilfebedarfs

In welcher Weise erfolgt die Feststellung des Zeitaufwandes für einzelne Verrichtungen?

- Der Gutachter erhebt den Zeitaufwand unter Berücksichtigung
  a) der häuslichen Bedingungen
  b) der Angaben des Antragsstellers bzw. der Pflegeperson.
- Der Gutachter stellt den Zeitbedarf in der Grundpflege für die Einzelverrichtungen sowie für die hauswirtschaftliche Versorgung insgesamt fest. Er summiert also die Zeitwerte in den einzelnen Verrichtungen.
- Maßstab für die Bemessung des Zeitaufwandes ist die Pflegezeit, die nichtprofessionelle Helfer (im Sinne der Laienpflege) benötigen würden.
- Die Zeit-Orientierungswerte – die Zeitkorridore – dienen als Grundlage zur Bemessung der Pflegezeit.
- Bei der Zeiterfassung werden auch Hilfeleistungen bei den gesetzlich festgelegten Verrichtungen der Grundpflege berücksichtigt, die nicht täglich anfallen. Ebenso wird bei der hauswirtschaftlichen Versorgung verfahren, um den wöchentlich anfallenden Mindestaufwand festzustellen.
- Ist es notwendig, dass zwei Pflegekräfte zeitgleich eingesetzt sind, ist der Zeitaufwand, den eine Pflegeperson benötigt, doppelt zu rechnen.
- Bei Personen mit wechselndem Hilfebedarf ist der durchschnittliche Hilfebedarf über einen längeren Zeitraum zu berücksichtigen. Angaben dazu erhält der Gutachter über die Pflegedokumentation, das Pflegetagebuch und über die Angaben der Pflegeperson.
- Bei Pflegebedürftigen mit wechselnder Tagesform – insbesondere bei psychisch Kranken und Behinderten – werden weitere Informationen herangezogen, und zwar von den behandelnden Ärzten und den Pflegediensten.

- Der Zeitaufwand wird mitbestimmt durch den Einsatz von Pflegehilfsmitteln und durch bauliche Besonderheiten. Sie sind im Einzelfall genau zu beschreiben.

Der Hilfebedarf ist für jede Verrichtung der Grundpflege stets in vollen Minuten anzugeben. Wenn der Pflegende während des gesamten Vorgangs einer Verrichtung zur Anleitung unmittelbar beim Pflegebedürftigen verbleiben muss, ist der gesamte Zeitraum dieser Beaufsichtigung im Sinne einer vollen Übernahme seitens des Gutachters zu berücksichtigen.

Fallen bestimmte Verrichtungen der Körperpflege nicht jeden Tag an, dann ist der wöchentliche Zeitaufwand, z.B. für Duschen bzw. Baden auf den Durchschnittswert pro Tag umzurechnen. Das heißt der wöchentliche Pflegeaufwand ist durch 7 zu dividieren.

Maßnahmen, die in der Regel nicht täglich anfallen, z.B. im Bereich der Körperpflege das Fuß- und Fingernägel schneiden oder das Haare waschen, bleiben außer Acht.

Besonderheiten bei der Ermittlung des Hilfebedarfs

Solche Besonderheiten beziehen sich auf Antragsteller, die nicht über eine eigene Wohnung verfügen, sondern z.B. in stationären Einrichtungen leben. Hier geht man bei der Berechnung des zeitlichen Mindestaufwandes des Hilfebedarfs nicht vom tatsächlichen Wohnumfeld aus, sondern von einer durchschnittlichen häuslichen Wohnsituation. Bei der Erfassung von Art und Häufigkeit des Hilfebedarfs bei den einzelnen Verrichtungen sind die tatsächlichen Verhältnisse maßgebend. Maßstab zur Ermittlung des zeitlichen Umfang der Verrichtungen ist auch hier die Laienpflege.

Hilfebedarf und aktivierende Pflege

Aktivierende Pflege „hat eine nachvollziehbare Pflegedokumentation und -planung zur Voraussetzung". Bei der aktivierenden Pflege ist anzustreben,

- „vorhandene Selbstversorgungsaktivitäten zu erhalten und solche, die verloren gegangen sind, zu reaktivieren;
- bei der Leistungserbringung die Kommunikation zu verbessern;
- dass geistig und seelisch Behinderte, psychisch Kranke und geistig verwirrte Menschen sich in ihrer Umgebung und auch zeitlich zurechtfinden."

Aktivierende Pflege kann mehr Zeit in Anspruch nehmen als die vollständige Übernahme an Zeit beansprucht. Liegt der festgestellte Zeitaufwand für eine Verrichtung der Grundpflege innerhalb der angegebenen Zeitkorridore, dann braucht diese Feststellung vom Gutachter nicht weiter begründet zu werden. Es reicht aus, wenn der Gutachter bei der abschließenden Bewertung des Hilfebedarfs die Gründe für seine Feststellung zusammenfassend beschreibt. Dabei würdigt er insbesondere andere Hilfsformen als die vollständige Übernahme und die in dem jeweiligen Einzelfall vorhandenen allgemeinen und besonderen Erschwernis- und Erleichterungsfaktoren. Diese sind Folgende:

Allgemeine Erschwernisfaktoren
Es genügt hier die einmalige explizite Begründung des Mehraufwandes. Erschwerende Faktoren, die einen zeitlichen Mehraufwand bedingen, sind z. B.:

- Körpergewicht über 80 kg
- Kontrakturen großer Gelenke
- hochgradige Spastik
- Hemiplegien oder Paraparesen
- einschießende unkontrollierte Bewegungen
- Fehlstellungen der Extremitäten
- eingeschränkte Belastbarkeit infolge schwerer kardiopulmonaler - Dekompensation mit Orthopnoe und ausgeprägter zentraler und - peripheren Ödemen
- Abwehrverhalten mit Behinderung der Übernahme (z. B. bei geistigen Behinderungen/psychischen Erkrankungen)
- stark eingeschränkte Sinneswahrnehmung (Hören, Sehen)
- starke therapieresistente Schmerzen
- pflegebehindernde räumliche Verhältnisse
- zeitaufwendiger Hilfsmitteleinsatz (z. B. bei fahrbaren Liftern/ Decken-, Wand-Liftern)

Allgemeine erleichternde Faktoren
Faktoren, die die Verrichtungen erleichtern bzw. verkürzen, sind z. B.:

- Körpergewicht unter 40 kg
- pflegeerleichternde räumliche Verhältnisse
- Hilfsmitteleinsatz.

Ergeben sich in der Begutachtung Abweichungen von den Zeitkorridoren, so muss der Gutachter die Abweichungen im Einzelnen begründen. Die Begründung muss so transparent und plausibel sein, dass die Pflegekassen den zeitlichen Mehraufwand nachvollziehen können.

Hilfen, die z. B. dementen Menschen gegeben werden, werden nur dann berücksichtigt in der Zuordnung zu einer Pflegestufe, wenn „sie im unmittelbaren Zusammenhang mit den regelmäßig wiederkehrenden Verrichtungen im Ablauf des täglichen Lebens nach § 14 Abs. 4 SGB XI stehen". Allgemeine Aufsicht und Betreuung haben für die Feststellung des Hilfebedarfs keine Bedeutung.

Die Hilfeleistungen „Beaufsichtigung und Anleitung" sind für psychisch Kranke oder geistig behinderte Menschen von besonderer Bedeutung. Die Anleitung hat zum Ziel, die Erledigung der täglich wiederkehrenden Verrichtungen durch die Pflegebedürftigen selbst sicherzustellen. Aufgabe der Pflegeperson ist es, im individuell notwendigen Umfang zur Erledigung der Verrichtungen anzuhalten.

Der Gutachter zieht insbesondere bei Pflegebedürftigen, die über ihre Krankheit selbst keine Auskunft geben können, wie das bei Demenzkranken der Fall ist, die Pflegedokumentation zur Hilfe oder die längerfristigen Aufzeichnungen des Hilfebedarfs durch ein Pflegetagebuch.

Der Zeitaufwand für Anleitung und Beaufsichtigung bei den einzelnen Verrichtungen muss in jedem Einzelfall individuell erhoben werden, z. B. kann sich der Gutachter den Hilfebedarf bei den Verrichtungen demonstrieren lassen.

Bei der Pflegezeitbemessung ist die gesamte Zeit zu berücksichtigen, die für die Erledigung der Verrichtung benötigt wird. Entfernt sich z. B. ein unruhiger Demenzkranker beim Waschen aus dem Badezimmer, so ist auch die benötigte Zeit für ein beruhigendes Gespräch, das die Fortsetzung des Waschens ermöglicht, zu berücksichtigen.

Leistungen nach dem Pflegeversicherungsgesetz

Das Gesetz zur strukturellen Weiterentwicklung der Pflegeversicherung von 2008, das Pflege-Neuausrichtungs-Gesetz – PNG – von 2012 sowie der Gesetzentwurf zur Pflegereform von 2014 legen ihren Schwerpunkt eindeutig auf der Unterstützung der häuslichen Pflege.

Durch die Pflegereform 2008 wurden die finanziellen Leistungen der Pflegeversicherung angehoben und der Anspruch auf Unterstützung z. B. auf demenzkranke Personen ausgeweitet.

Das PNG von 2012 sieht eine Erhöhung der Leistungen für demenziell Erkrankte in der ambulanten Versorgung vor sowie eine Ausweitung der Wahl- und Gestaltungsmöglichkeiten für Pflegebedürftige und ihre Angehörigen.

Die Pflegereform von 2014 sieht vor, dass ab 2015 die Sätze für die häusliche und stationäre Pflege erhöht werden. Die Leistungen werden ab 2015 dynamisiert, das heißt, alle drei Jahre wird geprüft, ob eine Anpassung an die Preisentwicklung erforderlich ist.

Ambulante Sachleistungen (Pflegehilfe) und/oder Pflegegeld

Bei anerkannter Pflegebedürftigkeit kann gewählt werden zwischen Sachleistungen (Pflegeleistungen eines ambulanten Dienstes, einer Tages-, Nacht- oder Kurzzeitpflegeeinrichtung) und einem Pflegegeld. Ferner ist die Kombination von Geld- und Sachleistungen möglich (§ 38 SGB XI). Das bedeutet, dass wer Sachleistungen nur teilweise in Anspruch nimmt, daneben ein anteiliges Pflegegeld erhält. Der Umfang der Leistungen in der häuslichen Pflege ist nach dem Grad der Pflegebedürftigkeit gestaffelt.

Pflegestufe	*Ab 2015 (monatlich in Euro)*
Stufe I	468 Euro
Stufe II	1144 Euro
Stufe III	1612 Euro
Härtefall	1918 Euro

Ambulante Sachleistungen (Pflegehilfe)

Wenn Sachleistungen nicht gewünscht werden, kann Pflegegeld beantragt werden. Bei Bezug von Pflegegeld muss der Pflegebedürftige die erforderliche Grundpflege und hauswirtschaftliche Versorgung durch eine Pflegeperson selbst sicherstellen.

Pflegestufe	*Ab 2015 (monatlich in Euro)*
Stufe I	244 Euro
Stufe II	458 Euro
Stufe III	728 Euro

Pflegegeld

„Pflegestufe 0" und Betreuungsbetrag

Wenn durch das PEA-Assessment „eingeschränkte Alltagskompetenz" bescheinigt wurde, können seit 2008 gerontopsychiatrische Zusatzangebote in Anspruch genommen werden – auch wenn nicht die Pflegestufe I zugesprochen worden ist. Diese Leistungen werden nicht an die Versicherten direkt ausgezahlt. Bis Ende 2014 konnten anerkannte Pflegeeinrichtungen ihren Service bis zu einem Betrag in Höhe von entweder 100 oder 200 Euro monatlich direkt mit der Pflegekasse abrechnen. Für 2015 steigen diese Beiträge je nach Schwere der Demenzerkrankung auf 104 bzw. 208 Euro. Angebote, die der Entlastung der pflegenden Angehörigen dienen, sind z. B.:

- Tages- und Nachtpflege
- Kurzzeitpflege

- Pflegedienste, sofern es sich um Angebote der allgemeinen Anleitung und Betreuung und nicht um Leistungen der Grundpflege und der hauswirtschaftlichen Versorgung handelt
- niedrig schwellige Beratungsangebote. Hierzu zählen insbesondere Leistungen der Betreuungsgruppen für Demenzkranke, Helferkreise zur stundenweisen Entlastung pflegender Angehöriger, der Tagesbetreuung in Kleinstgruppen nach dem „Tagesmutter-Modell", der Agenturen zur Vermittlung von Betreuungsleistungen für Pflegebedürftige, der Nachtcafes, der Fachberatung einschließlich Case-Management sowie der Betreuung durch gerontopsychiatrische Zentren.

Besteht regelmäßiger Pflegebedarf, ohne die Voraussetzungen einer Pflegestufe zu erfüllen, können auch die Beratungsbesuche (§ 37 Absatz 3, SGB XI) in Anspruch genommen werden.

Für 2015 ist eine Ausweitung der Betreuungsleistungen auf alle ambulant Pflegebedürftigen vorgesehen. Alle Pflegebedürftigen können zusätzliche Betreuung und entlastende Hilfen im Alltag in Anspruch nehmen. Dafür bekommen sie 104 Euro im Monat von der Pflegekasse erstattet. Damit können Hilfen durch anerkannte Einrichtungen finanziert werden. Das kann zum Beispiel die Begleitung bei Spaziergängen oder die stundenweise Entlastung pflegender Angehöriger sein. Wird die Leistung in einem Kalenderjahr nicht ausgeschöpft, kann der nicht verbrauchte Betrag in das darauf folgende Kalenderhalbjahr übertragen werden.

Seit 2013 erhalten Demenzkranke, die keiner der drei Pflegestufen zugeordnet sind (Pflegestufe 0), zusätzlich zu dem oben genannten Betreuungsgeld auch Geld- oder Sachleistungen aus der Pflegeversicherung. Monatlich sind dies 120 € Pflegegeld und bis zu 225 € für Sachleistungen.

	Pflegegeld	*Sachleistungen*
Pflegestufe 0 bei Demenz	120 Euro/Monat	225 Euro/Monat

Leistungen bei Pflegestufe 0

Demenzpatienten in den Pflegestufen I und II erhalten ebenfalls höhere Leistungen. Für pflegebedürftige Demenzkranke in der Pflegestufe III bleiben die Leistungen unverändert.

	Pflegegeld	*Sachleistungen*
Pflegestufe I bei Demenz	305 Euro/Monat	665 Euro/Monat
Pflegestufe II bei Demenz	525 Euro/Monat	1.250 Euro/Monat

Leistungen bei Pflegestufe I und II

Beratungseinsätze (§ 37, Abs. 3 SGB XI)

Pflegepersonen sind verpflichtet, bei Pflegestufe I und II einmal halbjährlich und bei Stufe III einmal vierteljährlich einen Beratungsbesuch durchführen zu lassen. Dieser Beratungsbesuch dient der Sicherung der Qualität der häuslichen Pflege und der regelmäßigen Hilfestellung und praktischen pflegefachlichen Unterstützung der häuslich Pflegenden. Die Beratungsbesuche können nicht nur von zugelassenen Pflegediensten und von neutralen und unabhängigen Beratungsstellen mit pflegefachlicher Kompetenz, die von den Landesverbänden der Pflegekassen anerkannt sind, durchgeführt werden, sondern auch von den Pflegeberatern der Pflegekassen.

Seit 2008 können auch Personen mit erheblich eingeschränkter Alltagskompetenz, die noch nicht die Voraussetzungen der Pflegestufe I erfüllen, einen Beratungsbesuch in Anspruch nehmen. In diesen Fällen kann die Beratung von einem zugelassenen Pflegedienst, aber auch von einer anerkannten unabhängigen Beratungsstelle mit oder ohne pflegefachliche Kompetenz durchgeführt werden. Letzteres soll ermöglichen, dass auch eine Beratung durch die Alzheimer-Gesellschaft in Anspruch genommen werden kann.

Einsatz von Einzelpflegekräften

Statt eine Sozialstation mit der Pflege zu beauftragen, können auch Einzelpflegekräfte herangezogen werden. Das sind Pflegekräfte, zum Beispiel eine Altenpflegerin oder einen Altenpfleger, die sich selbstständig gemacht haben.

Pflegehilfsmittel und technische Hilfen (§ 40 SGB XI)

Pflegebedürftige haben Anspruch auf Versorgung mit Pflegehilfsmitteln, technischen Hilfen und Maßnahmen zur Anpassung der Wohnung. Für Pflegehilfsmittel des täglichen Verbrauchs steigen die Zuschüsse auf 40 Euro pro Monat.

Wohnungsanpassung

Die Pflegekasse zahlt unabhängig von der Pflegestufe auf Antrag einen Zuschuss für Anpassungsmaßnahmen, die die häusliche Pflege in der Wohnung ermöglichen, erleichtern oder eine möglichst selbstständige Lebensführung des Pflegebedürftigen wiederherstellen. Ziel solcher Maßnahmen ist es insbesondere, eine Überforderung der Pflegekraft zu verhindern.

Bei der Bemessung des Zuschusses wird ein Eigenanteil erhoben, der sich nach dem Einkommen der oder des Pflegebedürftigen richtet (vgl. Lerneinheit „Wohnberatung").

2015 werden die Zuschüsse für wohnumfeldverbessernde Maßnahmen erhöht. Wer seine Wohnung pflegegerecht umbauen lässt, kann bis zu 4.000 Euro Zuschuss erhalten. In einer Pflege-WG kann ein Betrag von 16.000 Euro eingesetzt werden

Förderung von Wohngemeinschaften und Zusammenlegen von Leistungen („Poolen")

Gefördert werden neue Wohnformen wie zum Beispiel Senioren-WGs. Um Wirtschaftlichkeitsreserven zu erschließen, können Versicherte seit 2008 Pflegeleistungen gemeinsam mit anderen Leistungsberechtigten in Anspruch nehmen. So kann eine Wohngemeinschaft die Sachleistungsansprüche zusammenlegen und Leistungen der grundpflegerischen und hauswirtschaftlichen Versorgung gemeinsam in Anspruch nehmen.

Bei ambulant betreuten Wohngruppen handelt es sich um Wohngemeinschaften von regelmäßig mindestens drei Pflegebedürftigen, mit dem Zweck der gemeinschaftlich organisierten pflegerischen Versorgung. Pflegebedürftige, die in solchen betreuten Wohngruppen wohnen, erhalten seit dem Pflege-Neuausrichtungsgesetz (PNG) von 2012 einen Zuschlag in Höhe von 200 Euro monatlich. Voraussetzung ist unter anderem, dass eine Pflegekraft in der Wohngruppe tätig ist, die organisatorische, verwaltende und pflegerische Aufgaben übernimmt.

Wer eine solche Gruppe gründet, erhält dafür eine Förderung in Höhe von 2.500 Euro pro Person[27]. Weitere zehn Millionen Euro stehen für die wissenschaftlich gestützte Weiterentwicklung neuer Wohnformen zur Verfügung. Gefördert werden Konzepte, die eine bewohnerorientierte individuelle Versorgung außerhalb von vollstationären Einrichtungen anbieten.

Urlaubsvertretung/Verhinderungspflege (§ 39 SGB XI)

Pflegende Angehörige haben nach sechs Monaten Pflege einen Anspruch auf eine Pflegevertretung im Krankheitsfall oder im Urlaub („Verhinderungspflege"). Die Pflegekasse übernimmt die Kosten für eine Ersatzpflegekraft in der Höhe von 1.550 Euro für bis zu vier Wochen pro Jahr.

Seit 2013 können auch Versicherte in der Pflegestufe 0 mit erheblich eingeschränkter Alltagskompetenz Leistungen der Verhinderungspflege in Anspruch nehmen. Während der Verhinderungspflege wird bis zu vier Wochen je Kalenderjahr die Hälfte des bisher bezogenen Pflegegeldes weitergezahlt. Zudem werden für die Dauer des Erholungsurlaubs von der Pflegekasse die Rentenversicherungsbeiträge der Pflegeperson übernommen.

Anspruch auf Pflegezeit

2008 wurde für die Angehörigen von Pflegebedürftigen ein Anspruch auf Pflegezeit eingeführt. Beschäftigte in Betrieben mit mindestens 15 Beschäftigten können sich für die Dauer von bis zu sechs Monaten von der Arbeit frei stellen lassen. In dieser Zeit beziehen sie zwar kein Gehalt, sie bleiben

[27] Der Gesamtbetrag für eine Wohngemeinschaft ist auf 10.000 Euro begrenzt. Die Förderung endet, wenn die zur Verfügung gestellte Summe von 30 Millionen Euro aufgebraucht ist, spätestens aber am 31. Dezember 2015.

aber sozialversichert. In dieser Pflegezeit wird die Beitragszahlung zur Rentenversicherung – wie bereits nach geltendem Recht – von der Pflegekasse übernommen, wenn die Pflegeperson mindestens 14 Stunden in der Woche pflegt. Der Kranken- und Pflegeversicherungsschutz bleibt während der Pflegezeit erhalten, da in der Regel eine Familienversicherung besteht. Sollte keine Familienversicherung möglich sein, muss sich der pflegende Angehörige freiwillig in der Krankenversicherung weiterversichern und entrichtet dafür den Mindestbeitrag. Die Krankenversicherung führt automatisch auch zur Absicherung in der Pflegeversicherung. Auf Antrag erstattet die Pflegeversicherung den Beitrag für die Kranken- und Pflegeversicherung bis zur Höhe des Mindestbeitrages. Der Versicherungsschutz in der Arbeitslosenversicherung bleibt erhalten. Die Beiträge zur Arbeitslosenversicherung werden von der Pflegekasse übernommen.

Kurzzeitige Freistellung von der Arbeit

Wird ein Angehöriger pflegebedürftig, muss schnell Hilfe organisiert werden. Neben dem Anspruch auf Pflegezeit haben Beschäftigte daher das Recht, bis zu zehn Arbeitstage der Arbeit fernzubleiben (so genannte kurzzeitige Arbeitsverhinderung). In dieser Zeit bleiben die Beschäftigten sozialversichert. Anspruch auf eine kurzzeitige Freistellung haben Beschäftigte unabhängig von der Anzahl der beim Arbeitgeber beschäftigten Personen. Für 2015 ist die Einführung einer zehntägigen Lohnersatzleistung für Angehörige bei einer akut auftretenden Pflegesituation vorgesehen.

Pflegekurse und individuelle häusliche Schulung für pflegende Angehörige

Das Pflegeversicherungsgesetz sieht „individuelle häusliche Schulungen" und „Pflegekurse" für Angehörige und ehrenamtlich Pflegende vor (§ 45 SGB XI). Diese Kurse sollen einerseits Pflegetechniken vermitteln, andererseits sollen sie auch die „pflegebedingte körperliche und seelische Belastung" mindern, was bei Angehörigen von Demenzkranken von besonderer Bedeutung ist.

Vollstationäre Pflege (§ 43 SGB XI)

Ist die häusliche Versorgung nicht möglich oder kommt diese nicht in Betracht, ist der Aufenthalt in ein Pflegeheim oft nicht zu vermeiden. Für die vollstationäre Versorgung sieht die Pflegereform für 2015 folgende Leistungen vor:

Pflegestufe	*Ab 2015 (monatlich in Euro)*
Stufe I	1064 Euro
Stufe II	1330 Euro
Stufe III	1612 Euro
Härtefall	1995 Euro

Pflegebedürftige in Heimen

Im Weiteren wird die medizinische Versorgung der Bewohnerinnen und Bewohner von Pflegeheimen verbessert. In Fällen, in denen die medizinische Versorgung nicht allein von örtlichen Ärzten gewährleistet werden kann, können die Pflegeeinrichtungen Kooperationsverträge mit geeigneten Ärzten oder medizinischen Versorgungszentren schließen. Falls Kooperationsverträge nicht zustande kommen, kann das Pflegeheim einen Heimarzt anstellen, dem die ärztliche Versorgung der Heimbewohnerinnen und Heimbewohner obliegt.

Zusätzliches Personal in Heimen in der Begleitung demenziell erkrankter Menschen

Den Heimen wird ermöglicht, zu Lasten der Pflegeversicherung demenziell erkrankten Menschen spezielle Angebote zur zusätzlichen Betreuung und Aktivierung anzubieten, die durch zusätzliche Assistenzkräfte erbracht werden. Ab 2015 ist für rund 20 demenziell erkrankte Heimbewohnerinnen und -bewohner eine Betreuungskraft vorgesehen.

Kurzzeitpflege (§ 42 SGB XI)

Für bis zu vier Wochen pro Kalenderjahr besteht Anspruch auf Kurzzeitpflege. Dies gilt für eine Übergangszeit im Anschluss an eine stationäre Behandlung oder wenn vorübergehend häusliche oder teilstationäre Pflege nicht möglich ist.

Die Pflegekasse übernimmt die Kosten für die pflegerische und die medizinisch-pflegerische Versorgung sowie für die soziale Betreuung für maximal vier Wochen im Kalenderjahr bis zu einer Höhe von 1.550 Euro.

Für die Beschäftigung von zusätzlichem Betreuungspersonal für die Betreuung und Aktivierung von pflegebedürftigen Heimbewohnern mit erheblichem allgemeinen Betreuungsaufwand erhält die Pflegeeinrichtung einen Vergütungszuschlag (§ 87b SGB XI).

Teilstationäre Versorgung: Tages- und Nachtpflege (§ 41 SGB XI)

Pflegebedürftige haben Anspruch auf teilstationäre Pflege in Einrichtungen der Tages- oder Nachtpflege, wenn häusliche Pflege nicht in ausreichendem Umfang sichergestellt werden kann. Die Höhe der monatlichen Leistung der Pflegekassen ist von der jeweiligen Pflegestufe abhängig. Dabei beträgt die Leistung monatlich seit 2012:

Pflegestufe	*seit 2012 (monatlich in Euro)*
Stufe I	bis zu 450 Euro
Stufe II	bis zu 1.100 Euro
Stufe III	bis zu 1.550 Euro

Teilstationäre Pflege

Ab 2015 können Kurzzeit- und Verhinderungspflege, Tages- und Nachtpflege sowie unterschiedliche Betreuungsformen über ein Budget flexibler aufeinander abgestimmt werden.

Der neue Pflegebedürftigkeitsbegriff

Die Kritik am bestehenden Pflegebedürftigkeitsbegriff, der den Hilfebedarf von Personen mit psychischen oder geistigen Erkrankungen, und damit auch demenziell erkrankten Menschen, nicht genügend berücksichtigte, führte dazu, dass das Bundesministerium für Gesundheit den Auftrag zu einer Revision des Pflegebedürftigkeitsbegriffs und damit verbunden eines neuen Begutachtungsinstruments erteilte (s. Bericht des Beirats zur Überprüfung des Pflegebedürftigkeitsbegriffs 2009). Der Entwurf eines Begutachtungsinstruments wurde gemeinsam vom Bielefelder Institut für Pflegewissenschaft (IPW) und dem Medizinischen Dienst der Krankenversicherung Westfalen-Lippe (MDK WL) entwickelt. Über den bisherigen Hilfebedarf bei Alltagsverrichtungen, so wie sie heute im SGB XI aufgeführt sind, sollen zukünftig darüber hinaus auch die Folgen von kognitiven Einbußen, psychischen Problemen und Verhaltensauffälligkeiten, krankheits- und therapiebedingte Anforderungen sowie verschiedene Aspekte des Alltagslebens in die Ermittlung einer Pflegestufe einbezogen werden (Wingenfeld 2008: 383).

Die Kriterien, nach denen eine Einschätzung erfolgen soll, sind in acht Bereiche unterteilt:

1. Mobilität (Fortbewegung über kurze Strecken und Lageveränderungen des Körpers)
2. Kognitive und kommunikative Fähigkeiten
3. Verhaltensweisen und psychische Problemlagen
4. Selbstversorgung (die meisten der im heutigen SGB XI aufgeführten Verrichtungen)
5. Umgang mit krankheits-/therapiebedingten Anforderungen und Belastungen
6. Gestaltung des Alltagslebens und soziale Kontakte
7. Außerhäusliche Aktivitäten (einschließlich außerhäusliche Mobilität)
8. Haushaltsführung (einschließlich hauswirtschaftliche Tätigkeiten).

Diese Module sind wiederum in einzelne Aktivitäten wie z. B. in „Essen", „Trinken", „Toilette benutzen" (bezogen auf Modul 4 „Selbstversorgung") unterteilt. Alle Module zusammen enthalten insgesamt 77 Items. Der Grad der Pflegebedürftigkeit wird über die Beeinträchtigungen in den ersten sechs Bereichen ermittelt.

Beeinträchtigungen bei außerhäuslichen Aktivitäten und der Haushaltsführung hingegen werden als Hilfebedürftigkeit verstanden, da der daraus resultierende Bedarf primär hauswirtschaftlichen oder sozialen Charakter hat.

Im Gegensatz zum bisherigen Begutachtungsverfahren wird das Ausmaß der Pflegebedürftigkeit nicht mehr nach dem Zeitaufwand bemessen (§ 15 Abs. 3 SGB XI). Neuer Maßstab für die Einschätzung von Pflegebedürftigkeit ist der Grad der Selbstständigkeit bei den Aktivitäten in den einzelnen Modulen. Das neue Verfahren definiert Selbstständigkeit als die Fähigkeit einer Person, die jeweilige Handlung bzw. Aktivität allein, d. h. ohne Unterstützung durch andere Personen, durchzuführen. Entscheidend ist also die Frage, inwieweit die Person ohne personelle Hilfe Aktivitäten durchführen, psychische Probleme bewältigen oder soziale Kontakte und andere Aspekte des Lebensalltags gestalten kann. Demnach ist es ohne Bedeutung, ob Hilfsmittel verwendet werden. Als selbstständig gilt eine Person also auch dann, wenn sie die jeweilige Handlung bzw. Aktivität unter Nutzung von Hilfsmitteln ohne Hilfe durch andere Personen durchführen kann.

Die Beeinträchtigung bei einer Aktivität wird ermittelt unter der Annahme, dass die Person diese ausführen möchte. So werden zum Beispiel bei einem bettlägerigen Patienten auch seine Schwierigkeiten beim Treppensteigen berücksichtigt. Dies entfiel im alten Verfahren, da der Versicherte wegen Bettlägerigkeit keinen zeitlichen Hilfebedarf beim Treppensteigen geltend machen konnte. Im neuen Verfahren ist es unerheblich, ob Hilfeleistungen tatsächlich erbracht werden und welche diese sind.

		0 = selbstständig	1 = überwiegend selbstständig	2 = überwiegend unselbstständig	3 = unselbstständig
1.	Mobilität	□0	□1	□2	□3
1.1	Positionswechsel im Bett	□0	□1	□2	□3
1.2	Stabile Sitzposition halten	□0	□1	□2	□3
1.3	Aufstehen aus sitzender Position/Umsetzen	□0	□1	□2	□3
1.4	Fortbewegen innerhalb des Wohnbereichs	□0	□1	□2	□3
1.5	Treppensteigen	□0	□1	□2	□3

Auszug aus dem Begutachtungsbogen am Beispiel „Mobilität" (Quelle: Gansweid, Heine 2008: 18)

Fasst man die Punkte der einzelnen Aktivitäten eines Moduls zusammen, erhält man eine Aussage zum Grad der Beeinträchtigung in diesem Lebensbereich. Aus der Zusammenführung der Ergebnisse aller Module sollen die 5 Pflegegrade ermittelt werden.

Häusliche Krankenpflege (§ 37 SGB V) und Sozialhilfe nach Sozialgesetzbuch XII

Häusliche Krankenpflege

Die gesetzlichen Krankenkassen finanzieren entsprechend den Bestimmungen des Sozialgesetzbuches Teil V (SGB V) häusliche Krankenpflege bei vorübergehender, durch akute Erkrankungen bedingte Pflegebedürftigkeit. Die Leistungen der häuslichen Krankenpflege, die Behandlungspflege, Grundpflege und hauswirtschaftliche Versorgung umfassen, können auf Anordnung des Arztes entweder einzeln oder zusammen gewährt werden. Die Behandlungspflege ist als gesetzliche Leistung festgeschrieben, während für die übrigen Leistungen die Regelungen mit den örtlichen Krankenkassen ausschlaggebend sind. Häusliche Krankenpflege wird in der Regel bis zu vier Wochen je Krankheitsfall gewährt, in begründeten Fällen aber auch für einen längeren Zeitraum. Häusliche Krankenpflege in Form von Behandlungspflege wird auch dann erbracht, wenn sie zur Sicherung des Ziels der ärztlichen Behandlung erforderlich ist.

Anspruch auf häusliche Krankenpflege besteht zunächst im Haushalt der Versicherten. Häusliche Krankenpflege kann aber auch in Wohngemeinschaften oder neuen Wohnformen sowie an anderen geeigneten Orten wie Schulen, Kindergärten und bei erhöhtem Pflegebedarf auch in Werkstätten für Behinderte erbracht werden.

Ausnahmsweise kann medizinische Behandlungspflege Versicherten in Pflegeheimen verordnet werden, die auf Dauer, voraussichtlich für mindestens sechs Monate, einen besonders hohen Bedarf an medizinischer Behandlungspflege haben. Der besonders hohe Bedarf ist gegeben, wenn die ständige Anwesenheit einer Pflegefachkraft erforderlich ist, weil behandlungspflegerische Maßnahmen in ihrer Intensität oder Häufigkeit unvorhersehbar am Tag und in der Nacht erfolgen müssen oder die Bedienung und Überwachung eines Beatmungsgerätes am Tag und in der Nacht erforderlich ist.

Bei Entlassung aus dem Krankenhaus kann eine häusliche Krankenpflege durch Vertragsärzte, aber auch durch den Krankenhausarzt verordnet werden – der als zuletzt Behandelnder meistens am besten über die Situation des Patienten informiert ist. Für ihn besteht die Möglichkeit, aus dem Krankenhaus entlassenen Patienten für längstens drei Tage häusliche Krankenpflege zu verordnen und Arzneimittel mitzugeben. Der verantwortliche Krankenhausarzt hat den zuständigen Vertragsarzt darüber zu informieren.

Durch das so genannte Entlassungsmanagement soll das Krankenhaus den nahtlosen Übergang von der Krankenhausbehandlung in die ambulante Versorgung, zur Rehabilitation oder Pflege gewährleisten. Dabei soll es eine enge Zusammenarbeit geben zwischen dem Krankenhaus und den mit der Pflegereform von 2008 eingeführten Pflegeberaterinnen und -beratern.

Sozialhilfe

Das Sozialgesetzbuch XII (SGB XII) enthält Vorschriften für die Sozialhilfe in Deutschland. Es wurde 2005 eingeführt und löste das Bundessozialhilfegesetz (BSHG) ab.

Im Zuge des Hartz IV-Reform wurde 2005 die bisherige Arbeitslosenhilfe mit der Sozialhilfe nach dem BSHG für Arbeitssuchende und deren Angehörige zum Arbeitslosengeld II zusammengeführt. Das Zweite Sozialgesetzbuch regelt die Grundsicherung für Arbeitsuchende in der Bundesrepublik Deutschland.

Als Grundsätze der Sozialhilfe sind die individuelle Hilfe (§ 3), die Befähigung der Bedürftigen zur Selbsthilfe (§ 1 Abs. 2) und das Prinzip der Nachrangigkeit der Sozialhilfe (§ 2) festgelegt. Nachrangigkeit heißt, dass geprüft wird, ob Ansprüche gegen andere Leistungsträger, z. B. Krankenkassen oder Pflegekassen, bestehen. Auch unterhaltspflichtige Angehörige können herangezogen werden. Dies sind neben dem Ehegatten die Verwandten ersten Grades, also Kinder gegenüber Eltern, nicht aber Geschwister, Enkel oder die Ehegatten der Kinder. Bei der Berechnung werden Grundbeträge, Familienzuschläge, Mietkosten usw. berücksichtigt.

Das SGB XII kennt folgende Leistungsarten:

- §§ 27 - 40 SGB-XII: Hilfe zum Lebensunterhalt (laufende Sozialhilfe zur Sicherung des soziokulturellen Existenzminimums)
- §§ 41-46 SGB-XII: Grundsicherung im Alter und bei Erwerbsminderung (laufende Sozialhilfe für Menschen ab 65 Jahren sowie für dauerhaft voll Erwerbsgeminderte zwischen 18 und 65 Jahren)
- §§ 47 - 52 SGB-XII: Hilfen zur Gesundheit (vorbeugende Gesundheitshilfe, Hilfe bei Krankheit, Hilfe zur Familienplanung, Hilfe bei Schwangerschaft und Mutterschaft, Hilfe bei Sterilisation)
- §§ 53 - 60 SGB-XII: Eingliederungshilfe für behinderte Menschen
- §§ 61 - 66 SGB-XII: Hilfe zur Pflege
- §§ 67 - 69 SGB-XII: Hilfe zur Überwindung besonderer sozialer Schwierigkeiten
- §§ 70 - 74 SGB-XII: Hilfe in anderen Lebenslagen (Blindenhilfe, Altenhilfe, Hilfe in sonstigen Lebenslagen, Bestattungskosten)

sowie die jeweils gebotene Beratung und Unterstützung.

Leittext zur Pflegeeinstufung

Schlüpfen Sie in die Rolle des Medizinischen Dienstes der Krankenkasse (MDK). Führen Sie eine fiktive Begutachtung/Pflegeeinstufung für einen demenziell erkrankten Menschen – nach altem Pflegebedürftigkeitsbegriff – durch. Der Leittext wird Sie in die Lage versetzten, sich das theoretische Wissen anzueignen, Ihre Begutachtung zu planen und diese dann praktisch (im Rollenspiel) bei einem Patienten durchzuführen.

Einleitung

Grundlage für die Einstufung in Pflegestufen sind bisher noch die im PflegeVG vorgesehenen vier Bereiche „Körperpflege", „Ernährung", „Mobilität" und „hauswirtschaftliche Versorgung". Das PflegeVG berücksichtigt keinen spezifischen Hilfebedarf für die Begleitung demenziell erkrankter Menschen.

Der Medizinische Dienst der Krankenkassen – MDK – ist von den Pflegekassen mit der Aufgabe betraut worden, im Rahmen einer Begutachtung die Pflegeeinstufung vorzunehmen und zu begründen.

Der MDK nimmt die Pflegeeinstufung auf der Grundlage ihrer Begutachtungsrichtlinien vor. Die Richtlinien geben „Zeitkorridore" für die einzelnen Verrichtungen in den oben genannten vier Bereichen vor. Die „Zeitkorridore" enthalten also Von-bis-Angaben für die Bemessung des Hilfebedarfs, den eine pflegebedürftige Person benötigt. Diese Von-bis-Angaben sollen die individuellen Schwankungen in dem Hilfebedarf der einzelnen Menschen erfassen. Die Begutachtungsrichtlinien gehen auch auf die Besonderheiten bei der Begutachtung von psychisch Kranken und geistig Behinderten ein. Bei diesen Menschen liegt der Hilfebedarf häufig im Bereich der Anleitung, Motivierung und Beaufsichtigung bei den Verrichtungen des täglichen Lebens.

Pflegefachkräfte erleben die Begutachtung demenziell erkrankter Menschen häufig als unbefriedigend und nicht dem tatsächlichen Hilfebedarf entsprechend. Aufgrund ihrer täglichen Pflege schätzen sie den Hilfebedarf wesentlich höher ein, zumal demenziell erkrankte Menschen in der konkreten Begutachtungssituation Fähigkeiten zeigen, die im täglichen Pflegeablauf verloren gegangen erscheinen. Manchmal fehlen ihnen die Argumente, diese Einschätzung zu begründen. Hier setzt der Leittext an.

Ziel des Leittextes

Der Leittext soll Sie in die Lage versetzen, die Begutachtungsgrundlagen des MDK kennen zu lernen und anzuwenden. Sie werden – fiktiv – in die Rolle eines Gutachters des MDK schlüpfen und bei einem demenziell erkrankten Menschen eine Pflegeeinstufung vornehmen. Sie werden diese Pflegeeinstufung auf der Grundlage der dokumentierten Zeitangaben begründen.

Sie werden durch diese Aufgabenstellung in die Lage versetzt, mögliche Begutachtungen durch die Gutachter des MDK professionell und argumentativ zu begleiten.

Wissensvoraussetzungen

Die Bedeutung einer exakten Beobachtungsfähigkeit im Pflegehandeln und einer lückenlosen Dokumentation für die Begründung des tatsächlichen Pflegebedarfs ist Ihnen bekannt.

Vorgehen

Sie erarbeiten sich das Wissen zu den angegebenen Lerneinheiten zur Pflegeversicherung und Begutachtung durch den MDK. Schreiben Sie die Inhalte heraus, die Ihrer Meinung nach die unten aufgeführten Leitfragen beantworten helfen.

Leitfragen:

- Wie wird der zeitliche Umfang des jeweiligen Hilfebedarfs ermittelt?
- Welche besonderen Regelungen sind bei der Ermittlung des Hilfebedarfs bei psychischer oder geistiger Erkrankung zu berücksichtigen?
- Welche Bedeutung haben die Zeitkorridore?
- Welche erschwerenden oder erleichternden Faktoren können einen zeitlichen Mehr- oder Minderaufwand in der Hilfeleistung begründen?

Am besten ist es, wenn Sie mit mehreren Personen diesen Leittext bearbeiten. Dann können Sie sich gegenseitig ergänzen und miteinander diskutieren. Tragen Sie Ihre Ergebnisse in der Gruppe zusammen und diskutieren Sie, welche Kernaussagen wichtig sind.

Fassen Sie diese Aussagen auf einem Flipchart zusammen und stellen Sie diese Ihrer Lehrerin bzw. Praxisanleiterin vor.

Planung

Entwickeln Sie einen Plan über Ihr Vorgehen in der praktischen Arbeit (stationäre Altenhilfe/ambulante Station), wie Sie konkret diese Pflegeeinstufung vornehmen wollen. Die unten aufgeführten Leitfragen sollen helfen, das Vorgehen gedanklich vorzubereiten. Sprechen Sie Ihren Plan mit Ihrer Anleiterin/Lehrerin durch. Bitten Sie um Hilfe bei der Auswahl einer Bewohnerin/einer Patientin, bei der Sie fiktiv die Pflegeeinstufung vornehmen können. Die 3. Spalte soll nach der Durchführung die Auswertung erleichtern.

Raster zur Planung und Auswertung der „Begutachtung"

Leitfragen	*Planung (Soll)*	*Auswertung (Ist)*
Welche Informationen brauche ich in Bezug auf die zu beobachtende Patientin?		Fehlten Informationen?
Wozu dient meine fiktive Pflegeeinstufung?		Ziel realistisch und überprüfbar formuliert?
Worauf werde ich meine Aufmerksamkeit richten? Das auf der folgenden Seite aufgeführte Raster „Zu begutachtende Patientin/zu begutachtender Patient" soll Ihnen helfen, den Pflegeumfang zu ermitteln.		Planung angemessen?
Wie will ich vorgehen?		Ablauf richtig erfasst?

		Gab es Störungen?
Welche Hilfsmittel brauche ich dazu (z. B. Dokumentation)? Welche räumlichen und sachlichen Voraussetzungen muss ich beachten?		Hilfsmittel in Planung vollständig erfasst?

Zu begutachtende Patientin/zu begutachtender Patient

Verrichtungen	Welche Hilfe wird benötigt (im Einzelnen differenziert)?	Welche Hilfeformen werden eingesetzt?	Wie hoch ist der Zeitaufwand für die einzelne Hilfeleistung (in vollen Minutenwerten)	In welchem Umfang wird aktivierend gepflegt?	Bemerkungen: erschwerende/ erleichternde Faktoren:
z. B. Körperpflege	nicht waschen, sondern Füße bzw. Beine waschen	z. B. Unterstützung/teilweise oder vollständige Übernahme/Beaufsichtigung/ Anleitung			
z. B. Mobilität usw.					
z. B. Ernährung					
z. B. Hauswirtschaftliche Versorgung					

Durchführung und Auswertung der fiktiven Begutachtung

Führen Sie die Begutachtung durch und begründen Sie Ihre Einstufung. Falls Probleme auftreten, besprechen Sie diese mit Ihrer Anleiterin.

Werten Sie die Durchführung und Ihr Einstufungsergebnis zunächst auf der Basis Ihrer Planungsgrundlagen aus.

Vergleichen Sie Ihre Auswertung mit der Auswertung Ihrer Lehrerin/Anleiterin. In welchen Punkten besteht eine Übereinstimmung, in welchen sind abweichende Rückmeldungen zu verzeichnen?

Wie beurteilen Sie insgesamt Ihren Lernerfolg? Begründen Sie Ihre Einschätzung.

Demenzgerechte Wohn- und Versorgungsformen

Die Diagnose Demenz ist mit Abstand der wichtigste Grund für eine Heimaufnahme. Der Anteil demenzkranker Heimbewohner hat in den letzten Jahrzehnten kontinuierlich zugenommen. Derzeit sind über 60% der Heimbewohner von dieser Krankheit betroffen (Weyerer 2005). Die Mängel in der Versorgung Demenzkranker sind hinlänglich bekannt. Viele vollstationäre Pflegeeinrichtungen sind für Menschen mit Demenz und eingeschränkter Alltagskompetenz nur unzureichend ausgestattet.

Welche Wohn- und Versorgungsformen gibt es für Demenzkranke und ihre Angehörigen? Welche Alternativen gibt es zur Heimunterbringung? Was verspricht das Konzept der „Pflegeoase"? Welche Qualitätsmerkmale müssen überhaupt beachtet werden – vor allem in der stationären Versorgung? Auf diese Fragen konzentriert sich das folgende Kapitel „Demenzgerechte Wohn- und Versorgungsformen".

In Deutschland gibt es Heime in unterschiedlicher Trägerschaft. Das können die Wohlfahrtsverbände, auch private und öffentliche Träger sein. Wichtiger als die Trägerschaft sind aber die Anzahl und die Qualifikation des Personals sowie Angebote, die eine individuelle Lebensführung zulassen, und Angebote, die die Einbeziehung der Angehörigen in das Heimgeschehen zulassen.

Pflegequalität muss überprüfbar sein, so der gesetzliche Anspruch. Mit der Pflegereform 2008 wurden eine Reihe von Maßnahmen auf den Weg gebracht, um die Qualität und Transparenz in der Pflege zu verbessern.

Ziele

Nach Durcharbeiten der Informationseinheit

- können Sie Auftrag und Zielsetzung von ambulanten Diensten, teilstationären Diensten und stationären Einrichtungen erläutern
- können Sie Auswahlkriterien für eine stationäre Einrichtung, die Demenzkranke betreut, angeben
- können Sie Wohngruppenkonzepte, wie Haus- und Wohngemeinschaften in Zielsetzung und Konzept beschreiben
- können Sie Für und Wider des Konzepts der Pflegeoase für die Betreuung und Pflege im Schwerststadium der an Demenz erkrankten Personen abwägen
- kennen sie die gesetzliche Maßnahmen zur Überprüfung der Qualität
- kennen Sie die Rechte von hilfe- und pflegebedürftigen Menschen, zusammengefasst in einer Charta, die als Richtlinie für Einrichtungsqualität dienen kann

Arten von Einrichtungen

Es gibt eine Vielzahl von Einrichtungen, die Demenzkranke betreuen und pflegende Angehörigen unterstützen. Drei Arten von Einrichtungen können unterschieden werden. Einmal sind das die ambulanten Dienste, die ins Haus kommen oder aufgesucht werden, ferner gibt es teilstationäre Dienste, die Pflegebedürftige einen Teil des Tages, jedoch nicht rund um die Uhr, versorgen (z. B. Tagesstätten und Tageskliniken), und schließlich stationäre Einrichtungen, die Kranke bzw. pflegebedürftige Menschen für eine bestimmte Zeit oder auf Dauer versorgen (z. B. Krankenhäuser, Pflegeheime). Darüber hinaus gibt es zahlreiche weitere Angebote von staatlichen Stellen, Verbänden, Selbsthilfegruppen usw. wie Hospize.

Ambulante Dienste	*Teilstationäre - Einrichtungen*	*Stationäre Einrichtungen*
• Sozialstationen • Wohngruppen für - demenziell erkrankte Menschen • Niedergelassene Ärzte • Sozialpsychiatrische Dienste • Krankenhaus-ambulanzen • Essensdienste • Haus-Notrufsysteme	• Gerontopsychiatrische Tages- und Nacht-pflegeeinrichtungen • Gerontopsychiatrische Tageskliniken	• Altenpflegeheime • Kurzzeitpflegeein-richtungen Stationäre Wohngruppen-konzepte/ • Hausgemeinschaften • Pflegeoasen

Arten von Einrichtungen

Ambulante Dienste

Sozialstationen

Auch im Alter haben die meisten Menschen den Wunsch, ein möglichst selbständiges Leben in vertrauter häuslicher Umgebung zu führen. Besonders für Demenzkranke ist es wichtig, in ihrer vertrauten Umwelt zu bleiben. Die Sozialstationen leisten einen Beitrag dazu, dass sie weiterhin zu Hause leben können, Krankenhausaufenthalte verkürzt oder vermieden und medizinisch notwendige Behandlung und Pflege (z. B. Verabreichung von Medikamenten) durchgeführt werden. Die Hilfe der Sozialstationen ermöglicht in vielen Fällen eine punktuelle Entlastung pflegender Angehöriger.

Häusliche Krankenpflege ist eine Leistung der gesetzlichen Krankenversicherung. Sie wird als Sachleistung von den Krankenkassen erbracht und ist gesetzlich in § 37 SGB V geregelt. Die Leistungen der häuslichen Krankenpflege sind nicht zu verwechseln mit der häuslichen Pflege, einer Leistung der Pflegeversicherung.

Sozialstationen führen „häusliche Krankenpflege" (Grund- und Behandlungspflege) von examinierten Pflegefachkräften durch, wenn der Arzt dies verordnet. Die Kosten übernehmen die Krankenkassen in der Regel bis zu vier Wochen. In Verbindung mit der häuslichen Krankenpflege kann der Arzt auch Hilfe bei hauswirtschaftlichen Verrichtungen verordnen. Die Kosten werden im Falle ärztlicher Verordnung von den Krankenkassen übernommen, sonst jedoch selbst bezahlt.

Die Leistungen ambulanter Pflegedienste im Rahmen der Pflegeversicherung umfasst die Grundpflege und hauswirtschaftliche Versorgung („häusliche Pflegehilfe").

Ferner umfasst die Tätigkeit der Sozialstationen die Beratung über Hilfsangebote, rechtliche und finanzielle Fragen. Einige Sozialstationen unterstützen pflegende Angehörige durch Angebote zu Gesprächsgruppen, häusliche Pflegekurse und individuelle häusliche Schulung und Beratung (§ 45 SGB XI) und Vermittlung ehrenamtlicher Helfer. Bei einigen Sozialstationen gibt es Gruppenbetreuungen speziell für Demenzkranke. Außerdem können sie Kooperationsvereinbarungen mit Wohngruppen für demenziell erkrankte Menschen abschließen (Pawletko 2002).

Niedergelassene Ärzte

Niedergelassene Ärzte spielen eine wesentliche Rolle bei der Diagnose und Betreuung demenzkranker Patienten, da sie insbesondere von älteren Menschen die erste Anlaufstelle bei gesundheitlichen Störungen sowie Verhaltensauffälligkeiten sind. Von besonderer Bedeutung sind hier die Hausärzte, die den Patienten oft lange Zeit kennen. Hinzuzuziehen in die Behandlung sind Psychiater und Neurologen, die als Fachärzte besondere Kenntnisse über demenzielle Erkrankungen verfügen (Vgl. Abschnitt 2. Früherkennung, Diagnostik und Differentialdiagnose).

Sozialpsychiatrische Dienste

Sozialpsychiatrische Dienste gehören zu den Gesundheitsabteilungen der jeweiligen Stadt- bzw. Gemeindeverwaltungen. Sie sind für Beratung, Vermittlung, Begutachtung sowie für Unterbringung – z. B. wenn jemand sich selbst gefährdet – nach dem Gesetz für psychisch Kranke zuständig, führen aber keine Behandlung durch.

Krankenhausambulanzen

Übergangspflege soll die Probleme von Patienten mildern, die aus dem Krankenhaus entlassen werden und eine Übergangszeit brauchen, um sich wieder an ein selbständiges Leben zu gewöhnen. Nach Vorbereitung im Krankenhaus wird die Betreuung nach der Entlassung für begrenzte Zeit fortgesetzt. Ferner betreiben einige Krankenhäuser Ambulanzen, die ehemalige Patienten beraten und betreuen.

Essensdienste

Neben den stationären Mittagstischen, die z. T. von Seniorenfreizeitstätten angeboten werden, gibt es den so genannten „Fahrbaren Mittagstisch Essen auf Rädern" für diejenigen, die ihre Wohnung nicht mehr regelmäßig verlassen oder sich warme Mahlzeiten zubereiten können. Diese Dienste bringen entweder täglich ein warmes Menü ins Haus, oder sie liefern Tiefkühlkost, die selbst zubereitet wird.

Haus-Notrufsysteme

Über einen Anschluss an ein Haus-Notrufsystem können Kranke, die allein in ihrer Wohnung leben, Hilfe anfordern. Auf Tastendruck wird eine Leitstelle verständigt, die dann für die notwendige Hilfe sorgt.

Teilstationäre Einrichtungen

Gerontopsychiatrische Tages- und Nachtpflegeeinrichtungen

Tagespflegeeinrichtungen (Tagesstätten) bieten Betreuung und Pflege zumeist von Montag bis Freitag von morgens bis nachmittags an. In der übrigen Zeit leben die Betroffenen in der eigenen Wohnung, wo sie entweder von Angehörigen betreut werden oder die Dienste von Sozialstationen in Anspruch nehmen. Die Tagespflege dient der Aktivierung und Rehabilitation durch therapeutische und pflegerische Angebote sowie durch soziale Einbindung in einen strukturierten Tagesablauf. Wenn die Betreffenden die Tagesstätte nicht selbständig aufsuchen können, kann ein Fahr- und Begleitdienst in Anspruch genommen werden. Der Besuch einer Tagesstätte wirkt sich in der Regel positiv auf das Wohlbefinden der Kranken aus und entlastet gleichzeitig die pflegenden Angehörigen.

Nachtpflegeeinrichtungen sind für Demenzkranke geeignet, deren Tag-Nacht-Rhythmus gestört ist. Sie werden nachts betreut, so dass die Angehörigen Ruhe finden, um tagsüber die Pflege fortführen zu können.

Gerontopsychiatrische Tageskliniken

Tageskliniken bieten umfassende Diagnosemöglichkeiten, ärztliche Betreuung sowie Therapie und Rehabilitation. Sie ermöglichen es, einen vollstationären Krankenhausaufenthalt zu verkürzen oder zu vermeiden. Die Einweisung erfolgt durch den Hausarzt oder aus vollstationärer Krankenhausbehandlung. Voraussetzung für die Aufnahme ist, dass die Patienten sich abends und am Wochenende selbst versorgen können bzw. versorgt werden. Wenn nötig, holt ein Fahrdienst die Patienten von ihrer Wohnung ab und bringt sie abends zurück.

Stationäre Einrichtungen

Altenpflegeheime

In Altenpflegeheimen erhalten ältere Menschen Unterkunft, Verpflegung, Betreuung und Pflege. Die ärztliche Versorgung wird durch ambulant tätige bzw. frei praktizierende Ärzte oder Vertrags- bzw. Heimärzte übernommen. Die Aufnahme in ein Heim erfolgt nach einem Aufnahmegespräch und Vorlage eines ärztlichen Gutachtens.

Wenn sich die Angehörigen für die Unterbringung in einem Heim entscheiden, sollte die Einrichtung unter bestimmten Gesichtspunkten genau überprüft werden:

- Kann der Demenzkranke in seiner kulturellen und religiösen Ausrichtung und in seinen individuellen Bedürfnissen so weiterleben, wie er es bisher gewohnt war?
- Wird durch entsprechende milieu- und sozialtherapeutische Maßnahmen auf die krankheitsbedingten Einbußen der Demenzkranken Rücksicht genommen?
- Ist die Wohn- und Lebenssituation für die Demenzkranken nach dem Modell der Familie aufgebaut?

Kurzzeitpflegeeinrichtungen („Urlaubspflege")

Kurzzeitpflege ist eine zeitlich befristete stationäre Rund-um-die-Uhr-Betreuung von Kranken, die sonst von Angehörigen zu Hause gepflegt werden. Zielsetzung der Kurzzeitpflege ist es, Krankenhausaufenthalte zu vermeiden oder zu verkürzen, die Nachsorge nach stationärer Behandlung sicherzustellen, oder den pflegenden Angehörigen Urlaub und Erholung zu ermöglichen.

Stationäre Wohngruppenkonzepte/Hausgemeinschaften

Der Begriff „Hausgemeinschaft" wird vom Kuratorium Deutsche Altershilfe im Zusammenhang mit stationären Einrichtungen verwendet. Das Bundesministerium für Gesundheit (BMG Schriftenreihe 2000, 20002) definiert „Hausgemeinschaft" als eine räumliche und organisatorische Einheit, in der sechs bis acht ältere pflegebedürftige Menschen leben. Hausgemeinschaften werden – anders als Wohngemeinschaften, die einen ambulanten Status haben – als zugelassene pflegesatzfinanzierte vollstationäre Einrichtungen betrieben.

Haus- und Wohngemeinschaften sind nach dem Modell der Familie aufgebaut und vermitteln in ihrer Tageslaufstruktur und in ihren Angeboten die „Normalität des Alltags".

Pflegeoasen

Das aus der Schweiz stammende Konzept der „Oase" gilt als neues Versorgungskonzept für Menschen mit Demenz in weit fortgeschrittenen Stadien der Erkrankung. Mehrere Pflegebedürftige werden Tag und Nacht gemeinsam in einem Raum betreut. Die kontinuierliche Präsenz durch eine Pflegekraft und das Raumkonzept sollen ein unmittelbares Eingehen auf die körperlichen, psychischen und sozialen Bedürfnisse der Zielgruppe zulassen, so der Anspruch.

Wohn- und Hausgemeinschaften

Wohngruppenkonzepte, wie Haus- und Wohngemeinschaften, knüpfen mit dem „Normalitätsprinzip" an das häusliche Umfeld an, so dass die demenzkranken Bewohnerinnen Gemeinsamkeiten ihres früheren Lebens wieder finden können (vgl. Abschnitt „Interventionen zur Orientierung und Sicherheit – Sicherheit und Orientierung durch familiale Strukturen: Haus- und Wohngemeinschaften"). Pflegeoasen zielen auf eine Betreuung und Pflege im Schwerststadium der an Demenz erkrankten Personen. Zu fragen ist, was heißt „Normalität" in dieser Lebensphase?

In der stationären Versorgung demenzkranker Menschen stellt sich grundsätzlich die Frage, ob die betroffenen Personen zusammen oder getrennt von den übrigen Heimbewohnern untergebracht werden, d. h. ob integrative oder segregative Konzepte zur Anwendung kommen (Falk 2012: 49ff). Bei integrativen Konzepten gibt es keine räumliche Trennung der demenzkranken von den übrigen Heimbewohnern, bei teilsegregativen jedoch eine gesonderte Tagesbetreuung. Die segregativen Konzepte gehen von speziellen Wohn- und Lebensbereichen ausschließlich für demenzkranke Personen aus, die sowohl die eigenen Bewohnerzimmer als auch die Räume der Tageslaufstrukturierung betreffen.

Integrative Konzepte	*Teilsegregative Konzepte*	*Segregative Konzepte*
Demenzkranke Personen leben im gleichen Wohnbereich mit den übrigen Bewohnern zusammen.	Demenzkranke Personen leben im gleichen Wohnbereich mit den übrigen Bewohnern zusammen, erhalten aber tagsüber ein spezielles Betreuungsangebot in einem besonderen Bereich.	Ausschließlich demenzkranke Personen leben in einem Wohnbereich zusammen und werden dort betreut.

Versorgungskonzepte für demenzkranke Personen in stationären Einrichtungen (Weyerer et al. 2006: 23ff)

Von den etwa 400.000 Demenzkranken in Pflegeheimen werden über die Hälfte traditionell integrativ versorgt (Weyerer 2005: 7). In den letzten Jahren wurden in Zusammenhang mit der Diskussion um eine angemessene Versorgung Demenzkranker eine Reihe von neuen Pflege- und Versorgungsmodellen entwickelt, die den Aspekt des „Wohnens" und der „Gemeinschaft" in den Mittelpunkt stellen. Das „Hamburger Modellprogramm stationäre Dementenbetreuung" (1991-1994) konnte schon früh nachweisen, dass in der Versorgung Demenzkranker in homogenen Gruppen die Verhaltensauffälligkeiten abnehmen und die Gesamtbefindlichkeit verbessert wird. Weyerer et al. (2006: 113) untersuchten die Hamburger Modelleinrichtungen im Vergleich zu traditionellen integrativen Altenpflegeheimen. Bei einer Reihe von Indikatoren zur Lebensqualität zeigten sich signifikante Unterschiede zugunsten des Hamburger Modellprogramms, so eine stärkere Einbindung von Ehrenamtlichen, mehr Sozialkontakte zum Personal, seltener freiheitseinschränkende Maßnahmen, eine stärkere Beteiligung an Heimaktivitäten und eine häufigere psychiatrische Behandlung. Zudem ist die Personalausstattung besser als in einem üblichen Wohnbereich im Pflegeheim. Das Pflegepersonal ist speziell geschult, um situationsgerecht auf die Bedürfnisse von Demenzkranken eingehen zu können. Die Arbeitsbelastungen und depressiven Störungen waren – auch dieses ein Ergebnis der Untersuchung – beim Pflegepersonal in der segregativen Dementenbetreuung signifikant niedriger als im Vergleich zur Referenzgruppe.

Wohn- und Hausgemeinschaften können in vier verschiedene Kategorien eingeteilt werden (Pawletko 2002: 14).

Der integrierte stationäre Typus (Hausgemeinschaft)

Hiermit ist in der Regel die Aufteilung eines Pflegeheims in teilautonome Pflegeeinheiten gemeint, die familienähnlichen Charakter haben und sich weit gehend selbst versorgen.

Der ausgegliederte stationäre Typus

Die sog. „heimverbundene Hausgemeinschaft" versucht, in einem normalen Wohnumfeld (Mehrfamilienhaus) die pflegerische Versorgung der Demenzkranken unter dem organisatorischen Dach einer stationären Einrichtung zu realisieren. Dieses Beispiel könnte Weg weisend für viele Träger stationärer Einrichtungen sein.

Der ambulante Typus mit zentraler Bezugsperson („Hausmutter")

Hiermit sind Wohngruppen von alten pflegebedürftigen Menschen gemeint, die gemeinsam eine Haushälterin anstellen, die als kontinuierliche Ansprechperson (tagsüber) zur Verfügung steht. Bei weniger hilfe- und pflegebedürftigen Bewohnerinnen und Bewohnern kann das auch die stundenweise Anwesenheit einer Sozialarbeiterin/eines Sozialarbeiters bedeuten. Die pflegerische Versorgung wird von selbst gewählten ambulanten Diensten erbracht.

Der ambulante Typus mit ausschließlicher Versorgung durch ambulante(n) Pflegedienst(e)

Die Versorgungsstruktur dieser Wohngemeinschaftsform orientiert sich am tatsächlichen Pflegebedarf der einzelnen Mitbewohner und den entsprechenden Ansprüchen an die Kostenträger. Diese Ansprüche werden „in einen Topf geworfen" und von der Summe wird ambulante Pflege „eingekauft". Es liegt am Geschick der beteiligten Akteure/Akteurinnen (und häufig am Verhalten des beteiligten Sozialhilfeträgers) wie viel personelle Kapazitäten unterm Strich für die pflegebedürftigen Menschen zur Verfügung stehen. Dieses Modell ist am ehesten zugeschnitten auf bereits erheblich pflegebedürftige demenzkranke Menschen, die mindestens der Pflegestufe II zugeordnet sind.

Vier Typen von Wohn- und Hausgemeinschaften

Der Unterschied zwischen den stationären und den ambulanten Typen ist aufgrund der gesetzlich geregelten Rahmenbedingungen gravierend. Denn Pflegeheime sind in ein umfassendes Regelsystem eingebunden, in dessen Mittelpunkt der Betreiber auf der einen und unterschiedliche sozial- und ordnungsrechtliche Institutionen auf der anderen Seite stehen, wie Pflegekassen, Sozialhilfeträger, Heimaufsichtsbehörde, Gesundheitsämter usw. „*Ohne dieses System als solches in Frage stellen zu wollen*", so Pawletko (2002: 15), „*gilt es doch zu konstatieren, dass in diesem Geflecht die viel beschworene Orientierung an den Bedürfnissen der Heimbewohner doch häufig auf der Strecke zu bleiben droht.*" Zum Beispiel ist eine häuslich anmutende, gemütliche Ausstattung von Gemeinschaftsräumen („Wohnzimmer") im Rahmen der Heimmindestbauverordnung und des Brandschutzes schwer zu realisieren. Die gemeinschaftlich genutzte (Wohn-)Küche stößt auf vielfältige Barrieren der entsprechenden Hygienebestimmungen.

Daher bieten, so Pawletko (2002: 18f) ambulant versorgte Wohngemeinschaften eine Reihe von Vorzügen:

- Integration in ein ganz normales Wohnumfeld
- Ausstattung und Tagesabläufe wie in jedem anderen Privathaushalt bei Bedarf mit entsprechender Wohnraumanpassung
- Möglichkeit der Beteiligung von pflegebereiten Angehörigen am „Dienstplan" und damit Kostenreduktion
- Beteiligung der Krankenkassen als Kostenträger behandlungspflegerischer Maßnahmen, da sozialrechtlich „eigener Haushalt"
- Beteiligung der Bewohner an allen relevanten Haushaltstätigkeiten (Kochen, Einkaufen, Reinigung usw.)
- Deutliche Stärkung der Rolle des Kunden/Patienten in Hinsicht auf Gestaltung der Personalauswahl, der Pflegeabläufe und -prioritäten und des Alltags

Trotz Vorteile haben Wohngemeinschaften für pflegebedürftige und demenzkranke Menschen bislang nicht die Verbreitung gefunden, die sie offenkundig haben könnten. Verantwortlich dafür sind eine Reihe zu bewältigender organisatorischer Anforderungen:

- *Die Suche nach geeignetem Wohnraum*: große Wohnungen oder Häuser, die den Ansprüchen für eine kollektive Pflegeform genügen, sind auf dem deutschen Wohnungsmarkt eher dünn gesät, und wenn vorhanden, sehr teuer.

- *Die Absprachen zwischen den beteiligten Personen*: es gilt, Bewohner bzw. Angehörige/gesetzliche Betreuer an einen Tisch zu bringen, die sich über die gemeinschaftliche Nutzung einer Wohnung/eines Hauses verständigen.
- *Geeignete Pflegeeinrichtungen finden*: die Suche nach einem oder mehreren Pflegeanbietern, die fachpflegerisch und organisatorisch in der Lage sind, die Wohngemeinschaft zu versorgen.
- *Pflegeeinstufung und Leistungsansprüche*: die Feststellung des individuellen Pflegebedarfs der einzelnen Bewohner und eine entsprechende Klärung der Ansprüche mit den unterschiedlichen Kostenträgern.
- *„Poolen”:* die Organisation des Personaleinsatzes auf der Grundlage der Gesamteinnahmen durch die Bewohnerinnen und Bewohner.
- *Koordination und Kooperation*: die kontinuierliche Begleitung des Projekts durch regelmäßige Angehörigen-/Betreuertreffs, Reflexionen mit Mitarbeiter(innen)n des Pflegedienstes und allen anderen beteiligten Institutionen.

Die ersten drei Punkte stellen Leistungen dar, die von den Organisatoren der Wohngemeinschaft selbst übernommen werden müssen. Das bedeutet, dass sich zukünftige Bewohner – meist aber deren Angehörige/gesetzliche Betreuer – und/oder entsprechende Interessenvertretungen im Vorfeld engagieren müssen. Die Kostenklärung kann später von Sozialarbeiter und Leitungen der beteiligten Pflegedienste übernommen werden.

Erfahrungen zeigen, dass die Qualität der Pflege und Betreuung in Wohngruppen für Demenzkranke trotz des geringen Anteils an 3-jährig examinierten Pflegekräften eher hoch ist. Dies liegt zum einen an dem Verhältnis Bewohner - Personal. In der Regel ist eine Doppelbesetzung am Tag möglich, also zwei Pflegekräfte (Präsenzkräfte) auf (meist) sechs Bewohner. Zum andern erklärt sich dies aus der Alltagsorganisation mit einem hohen Maß an „Normalität" und Bewohner-Beteiligung.

Ambulant betreute Wohngemeinschaften leben hauptsächlich von der Initiative von Angehörigen und gesetzlichen Betreuern. Deren Engagement ist eine der zentralen Bedingungen, weil nur sie Gewähr dafür bieten können, dass das konstituierende Moment einer ambulant betreuten Wohngemeinschaft – der Grad der Selbstbestimmung der Bewohner – erfüllt ist.

Das Konzept der Pflegeoase

Das Konzept einer Pflegeoase zielt auf eine Betreuung und Pflege im Schwerststadium der an Demenz erkrankten Personen, d. h. die Kranken sind bereits erheblich in ihrer Mobilität eingeschränkt, zum großen Teil bettlägerig, in nahezu allen alltagsverrichtenden Tätigkeiten brauchen sie Unterstützung, die sprachliche Verständigung ist erschwert. In den meisten Fällen sind die Kranken der Pflegestufe III zugeordnet.

Bekannt wurde das Konzept der Pflegeoase durch die Schweizer Einrichtung „Haus Sonnweid". In dem ursprünglichen Modell sowie den meisten Nachfolgemodellen ist eine dauerhafte Unterbringung in Mehrbettzimmern vorgesehen, das heißt die Bewohner sind tagsüber und nachts zusammen. Befürworter von Pflegeoasen sehen in den Mehrpersonen- bzw. Mehrbetträumen den Vorteil, den Bewohnern ein Gefühl von Gemeinsamkeit, Geborgenheit und Überschaubarkeit vermitteln zu können. Kritiker warnen hingegen vor der Abschaffung des individuellen Raumes. Das Kuratorium Deutsche Altershilfe (KDA) warnt davor, dass über die Hintertür wieder Mehrbettzimmer bzw. Mehrpersonenräume Einzug in die stationäre Altenpflege halten können.

Forschungs- und Praxisberichte (Rutenkröger, Kuhn 2008) bestätigen die Befürchtung und kritisieren darüber hinaus, dass in den untersuchten Oasen die Schmerzbehandlung, bedarfsgerechte Nahrungs- und Flüssigkeitsaufnahme und eine angemessene Mobilisierung vernachlässigt wurden. Ebenso wurden reduzierte soziale Kontakte beschrieben; die sozialen Kontakte beschränkten sich vornehmlich auf pflegebezogene Tätigkeiten, so die Kritik.

Brandenburg et al. (2012:178) untersuchten ebenfalls die Betreuungsform der Pflegeoase. Ihre Ergebnisse sind optimistischer in der Bewertung. Sie weisen darauf hin, dass die Bewohner der Pflegoasen mehr Kontakte haben und Aktivitäten erleben als die Bewohner in Vergleichsgruppen. Die Autoren setzen sich auch mit dem Hauptkritikpunkt an dem Konzept der Pflegeoasen auseinander, nämlich der Annahme, dass mit der Pflegeoase eine ethisch bedenkliche Einschränkung der Privat- und Intimsphäre verbunden sei. Sie beschreiben folgende Spannungsfelder, zwischen denen die Risiken und Potenziale dieser Wohnformen angesiedelt sind:

Perspektive	*Spannungsfelder*	
Bewohner	An der Gemeinschaft teilhaben	Sich in die Privatheit zurück ziehen
Bewohner	Wahrgenommen werden	Unbeobachtet sein
Mitarbeiter	Gestaltungsspielräume erleben	Strukturen nutzen
Mitarbeiter	„gut pflegen" können	Effizient arbeiten
Angehörige	Emotional entlastet sein	Verantwortungsvoll beteiligt sein
Organisation	Segregation	Integration
Organisation	Konzentration der Ressourcen	Offene Lernorte

Risiken und Potentiale der Pflegeoase

Nur dann, wenn „an der Gemeinschaft teilhaben" zu viel Gewicht erhält und im Vordergrund steht, besteht die Gefahr, dass die Privat- und Intimsphäre des einzelnen Menschen eingeschränkt wird, so das Fazit der Autoren.

Das KDA hat für die Begleitung von Menschen mit Demenz in ihrer letzten Lebensphase Leitlinien entwickelt zur so genannten „Qualitätsgeleiteten Pflegeoase". Das Konzept vereint – so der Anspruch – Erkenntnisse aus der Pflegeforschung und aus schon bestehenden Pflegeoasen bei Wahrung höchstmöglicher ethischer Grundsätze. Qualitätsgeleitete Pflegeoasen verzichten auf Mehrbettzimmer. Sie ermöglichen die Nähe zu anderen Personen unter Beibehaltung der eigenen Räume (KDA 2009: 47). In einer Qualitätsgeleiteten Pflegeoase wohnen maximal acht demenzkranke Bewohner auf einer Etage zusammen. Jeder Bewohner hat ein eigenes Zimmer mit weit zu öffnenden Türen, die vom zentral gelegenen Küchen- und Aufenthaltsraum einsehbar sind. Auf diese Weise erfahren Menschen mit Demenz in ihrer letzten Lebensphase Nähe und damit Orientierung und Sicherheit. Die Bewohner sind nicht vom sozialen Leben ausgeschlossen, sondern haben zumindest passiv daran teil.

Architektur sowie Pflege- und Personalkonzept bilden eine konzeptionelle Einheit. Es gilt, Wohlbefinden für Menschen in der letzten Lebensphase zu sichern. Dazu gehört ein professionelles Schmerzmanagement ebenso wie die körperliche Mobilisierung und die soziale Aktivierung der Menschen mit Demenz.

Das Personalkonzept ist vergleichbar mit dem von stationären Hausgemeinschaften und ambulant betreuten Wohngruppen. Es besteht im Wesentlichen aus drei Säulen (KDA 2009: 50):

- Alltagsbegleiterinnen und -begleiter
- Pflegefachkräfte mit Zusatzqualifikation, z. B. in Gerontopsychiatrie, Palliative Care oder Schmerzmanagement, Basaler Stimulation und Kinästhetik
- Zusätzliche Mitarbeitende, beispielsweise Betreuungskräfte nach § 87b SGB XI, Auszubildende, Praktikanten sowie ehrenamtlich Engagierte

Die Alltagsbegleiter stellen eine dauerhafte Präsenz über 14 Stunden in der Oase sicher. Ihre Anwesenheit wird ergänzt um die einer Pflegefachkraft. Diese verbringt 50% ihrer Arbeitszeit in der Oase, ist dort also rund sieben Stunden anwesend. Die andere Hälfte ihrer Zeit ist sie im Früh- und Spätdienst auch für den angrenzenden Wohnbereich zuständig. Nachts betreuen Pflegende im Nachtdienst die Oase mit. Bei einer Vollkraftstundenzahl von fast 1.700 Stunden ergibt sich somit ein Personalschlüssel von 1 zu 1,69. Unter Beachtung der personellen, konzeptionellen und baulichen Ausstattung kann die Pflegeoase als Angebot in der Schwerstpflege demenzkranker Bewohner angesehen werden.

Qualitätsmerkmale und -prüfung in der ambulanten und stationären Versorgung

Seit 2011 wird in einem jährlichen Turnus die Qualität der Pflegeeinrichtung durch den Medizinischen Dienst der Krankenversicherung (MDK) geprüft (Regelprüfung). Alle Prüfungen erfolgen grundsätzlich unangemeldet. Nur in Ausnahmefällen muss die Prüfung vorher angemeldet werden.

Neben der Regelprüfung gibt es anlassbezogene Prüfungen, d. h. Prüfungen, die aus gegebenem Anlasserfolgen z. B. wegen einer Beschwerde und Wiederholungsprüfungen, das sind Prüfungen, die feststellen, ob beanstandete Mängel behoben worden sind.

Der Medizinische Dienst hat bei allen Qualitätsprüfungen einen Beratungsauftrag. Insbesondere soll er Empfehlungen abgeben, wie Qualitätsmängeln vorzubeugen sind.

Die Regelprüfung bezieht sich in der ambulanten Pflege auf die Qualität der

- Grundpflege
- hauswirtschaftlichen Versorgung
- Leistungen der häuslichen Krankenpflege nach § 37 SGB V.

Die Regelprüfung bezieht sich in der stationären und teilstationären Pflege auf die Qualität der

- allgemeinen Pflegeleistungen
- medizinischen Behandlungspflege einschließlich der nach § 37 SGB V erbrachten Leistungen der häuslichen Krankenpflege
- sozialen Betreuung
- zusätzliche Betreuung und Aktivierung im Sinne des § 87b SGB XI (vollstationäre Pflegeeinrichtungen)
- Leistungen bei Unterkunft und Verpflegung
- Zusatzleistungen (§ 88 SGB XI). Diese beziehen sich auf besondere Komfortleistungen bei Unterkunft und Verpflegung sowie zusätzliche pflegerisch-betreuende Leistungen.

Die von den Pflegeeinrichtungen erbrachten Leistungen und ihre Qualität werden im ambulanten Bereich in Form von Noten bewertet. Ab 2015 werden in der stationären Pflege die einzelnen Kriterien nicht mehr mit Noten bewertet. Stattdessen wird angegeben, bei wie vielen Bewohnern das jeweilige Kriterium erfüllt ist (z. B. 6/9 – bei 6 von 9 Bewohnern erfüllt). Aus diesen Werten werden dann die Bereichsnoten und die Gesamtnote ermittelt. Die Ergebnisse werden im Internet und durch Aushang in der Pflegeeinrichtung veröffentlicht[28]. Diese Informationen werden auch bei den Pflegeberaterinnen und Pflegeberatern sowie in den Pflegestützpunkten erhältlich sein.

Bei Prüfungen erfragt der MDK unter anderem die Zufriedenheit der ausgewählten Bewohnerinnen bzw. Kunden. Außerdem wird der körperliche Zustand überprüft, um Rückschlüsse auf die Pflegequalität ziehen zu können. Beispielhaft sei eine Auswahl von Kriterien aufgeführt, nach denen ambulante bzw. stationäre Pflegeeinrichtungen geprüft werden.

Fragen, die sich auf ambulante Pflegeeinrichtung beziehen:

- Wie ist der Pflegezustand des Kunden bzw. Pflegebedürftigen?
- Werden die vereinbarten Leistungen zur Ernährung durchgeführt?
- Wird der Pflegebedürftige bzw. werden seine Angehörigen bei Defiziten in der Ernährung über mögliche Maßnahmen informiert?
- Werden Pflegebedürftige bei Inkontinenz über erforderliche Maßnahmen beraten?
- Entspricht die Medikamentengabe der ärztlichen Anordnung?
- Werden Wunden nach dem aktuellen Wissenstand versorgt?
- Erhält der Pflegebedürftige vor Leistungsbeginn einen Kostenvoranschlag über die ggf. entstehenden Eigenkosten?
- Ist der Pflegedienst für die Pflegebedürftigen ständig erreichbar?
- Gibt es ein angemessenes Hygienemanagement im Pflegedienst und werden wichtige Grundsätze z.B. zur Händehygiene eingehalten?
- Werden alle Mitarbeiter in Fortbildungen einbezogen?

Stationäre Pflegeeinrichtungen werden z. B. im 1. Bereich „Pflege und medizinische Versorgung" zu folgenden Kriterien befragt:

- Wird das individuelle Dekubitusrisiko erfasst?
- Werden erforderliche Dekubitusprophylaxen durchgeführt?
- Sind Ort und Zeitpunkt der Entstehung der chronischen Wunde/des Dekubitus dokumentiert?
- Erfolgt eine differenzierte Dokumentation bei chronischen Wunden oder Dekubitus?
- Basieren die Maßnahmen zur Behandlung der chronischen Wunden oder des Dekubitus auf dem aktuellen Stand des Wissens?
- Werden die Nachweise zur Behandlung chronischer Wunden oder des Dekubitus (z. B. Wunddokumentation) ausgewertet, ggf. der Arzt informiert und die Maßnahmen angepasst?

---

[28] Der vdek Pflegelotse hilft bei der Suche nach einer geeigneten Einrichtung durch Informationen z. B. über die Größe, die Kosten, besondere Versorgungsformen, die Lage sowie über die entsprechenden Anschriften der Einrichtungen. Im Pflegelotsen finden Nutzer zusätzlich die Pflegenote, die über die Qualität der Einrichtung informiert: http://www.pflegelotse.de/%28S%28brsui045scgufab4ro15p045%29%29/presentation/pl_suche.aspx

- Werden individuelle Ernährungsrisiken erfasst?
- Werden bei Einschränkung der selbständigen Nahrungsversorgung erforderliche Maßnahmen bei Ernährungsrisiken durchgeführt?
- Ist der Ernährungszustand angemessen im Rahmen der Einwirkungsmöglichkeiten der stationären Pflegeeinrichtung?
- Werden individuelle Risiken bei der Flüssigkeitsversorgung erfasst?
- Werden erforderliche Maßnahmen bei Einschränkungen der selbständigen Flüssigkeitsversorgung durchgeführt?
- Ist die Flüssigkeitsversorgung angemessen im Rahmen der Einwirkungsmöglichkeiten der stationären Pflegeeinrichtung?
- Erfolgt eine systematische Schmerzeinschätzung?
- Kooperiert die stationäre Pflegeeinrichtung bei Schmerzpatienten eng mit dem behandelnden Arzt?
- Erhalten Bewohner mit chronischen Schmerzen die ärztlich verordneten Medikamente?
- Werden bei Bewohnern mit Harninkontinenz bzw. mit Blasenkatheter individuelle Risiken und Ressourcen erfasst?
- Werden bei Bewohnern mit Inkontinenz bzw. mit Blasenkatheter die erforderlichen Maßnahmen durchgeführt?
- Wird das individuelle Sturzrisiko erfasst?
- Werden bei Bewohnern mit erhöhtem Sturzrisiko erforderliche Prophylaxen gegen Stürze durchgeführt?
- Wird die Notwendigkeit der freiheitseinschränkenden Maßnahmen regelmäßig überprüft?

Im Vordergrund der Überprüfung steht die Ergebnisqualität. Die Prüfer des Medizinischen Dienstes konzentrieren sich auf den Pflegezustand der Menschen und überprüfen, ob und wie die eingeleiteten Pflegemaßnahmen wirken, ob es Hinweise auf Pflegedefizite gibt wie zum Beispiel Druckgeschwüre oder Mangelernährung. Außerdem berücksichtigen Sie bei der Bewertung der Pflegeeinrichtung die Zufriedenheit der pflegebedürftigen Menschen.

Stellt der MDK bei einer Qualitätsprüfung Mängel fest, so erhält die Pflegeeinrichtung von der Pflegekasse einen Maßnahmenbescheid. Darin werden die Beanstandungen aufgelistet und die Durchführung von qualitätsverbessernden Maßnahmen gefordert. In einer Wiederholungsprüfung wird festgestellt, ob diese Maßnahmen durchgeführt und zu einer Verbesserung der Lebenssituation der Bewohner/Kunden geführt hat.

Stellt der MDK besonders schwerwiegende Missstände fest, kann dies letztlich zur Kündigung des Versorgungsvertrages durch die Pflegekassen führen.

Die staatliche Heimaufsicht hingegen ist befugt, bei gefährlicher Pflege den Betrieb der Anbieter sofort zu unterbinden.

Expertenstandards haben sich als wichtiges Instrument zur Qualitätssicherung in der Pflege bewährt (vgl. Abschnitt „Therapeutische und psychosoziale Interventionen unter Berücksichtigung von Evidenz"). Mit der Pflegereform 2008 ist die Entwicklung und Aktualisierung von Expertenstandards gesetzlich verankert worden. Dies sicherzustellen ist Aufgabe der Pflegeselbstverwaltung. Dazu gehören der Spitzenverband Bund der Pflegekassen, die Bundesarbeitsgemeinschaft der überörtlichen Träger der Sozialhilfe, die Bundesvereinigung der kommunalen Spitzenverbände und die Vereinigungen der Träger der Pflegeeinrichtungen auf Bundesebene. Die Expertenstandards konkretisieren den allgemein anerkannten Stand der medizinisch-pflegerischen Erkenntnisse zu einem bestimmten Thema, zum Beispiel zur Vermeidung des Wundliegens (Expertenstandard „Dekubitusprophylaxe in der Pflege"). Diese Expertenstandards sind für alle zugelassenen Pflegeeinrichtungen verbindlich (Bundesministerium für Gesundheit 16.2.2009: Qualitätssicherung (Pflege).

Die Einrichtungen können selbst Prüfungen veranlassen. Unter bestimmten Voraussetzungen ersetzen diese Prüfungen die Qualitätsprüfungen des MDK, soweit es um die Struktur- und Prozessqualität der Einrichtung geht. Die Ergebnisqualität, also der Pflegezustand der Menschen und die Wirksamkeit der Pflege- und Betreuungsmaßnahmen, wird aber immer vom MDK geprüft.

Qualität planen, umsetzen, überprüfen und weiterentwickeln

Menschen mit Demenzerkrankungen benötigen ein speziell auf ihre Bedürfnisse zugeschnittenes Gesamtkonzept zur Pflege und Betreuung. Die „Charta der Rechte hilfe- und pflegebedürftiger Menschen" bietet eine Orientierungshilfe für die Einrichtungskonzeption. Die Charta informiert, welche Rechte hilfe- und pflegebedürftige Menschen und ihre Angehörigen haben und zeigt auf, welchen Niederschlag die Rechte konkret auf den Hilfe- und Pflegeprozess haben. Die Charta geht zurück auf die Arbeiten des im Herbst 2003 vom Bundesministerium für Familie, Senioren, Frauen und Jugend und dem Bundesministerium für Gesundheit initiierten „Runden Tisches Pflege". Die acht Artikel der Charta sind in der „Didaktischen Skizze" und in der folgenden Reflexionsaufgabe aufgeführt. Die darin formulierten qualitätsorientierten Grundsätze bieten eine Grundlage zur Entscheidungsfindung, welche Einrichtung die richtige ist.

In dem Gesamtkonzept der Einrichtung wirken Struktur-, Prozess- und Ergebnisqualität zusammen. Ein umfassendes Qualitätsmanagement in der Versorgung demenziell erkrankter Menschen setzt sowohl bei der Leitung, den Mitarbeiter(inne)n wie den Prozessen an. Für diese werden entsprechende Vorgaben bzw. Leitlinien erarbeitet. Diese werden umgesetzt und kontinuierlich auf ihre Angemessenheit überprüft und anschließend mit entsprechenden Schlussfolgerungen ausgewertet. Dieser Evaluationsprozess folgt dem Regelkreis „Plan – Do – Check – Act". Das PDCA-Modell ist Bestandteil aller ernst zu nehmenden (Qualitäts-)Managementkonzepte (DIN EN ISO: 2009). Der PDCA-Zyklus mit seinen Schritten Planen, Durchführen, Prüfen, Schlussfolgerungen umsetzen/Handeln verdeutlicht, dass Entwicklung einer demenzgerechten Unternehmenskultur ein umfassender, fortlaufender Prozess ist. Das dargestellte Regelkreis- bzw. Problemlösemodell eröffnet Leitungen und Mitarbeiter(inne)n die Chance, die Pflege- und Betreuungsqualität kontinuierlich weiterzuentwickeln und zu verbessern.

↗	*Plan*: Zielsetzung, Planung, Organisation	↘
Act: Ergebnisse auswerten, beurteilen, Verbesserungen einleiten		*Do*: Mitarbeiter informieren, entwickeln, kommunizieren, Arbeitsabläufe überwachen, steuern
↖	*Check*: Arbeitsabläufe überprüfen	↙

Das PDCA-Modell der Einrichtungsqualität, basierend auf dem Qualitätsmodell DIN EN ISO 2009

Organisationsentwicklung in der Versorgung Demenzkranker führt zu einer nachvollziehbaren Verbesserung der Situation und des Wohlbefindens. Entscheidendes Qualitätskriterium in der Arbeit mit Demenzkranken ist die Prozessqualität. Die Arbeitsprozesse sind so zu gestalten, dass sie Raum für Entscheidung und Beteilung der Demenzkranken und Angehörigen lassen und ein familienähnliches Leben ermöglichen. Prozessqualität im Zusammenspiel mit Fortbildung, kontinuierlicher Begleitung der Mitarbeiter und Teamentwicklung lassen Verbesserungen im Wohlbefinden von Menschen mit Demenz erwarten (Müller-Hergl 2000b: 120).

Erfolge in der Prozessqualität sind im Rahmen eines Qualitätsmanagements nachzuweisen. Dies erfordert überprüfbare Ziele, an Hand derer man den Erfolg messen kann. Verhaltensbeobachtung, z. B. durch Dementia Care Mapping (vgl. Müller-Hergl 2000a: 255) ist eine Methode, die Pflege- und Prozessqualität zu überprüfen.

Reflexion und Übung

1. Diskutieren Sie das Konzept der Pflegeoase.

Nehmen Sie Stellung zu der These: „Mit der Pflegeoase ist eine ethisch bedenkliche Einschränkung der Privat- und Intimsphäre verbunden.” Finden Sie Argumente, die für die Pflegeoase sprechen, und Argumente, die dagegen sprechen.

2. *„Charta der Rechte hilfe- und pflegebedürftiger Menschen”*

Überprüfen Sie am Beispiel einer Pflegeeinrichtung, inwieweit die Artikel der „Charta der Rechte hilfe- und pflegebedürftiger Menschen” umgesetzt worden sind. Falls Sie Handlungsbedarf feststellen, schreiben Sie diesen auf und besprechen Sie das Ergebnis mit Ihrer Anleiterin/Lehrerin.

Artikel	*In welcher Weise umgesetzt? Geben Sie ein bis zwei Beispiele, z. B. Pflegedokumentation durch aktivierende Pflege ...*
1. Jeder hilfe- und pflegebedürftige Mensch hat das Recht auf Hilfe zur Selbsthilfe sowie auf Unterstützung, um ein möglichst selbst bestimmtes und selbstständiges Leben führen zu können.	
2. Jeder hilfe- und pflegebedürftige Mensch hat das Recht, vor Gefahren für Leib und Seele geschützt zu werden.	
3. Jeder hilfe- und pflegebedürftige Mensch hat das Recht auf Wahrung und Schutz seiner Privat- und Intimsphäre.	
4. Jeder hilfe- und pflegebedürftige Mensch hat das Recht auf eine an seinem persönlichen Bedarf ausgerichtete, gesundheitsfördernde und qualifizierte Pflege, Betreuung und Behandlung.	
5. Jeder hilfe- und pflegebedürftige Mensch hat das Recht auf umfassende Informationen über Möglichkeiten und Angebote der Beratung, der Hilfe, der Pflege sowie der Behandlung.	
6. Jeder hilfe- und pflegebedürftige Mensch hat das Recht auf Wertschätzung, Austausch mit anderen Menschen und Teilhabe am gesellschaftlichen Leben.	
7. Jeder hilfe- und pflegebedürftige Mensch hat das Recht, seiner Kultur und Weltanschauung entsprechend zu leben und seine Religion auszuüben.	
8. Jeder hilfe- und pflegebedürftige Mensch hat das Recht, in Würde zu sterben.	

3. Leittext „Erkundung einer Pflegeeinrichtung und ihres Angebotspektrums für pflegende Angehörige"

Bearbeiten Sie den Leittext mit den entsprechenden Aufgaben.

Einführung

Der folgende Leittext möchte Sie in die Lage versetzten, eine Pflegeeinrichtung zu erkunden in Bezug auf ihr Selbstbild und ihr Angebotsspektrum. Ihre Aufgabe besteht darin, sich über die Ziele der Einrichtung, deren Konzept sowie Versorgungsangebot zu informieren. Dazu besorgen Sie sich die entsprechenden Prospekte, Hauszeitungen und Materialien der Einrichtung. Sie überprüfen die Beratungs- und Unterstützungsangebote für pflegende Angehörige. Das ist der theoretische Teil Ihrer Aufgabe. In einer Praxisaufgabe unterbreiten Sie – falls Sie in der betreffenden Pflegeeinrichtung eine Versorgungslücke festgestellt haben, einen (fiktiven) Vorschlag, über welche Angebote die Angehörigen zusätzlich entlastet und unterstützt werden können. Dazu planen Sie eine Informationsveranstaltung für Mitarbeiter und Kollegen und führen diese anschließend auch durch.

Vorteilhaft ist es, wenn Sie in der Einrichtung bereits ein Praktikum ableisten oder arbeiten.

Beschreibung der Pflegeeinrichtung

- Welche Zielsetzung, welchen Aufbau (Organigramm) und welche Aufgaben hat die Pflegeeinrichtung?
- Zu welcher Trägerorganisation gehört die Pflegeeinrichtung? Wie lauten deren Leit- bzw. Unternehmensgrundsätze?
- Nach welchem Pflegekonzept arbeitet die Einrichtung und wie ist die Pflegearbeit organisiert?
- Welche Pflege-, Hilfs- und Beratungsangebote bietet die Pflegeeinrichtung speziell für Demenzkranke?
- Welche Rolle spielen die Angehörigen bzw. weitere Hilfspersonen? In welcher Weise werden die Angehörigen/weitere Helfer in die Pflege und Begleitung mit einbezogen? Gibt es dafür eine konzeptionelle Grundlage?
- Welche Berufsgruppen arbeiten mit welchen Aufgabenschwerpunkten zusammen?
- Wie wird der Informationsfluss zwischen den einzelnen Berufsgruppen sichergestellt?

Besprechen Sie Ihre Arbeitsergebnisse mit Ihrer Lehrerin oder mit Ihrer Anleiterin bzw. mit Kollegen.

Praxisaufgabe

In welcher Weise können Angehörige entlastet und/oder beraten werden? Entwickeln Sie entsprechende Vorschläge für Ihre Pflegeeinrichtung. Im Rahmen einer Teamsitzung oder Übergabe stellen Sie Ihre Vorschlage vor und begründen Sie Ihr Anliegen.

Planen Sie diesen Teil Ihrer Aufgabenstellung zunächst mit Ihrer Praxislehrerin bzw. Anleiterin. Besprechen Sie einige Situationen, in denen Veränderungsbedarf notwendig und möglich erscheint. An exemplarischen Beispielen können

Sie möglicherweise leichter aufzeigen, was die Einrichtung an zusätzlichen Leistungen anbieten könnte (z. B. systematische Beratung, Schulung, Teilnahme an geselligen Veranstaltungen, Selbsthilfegruppen, Integration in die tägliche Pflege usw.).

Die Angebote, die Sie unterbreiten, können durchaus fiktiv bleiben. Es geht in dieser Aufgabenstellung darum zu klären, ob Sie Handlungsbedarf feststellen in Bezug auf die Begleitung Angehöriger – und wenn ja, welche Unterstützungsangebote Sie vorschlagen würden (im Sinne des Pflegekonzeptes).

Planung der Vorstellung Ihrer (fiktiven) Maßnahmen zur Unterstützung der Angehörigen im Rahmen einer Teamsitzung/Übergabe

Überlegen Sie sich, wie Sie Ihre Kollegen und Ihre Vorgesetzte von Ihren Vorschlägen bzw. Ihrem Konzept überzeugen wollen. Planen Sie dazu zunächst Ihr Vorgehen.

- Überlegen Sie zunächst, was Sie mit der Veranstaltung eigentlich erreichen wollen. Notieren Sie sich kurz Ihre Ziele.
- Was genau wollen Sie inhaltlich ansprechen?
- Wie wollen Sie vorgehen? Welche Zeit planen Sie insgesamt ein (wenn möglich, nicht mehr als eine halbe Stunde).
- Brauchen Sie eventuell irgendwelche Materialien, z. B. Flipchart, Prospekte usw.?

Besprechen Sie Ihre schriftliche Planung zur Informationsveranstaltung mit Ihrer Lehrerin bzw. Anleiterin oder mit Kollegen.

Durchführung

Führen Sie Ihre Veranstaltung zu den Angehörigenangeboten entsprechend Ihrer Planung durch.

Reflexion

Beschreiben Sie, wie Ihre Beratungsangebote aufgenommen worden sind. Was verlief abweichend oder unvorhergesehen? Hätte man dieses im Planungskonzept vorher berücksichtigen können? Wie beurteilen Sie insgesamt den Erfolg Ihrer Veranstaltung?

Wohnberatung

„Weiterleben wie bisher" – wer möchte das nicht, wenn er an das Alter denkt. Zumindest ist dies der Wunsch der meisten älteren Menschen. In den eigenen vier Wänden leben, heißt Geborgenheit zu erfahren. Die Umgebung, die Einrichtung, die Ordnungsstrukturen sind vertraut, man findet sich zurecht.

Die eigene Wohnung ist zugleich Ausdruck des persönlichen Geschmacks und des Schönheitssinns. Ganz gleich, ob Spitzendeckchen und Perserteppich oder der funktionale „Bauhaus-Stil" bevorzugt wird, wir richten uns so ein, wie es unserem Lebensstil entspricht. Die Einrichtung ist ein Teil unserer Identität.

Schließt man die Wohnungstür hinter sich ab, verhält man sich ungezwungen, ist entspannt, lässt sich auch manchmal gehen. In der Erinnerung wird die Wohnung Repräsentant für Freude und Leid, für Erlebnisse mit Angehörigen und Freunden.

Die derart vertraute Umgebung für immer aufzugeben fällt schon gesunden Menschen schwer. Wenn ältere Menschen frühzeitig vorsorgen und sich informieren, kann ihnen dieser Schritt erspart bleiben. In Wohnberatungsstellen können sich ältere Menschen in Bezug auf Ausstattungsveränderungen und den Einsatz von Hilfsmitteln beraten lassen. Entsprechende Veränderungen in der Wohnung können einen Heimeintritt verzögern oder ihn sogar entbehrlich machen.

Ziele

Nachdem Sie die Lerneinheit durchgearbeitet haben,

- können Sie die Bedeutung der eigenen Wohnung für das Wohlbefinden und die Geborgenheit von Menschen einschätzen
- wissen Sie, dass Wohnberatungsstellen Hilfen und Unterstützung in Bezug auf die Wohnungsanpassung anbieten
- können Sie mögliche Problembereiche in der Wohnung benennen und Maßnahmen zur Wohnungsanpassung sowie Hilfsmittel vorschlagen

Wohnraumanpassung

Die Wohnung hat besonders im Alter eine zentrale Bedeutung für Selbständigkeit und Alltagsgestaltung, Bequemlichkeit und Lebensqualität. Dies entspricht auch den Wünschen der Menschen: „Weiterleben wie bisher", so lautet das Motto der meisten alten Menschen. Das Wohnen in den eigenen vier Wänden wird allerdings problematisch, wenn Behinderungen und Krankheiten auftreten. Insbesondere bei demenziell erkrankten Menschen machen die Orientierungsschwierigkeiten, die Probleme mit der Handhabung von Gegenständen und die Gangunsicherheit bestimmte Veränderungen in der Wohnung notwendig. Diese Veränderungen sollten allerdings äußerst behutsam vorgenommen und schrittweise durchgeführt werden. Daher sollten nur die Maßnahmen durchgeführt werden, die im gegenwärtigen Stadium der Krankheit wirklich erforderlich sind.

Angehörige und Demenzkranke werden in der Wohnraumanpassung durch Wohnberatungsstellen unterstützt. Diese werden von den Kommunen – in der Regel vom Sozialamt wahrgenommen – oder von den Wohlfahrtsverbänden getragen. Die Beratung erfolgt in Bezug auf:

- den Einsatz von Hilfsmitteln
- Ausstattungsveränderungen
- bauliche Maßnahmen

Im Rahmen eines Pflegebesuches nach § 37, 3 SGB XI werden Wohnprobleme festgestellt. Das Vorgehen bei der Beschaffung und dem Einsatz geeigneter Hilfsmittel sieht folgendermaßen aus:

- Zunächst wird der Bedarf in Abhängigkeit vom Krankheitsbild oder der Gefährdung des Bewohners genau ermittelt.
- Pflegefachkräfte sollten bei der Auswahl beraten.
- Die Bewohner werden in der Handhabung theoretisch und praktisch eingewiesen.
- Die Hilfsmittel werden vor Ort in der häuslichen Situation erprobt.
- Erst danach erfolgt die Entscheidung darüber, ob das Hilfsmittel angeschafft bzw. gekauft wird.

Bei der Wohnungsanpassung gilt der Grundsatz, die Lebensumstände zu vereinfachen, überschaubar zu machen, aber dennoch konstant zu halten. Vertrautes und Liebgewordenes sollte nicht entfernt werden. Tabelle 28 zeigt Problembereiche sowie entsprechende Wohnungsanpassungsmaßnahmen und Hilfsmittel auf.

Mögliche Problembereiche	*Wohnungsanpassung/ Maßnahmen und Hilfsmittel*
Wohnraum und Essplatz: • Tisch und Stühle zu niedrig • Sessel zu tief • Kein Platz für Gäste • Erreichbarkeit der Küche	• Stühle mit Armlehnen und hohem Rücken • wackelige Schränke oder Geländer stabilisieren • Gegenstände mit Spitzen, Ecken, Kanten, Vasen entfernen • Feuerzeug, Streichhölzer, Auto-, evtl. Zimmerschlüsse verstecken • Behindertengerechte Stühle • Sessel, aus denen man aufstehen kann • Tisch unterfahrbar für Rollstuhl • Erreichbarkeit evtl. über bauliche Veränderungen herstellen
Eingangsbereich und Flur: • Stufen und Schwellen zum Eingangsbereich des Hauses oder zur Wohnung, die sich bei Gehbehinderung nicht mehr bewältigen lassen • Türen, die zu schmal sind, um sie mit dem Rollstuhl oder einer Gehhilfe zu passieren	• Treppen mit rutschfesten Auflagen sichern • an beiden Seiten der Treppe stabile Handläufe installieren • ggf. eine Tür am oberen Ende der Treppe anbringen • die oberste und unterste Treppenstufe farbig markieren • ggf. bauliche Veränderungen
Schlafzimmer: • nicht genügend Platz und Bewe-	• Zugänglichkeit des Bettes bei Pflegebedürftigkeit verbessern, z. B. von 2

gungsfreiheit • Zugänglichkeit und Höhe des Bettes • Qualität des Bettes (Couch, durchhängende Matratze) • Weg zum WC	oder 3 Seiten • absenkbares Pflegebett, festen Stuhl daneben • Umlagerungshilfen • Telefon ans Bett • nachts 25 Watt (Dämmerleuchte) am Bett und im WC • Tisch-/Stehlampen mit schwerem Fuß ohne Stolperfallen
Bad und WC: • Badezimmer, die zu klein sind, um sich darin mit dem Rollstuhl oder einer Gehhilfe zu bewegen • Badewannen oder Duschtassen, die zu hoch sind, um hineinzusteiger • Toiletten, die zu niedrig sind, um problemlos aufzustehen • Rutschgefahr • Haltegriffe fehlen	• WC und Badewanne sichern mit Haltegriffen, Ein- und Ausstiegshilfen • rutschfeste Matte in Badewanne und Dusche legen • Teppiche und Läufer im Bad entfernen • Schlüssel abziehen, falls Patient zu-, aber nicht mehr aufschließen kann • WC-Sitz erhöhen • Wasser-Höchsttemperatur mit Thermostat fest einstellen, um vor Verbrühungen zu schützen • Hebe- und Transportmittel einsetzen, wie Badelifter, Umsetzhilfe, Drehscheibe
Fußboden: • Stolperfallen durch Teppiche oder Kabel • Türschwellen • Rutschgefahr	• Bodenbelag muss rutschfest und pflegeleicht sein • Fest verlegter Teppichboden ist besser als glatter Linoleum- oder Parkettboden (nichts Spiegelndes) • Einzelteppiche mit Klebebändern rundum befestigen oder entfernen • Stolperstellen oder elektrische Kabel beseitigen • Türschwellen durch kleine Rampen entschärfen oder entfernen
Fenster und Türen:	• Fenster mit abschließbaren Griffen versehen (Fenster sollten nur gekippt werden können) • Haus- und Balkontür durch geeignete Schlösser sichern
Tapeten und Symbole: • Umgebung ist verwirrend	• keine Tier-, Pflanzen- oder abstrakte Muster • Symbole für Toilette, Großbuchstaben, Bilder, Fotos • keine harten Kontraste, weiche, warme Farben
Beleuchtung: • Schlechte Beleuchtung wirft Schatten	• indirekt, über 500 Lux, blendfrei ohne verwirrende Schatten

Küche: • bietet keine Möglichkeit, einfache Tätigkeiten auch im Sitzen auszuführen • schadhafte Elektroleitungen	• Gas- und Elektroherd durch automatische Absperrventile sichern • Gasmelder oder Temperaturmelder • Herdsicherungsabschaltung • Heißwasserbereiter auf niedrige Temperatur einstellen • Halogenschiene mit integriertem Rauchmelder • Gifte, Arznei, Reiniger, Möbelpolitur wegschließen
Elektro-Geräte: • Handhabung der Geräte zu kompliziert • Kabel sind Stolperfallen	• Brotschneide-Maschine, Bügeleisen, Fön, Herd sichern mit gut erreichbaren, großflächigen und farbigen Ein- und Ausschalt- oder Kontrollknöpfen
Garten:	• Garten muss eingezäunt sein • Gartenwerkzeuge und Chemikalien sicher aufbewahren
Kommunikation:	• Brille, Hörgerät anpassen • Evtl. Lesehilfen beschaffen • Notruf-Telefon mit automatischem Hilferuf
Kleidung:	• bequeme, rutschfeste Schuhe • Hosen mit Klettverschluss bei Inkontinenz
Mobilität:	• Dreipunktstock • Gehwagen

Wohnungsanpassung und Hilfsmittel

Welche Ausstattungsveränderungen in der Wohnung umgesetzt werden, hängt von den Finanzierungsmöglichkeiten ab. Die Pflegeversicherung bezuschusst im Rahmen von § 40 Abs. 4 SGB XI sog. „wohnumfeldverbessernde Maßnahmen" – ab 2015 mit max. bis zu 4.000 Euro.

Der Pflegebedürftige trägt einen Eigenanteil der Kosten der Maßnahme, jedoch höchstens 50 Prozent seiner monatlichen Bruttoeinnahmen zum Lebensunterhalt. Einnahmen weiterer Angehöriger im gleichen Haushalt werden nicht beachtet. Hat der Pflegebedürftige keine eigenen Einnahmen entfällt der Eigenanteil.

Bei der Beratung helfen folgende Fragen zur Klärung der Situation:

- Reichen die Zuschüsse aus?
- Welchen Eigenanteil kann der Bewohner aufbringen?
- Welche Anträge müssen bei welchen Kostenträgern gestellt werden?
- Kann der Hausbesitzer in die Finanzierung mit eingebunden werden?
- Welche Folgekosten können entstehen?

Sind die baulichen Veränderungen durch Kosten, Lärm, Schmutz und zeitlicher Belastung zu gravierend ist zu erwägen, ob statt einer Wohnraumanpassung ein Wohnungswechsel anzuraten ist.

Reflexion und Übung

> Stellen Sie sich vor, Sie sind alt und gehbehindert. Überprüfen Sie Ihre eigene Wohnung auf mögliche Hindernisse; formulieren Sie entsprechende Anpassungsmaßnahmen.

Konzepte des Care-Managements und Case-Managements: Integrierte Versorgung, Pflegestützpunkte und Pflegeberatung

Häufig finden wir in der Versorgung demenzkranker Menschen immer noch eine starke Trennung zwischen häuslicher und stationärer Versorgung. Um die gesundheitliche Versorgung demenzkranker Menschen und ihrer Angehörigen zu verbessern, bedarf es jedoch einer Kette von sinnvoll abgestuften Versorgungskonzepten, die ambulante, teilstationäre und stationäre Versorgung integriert und die das Lebens- und Wohnumfeld so lange wie möglich als hauptsächliches Aktionsfeld begreift und achtet.

Für Pflegebedürftige und Angehörige ist es aufgrund der unüberschaubaren, komplexen pflegerischen und sozialen Dienstleistungsangebote kaum möglich, sich selbst einen Überblick über die stationären, teilstationären, offenen und ambulanten Dienste zu verschaffen. Selbst professionell Tätigen fehlt das Expertenwissen über die Angebotsvielfalt. Wenn Beratung stattfindet, endet die Beratungskompetenz häufig an der Haustür des eigenen Unternehmens. Sozialdienste im Krankenhaus vermitteln zwar bei Pflegebedürftigkeit Heimplätze oder stellen Erstkontakte zu ambulanten Pflegediensten her. Aber diese Vermittlungs- bzw. Kooperationsdienste reichen bei weitem nicht aus, um der individuellen Problemlage des Patienten gerecht zu werden. Folge ist, dass Beratung verfangen bleibt im Kreislauf des sog. „Drehtüreffektes"; die Patienten werden aus dem Akutkrankenhaus nach Hause entlassen, kehren aber nach kurzer Zeit wieder zurück, weil die häusliche Versorgung nicht ausreichend gesichert ist. Zu guter Letzt erfolgt der eigentlich ungewollte stationäre Heimeintritt.

Um dieser Problemlage zu begegnen wurde mit der Pflegereform 2008 die Einrichtung von Pflegestützpunkten (§ 92c SGB XI) beschlossen. Pflegestützpunkte ermöglichen die effiziente Vernetzung aller Angebote für Pflegebedürftige und helfen, die starren Grenzen zwischen den Sozialleistungsträgern zu überwinden.

Seit dem 1. Januar 2009 gibt es darüber hinaus einen gesetzlichen Anspruch auf Pflegeberatung (§ 7a SGB XI). Sofern Pflegestützpunkte eingerichtet sind, sind die Pflegeberaterinnen und -berater dort angesiedelt.

Ziele

Nachdem Sie die Lerneinheit durchgearbeitet haben,

- wissen Sie, dass unter „Integrierter Versorgung" eine sektorenübergreifende Versorgungsform zu verstehen ist, die eine stärkere Vernetzung der verschiedenen Fachdisziplinen und Sektoren z. B. zwischen Fach- und Hausärzten, Krankenhäusern und ambulanten Diensten anstrebt, um die Qualität der Patientenversorgung zu verbessern und die Gesundheitskosten zu senken
- kennen Sie die gesetzlichen Anforderungen nach koordinierter einzelfallbezogener Hilfeplanung
- können Sie zwischen Care- und Case-Management unterscheiden
- kennen Sie die Koordinationsaufgaben der Pflegestützpunkte
- kennen Sie die Aufgaben und die Arbeitsweise des Case-Managers
- kennen Sie das Aufgabenspektrum des Pflegeberaters

Care-Management und Case-Management – die konzeptionellen Grundlagen

Dass Gesundheitseinrichtungen und Berufsgruppen miteinander kooperieren müssen zugunsten eines kostengünstigen und zugleich wirksamen Leistungsangebotes ist gesetzliche Verpflichtung. Diese Verpflichtung ergibt sich aus den Anforderungen des SGB XI, ebenso wie aus den Anforderungen aus SGB V und SGB XII. In SGB XI werden die einzelnen Bundesländer verpflichtet, eine ausreichende Infrastruktur zu entwickeln. § 8 SGB XI fordert explizit eine Kooperation staatlicher und nicht staatlicher Stellen im Altenbereich.

In § 140 SGB V hat der Gesetzgeber die erforderlichen Grundlagen zur Entwicklung und Implementierung von Netzwerken zur integrierten Versorgung geschaffen, um die sektorielle Trennung zwischen hausärztlichen, fachärztlichen und an Kliniken bestehenden Möglichkeiten zur Diagnostik und Therapie zu überwinden.

SGB V enthält Anforderungen an eine koordinierte Einzelfall-Beratung, welche in § 73 dem niedergelassenen Arzt eingeräumt wird.

Die Spitzenverbände der Krankenkassen betonen ebenfalls die Notwendigkeit der Organisation und Koordination aller erforderlichen Maßnahmen der Häuslichen Pflege und Rehabilitation sowie deren Qualitätssicherung.

Zur wirkungsvollen Koordination der Angebote und Beratung der Patienten/Pflegebedürftigen und ihrer Angehörigen sind spezifische Konzepte sowie ein eigenes Schnittstellenmanagement erforderlich. Case-Management und Care-Management sind Konzepte, die diese Aufgabe übernehmen. Was versteht man unter diesen Konzepten?

Care-Management ist Versorgungsmanagement. Care-Management bildet die Voraussetzung, um ein individuelles Case-Management anbieten zu können. Auf Systemebene werden grundlegende Rahmenbedingungen geschaffen, um die Zusammenarbeit mit Einrichtungen und Diensten wie ambulanten Diensten, stationären Altenpflegeeinrichtungen, hauswirtschaftlichen Dienste, Betreutem Wohnen, Wohngruppen und Hausgemeinschaften, Rehabilitationseinrichtungen, Krankenhäuser, gerontopsychiatrischen Einrichtungen, Ärzten, Kranken- und Pflegekassen, Behörden sicher zu stellen.

Care-Management hat den Zweck, ein möglichst abgestimmtes, koordiniertes und vielseitig multidisziplinäres Vorgehen zwischen den Pflege-, Gesundheits- und Sozialdiensten sowie den Betroffenen und deren Angehörige zu ermöglichen.

Integrierte Versorgung

Integrierte Versorgung basiert auf dem Care-Management. Unter integrierter Versorgung versteht man ein Versorgungskonzept, welches einzelne Elemente der Behandlung und Begleitung nicht als isolierte Einheiten begreift, sondern eine größtmögliche Integration und Vernetzung anstrebt (vgl. Falk 2012: 48). In allen integrierten Versorgungsmodellen wird der Patient in den Mittelpunkt der Versorgung gestellt.

Netzwerke zur integrierten Versorgung beabsichtigen eine qualitative und ökonomische Verbesserung der bisherigen Versorgungsstrukturen zu erreichen, insbesondere

- die Qualitätssteigerung und -sicherung auf dem best möglichen evidenzbasierten Versorgungsniveau sowie
- die Kostenoptimierung durch Vernetzung und Kommunikation der an der Versorgung beteiligten Gruppen.

Mittel dafür sind die Standardisierung von Diagnose- und Behandlungsmaßnahmen auf der Basis einer evidenzbasierten Medizin und Pflege und ersatzweise durch Konsensbildung zwischen den Expert(inn)en sowie die sektorübergreifende Vernetzung und Abstimmung zwischen den Berufsgruppen. Netzwerke zur integrierten Versorgung erleichtern dem Patienten die bruchlose Inanspruchnahme von Diensten und Leistungen. Zudem fördern sie die ziel- und aufgabenorientierte Kooperation der unterschiedlichen Berufsgruppen im Sinne des Patienten. Der Informationsfluss zwischen den einzelnen Einrichtungen, Diensten und Leistungen wird aufeinander abgestimmt und koordiniert.

Pflegestützpunkte

Pflegestützpunkte sind Einrichtungen des so genannten Care-Managements. In einem Pflegestützpunkt werden die Beratung und die Vernetzung aller pflegerischen, medizinischen und sozialen Leistungen unter einem Dach gebündelt. Alle Angebote rund um die Pflege werden erfasst, zum Beispiel die örtliche Altenhilfe und die Hilfe zur Pflege nach dem Sozialhilferecht. Auch ehrenamtlich Tätige sollen in die Arbeit der Pflegestützpunkte einbezogen werden.

Die Pflegestützpunkte müssen unabhängig sein und eine umfassende Beratung anbieten. In den Pflegestützpunkten sind auch die Pflegeberaterinnen und Pflegeberater angesiedelt.

Case-Management: Fallmanagement und Pflegeberatung

Case-Management ist Fall- bzw. Unterstützungsmanagement. Aufgabe ist es, die formellen sozialen und medizinisch-pflegerischen Dienstleistungen und informellen Hilfen gemeinsam mit dem Pflegebedürftigen und seinen Angehörigen so zu koordinieren, dass sie flexibel, umfassend und aktuell auf die individuellen Anforderungen abgestimmt sind. Aufgabe ist es darüber hinaus, die Kostenstruktur für die unterschiedlichen Dienstleistungen, die aufgrund ihrer institutionellen Verankerung stark verzweigt sind, zu erfassen.

Das Case-Management bietet konzeptionelle und methodische Verbesserungen, die die Schwachstellen und Mängel in den bisherigen Versorgungsansätzen beseitigen will. Es bezieht sich auf den einzelnen Menschen und seine individuelle Problemlage. Entsprechend seiner Anforderungen wird das Dienstleistungsangebot zusammengestellt. Aufgrund dieses abgestimmten Versorgungsangebotes ist es möglich, trotz Beeinträchtigung und Hilfebedarf in der häuslichen Umgebung weiter zu leben. Kosten, wie sie sich aus dem „Drehtüreffekt" oder aus Doppeluntersuchungen und -behandlungen ergeben, aus zu viel oder falscher Medikation, aber auch Kosten die entstehen, wenn für Bewohner der stationären Altenpflege pauschale Angebote verpflichtend sind, entfallen. Der optimale koordinierte Einsatz ermöglicht eine Effizienz- und Effektivitätssteigerung in Bezug auf das Unterstützungsziel (Sauer, Wissert 1997).

Insbesondere demenzkranke Menschen benötigen nicht eine einzige dominierende Wohn- und Versorgungsform, in der die Kranken aller Schweregrade bis zu ihrem Tod verbleiben. Vielmehr bedarf es ein Kontinuum der Betreuungsangebote von der Unterstützung leicht Demenzkranker durch informelle und/oder professionelle Helfer im eigenen Haushalt bis zu spezialisierten stationären Einrichtungen für schwer Demenzkranke mit ausgeprägten Verhaltensauffälligkeiten sowie besondere Pflegebereiche für bettlägerige, schwerst demenzkranke Menschen. Solche informellen und professionellen Hilfs- und Betreuungsangebote müssen miteinander vernetzt sein und der Krankheitssymptomatik, der sozialen Situation der Betroffenen, ihren Kompetenzen und den Erwartungen der pflegenden Personen entsprechen (Bundesministerium für Familie, Senioren, Frauen und Jugend; Bundesministerium für Gesundheit 2002).

Mit der Pflegereform 2008 wurde beschlossen, dass ab 2009 jeder Pflegebedürftige einen Rechtsanspruch auf Hilfe und Unterstützung durch einen Pflegeberater hat. Diese Pflegeberater fungieren als Case-Manager und werden im Sinne eines individuellen Fallmanagements tätig. Sie beurteilen den persönlichen Bedarf und die Situation der einzelnen Pflegebedürftigen.

Zu den Aufgaben der Pflegeberatung in den Pflegestützpunkten zählt die Unterstützung der Betroffenen und ihrer Angehörigen bei der Organisation der Pflege, angefangen bei der Vermittlung von Pflegediensten und Haushaltshilfen bis hin zu der Auswahl von Pflegeheimen oder anderen Betreuungseinrichtungen. Darüber hinaus gehören dazu

- die Erledigung von Formalitäten sowie Beratung der Betroffenen und ihrer Angehörigen über Leistungen
- die Erarbeitung entscheidungsreifer Anträge
- die Erstellung eines individuellen Versorgungsplans gemeinsam mit dem Pflegebedürftigen und allen anderen an der Pflege Beteiligten
- die Veranlassung aller für den Versorgungsplan erforderlichen Maßnahmen, Begleitung bei der Durchführung sowie Vorschläge für eine Anpassung an veränderte Bedarfslagen.

Die Inanspruchnahme der Pflegeberatung ist freiwillig. Die Pflegeberaterinnen und Pflegeberater beraten nicht nur in den Pflegestützpunkten, sondern auch zu Hause. Die Pflegeberater werden in aller Regel Mitarbeiterinnen und Mitarbeiter der Pflegekassen sein, die über Wissen aus den Bereichen des Sozialrechts, der Pflege und der Sozialarbeit verfügen. Aber auch die Übertragung der Beratungsaufgabe auf Dritte ist möglich.

Case-Management und Care-Management hängen eng zusammen. Care-Management findet übergeordnet auf der Systemebene – z. B. durch Konzepte der integrierten Versorgung – statt, während Case Management auf Fallebene agiert. Kommunikation, Kooperation, Koordination und Vernetzung lassen sich als Voraussetzungen sowohl für das Case-Management (personenzentriert) als auch für das Care-Management (systemzentriert) beschreiben.

Aufgaben und Arbeitsweise des Case-Managements

Ein Case-Manager/Pflegeberater ist als ein Schnittstellenkoordinator zwischen medizinischer, pflegerischer und sozialer Betreuung anzusehen. Er wird tätig im Auftrag der Betroffenen. Aufgabe des Case-Managers ist die optimale und kostengünstigste Beratung, Planung, Koordination und Organisation der Dienstleistungen. Der Auftrag wird vertraglich geregelt, so dass eine Überprüfung der Leistungen und ihrer Wirkungen nach einem festgelegten Zeitplan möglich ist. Die Beratung ist nur dann optimal und kostengünstig, wenn sie möglichst unabhängig von institutionellen Interessen erfolgt.

Case-Management umfasst bestimmte methodische zielorientierte Verfahren. Die Arbeitsweise des Case-Managers sind Erhebung/Informationssammlung, Hilfeplanung, Hilfekoordination, Kontrolle und Evaluation. Diese Nachgespräche sind vor allen deswegen wichtig, um den Nutzen von beispielsweise Hilfsmitteln einschätzen zu können. In einer empirischen Untersuchung der Hagen-Hof Klinik für Rehabilitation unter der Leitung von Prof. Lucke überraschte das Ergebnis, dass der Nutzen von Hilfsmitteln zur Fortbewegung und zur Bewältigung des täglichen Lebens nur unzureichend zum Tragen kam. Die Hilfsmittel waren in 8% der untersuchten Fälle nicht geliefert, und in mehr als 10% von den geriatrischen Patienten nie genutzt worden. Ein Case-Manager müsste also die Compliance der Patienten und deren Angehörigen überprüfen und stärken (Krause, Duong, Packhäuser, Gogd, Lucke 1996).

Im Einzelnen hat der Case-Manager folgende Aufgaben:

- er stellt eine Markübersicht her über die jeweils vorhandenen Angebote im Gesundheits-, Pflege- und Sozialbereich;
- er informiert und berät Klienten in schwierigen Problemlagen;
- er reagiert individuell und flexibel auf die unterschiedlichen Bedarfssituationen unter Berücksichtigung der lebensweltlichen Bezüge;
- er koordiniert die notwendigen Hilfen und sichert deren Finanzierung. Das heißt
  - er koordiniert und organisiert therapeutische und rehabilitative Maßnahmen der Akutkrankenhäuser, Reha-Einrichtungen sowie der ambulanten Dienste;
  - er vermittelt die pflegerische (Grund- und Behandlungspflege) und hauswirtschaftliche Versorgung;
  - er kontaktiert niedergelassene (Fach-)Ärzte und koordiniert deren Leistungen;
  - er berät im Einsatz von Hilfsmitteln und stärkt die Compliance der Klienten;
  - er unterstützt bei Maßnahmen zur Wohnraumanpassung und -verbesserung;
  - er vermittelt sonstige Hilfsdienste, z. B. Begleitdienste, „Essen auf Räder";
  - er regt die Teilnahme an Selbsthilfegruppen und Freizeitangeboten an;
- er trägt zur Vernetzung und Abstimmung der Leistungs- und Hilfsangebote innerhalb einer bestimmten Region bei.

Reflexion und Übung

Stellen Sie das Versorgungsangebot in Ihrer Region zusammen.

Selbsthilfegruppen

Oft haben Angehörige das Gefühl, dass sie von ihrer Umwelt nicht richtig verstanden werden. Zwar werden sie mit wohlmeinenden Ratschlägen überhäuft, aber dennoch fühlen sie sich von Außenstehenden in ihrer Belastung und in ihrer Lebenssituation nicht richtig ernst genommen.

Diese subjektive Einschätzung erweist sich leider oft als richtig, denn wer schaut schon „hinter die Kulissen". Häufig kommt es in den Familien zu einem Rollentausch, der für Außenstehende schwer nachvollziehbar ist. So übernimmt die Tochter die Mutterrolle für ihre eigene demente Mutter. Dabei können frühere nicht verarbeitete Konflikte wieder aufleben.

Ratschläge von Außenstehenden oder Nichtbetroffenen bleiben oft oberflächlich oder wirken belehrend. Am Ideal gemessen reagieren Angehörige darauf mit Schuldgefühlen oder aggressiver Abwehr. Richtig verstanden fühlen sich Angehörige daher häufig nur unter Leidens- bzw. Weggenossen.

Ziele

Nach Durcharbeiten der Lerneinheit

- wissen Sie Selbsthilfegruppen in ihrer Bedeutung für pflegende Angehörige einzuschätzen
- können Sie über Struktur, Ablauf und mögliche Kosten der Gruppen Auskunft geben
- können Sie die Aufgaben der Gruppenleitung beschreiben

Struktur und Organisation von Selbsthilfegruppen

Betroffene und engagierte Laien der Gesundheitsbewegung entwickelten Ende der 70er Jahre die Idee der Selbsthilfegruppe zu der heute bekannten Unterstützungsform zu unterschiedlichen Problematiken. Im Rahmen dieser Entwicklung entstanden auch Selbsthilfegruppen für pflegende Angehörige. Im Falle der demenziellen Erkrankungen sind Angehörige großen Belastungen ausgesetzt. Mit Fortschreiten der Krankheit werden die Pflegenden psychisch und physisch zunehmend gefordert und stoßen bald an ihre Grenzen. Der Bedarf sich auszutauschen, Solidarität und Mitgefühl zu suchen, ist groß.

Da sich die meisten Formen demenzieller Erkrankungen unter dem Suchbegriff „Alzheimer Kranke" wieder finden, sind auch bei der Suche nach entsprechenden Gruppen auf nationaler Ebene die Alzheimer Gesellschaften eine erste hilfreiche Anlaufstelle. Diese können weiterhelfen oder bieten selber unter dem Titel „Angehörigengruppe für Alzheimer Kranke" Hilfe an. Neben der thematischen Suche findet man auch über die organisatorische Form der Selbsthilfe auf lokaler Ebene Angebote. Die meisten Kommunen haben Stellen eingerichtet, die die Aktivitäten der örtlichen Gruppen organisieren und betreuen (vgl. Timmig 2002).

Struktur einer Selbsthilfegruppe

Selbsthilfegruppen sind Laiengruppen, die von Betroffenen initiiert werden. Alle Teilnehmer sind Betroffene und auf ihre Art Experten. Die Sitzform des Kreises spiegelt die Rolle eines jeden und seine Kompetenz wieder. Alle sind gleichberechtigt und gleich wichtig.

Zur Strukturierung des Ablaufes erklärt sich ein Teilnehmer bereit, für die Zeit des Treffens die Gesprächsleitung zu übernehmen. Manche Gruppen ziehen für diese Aufgabe der Moderation professionelle Hilfe hinzu. Die Aufgabe der Gesprächsleitung oder der professionellen Moderation sind darauf zu achten, dass Gesprächsregeln eingehalten werden:

- Zu Beginn gibt es eine namentliche Vorstellungsrunde.
- Jeder Teilnehmer ist für sich verantwortlich und bestimmt für sich, ob er sich mit einem Redebeitrag beteiligt oder nicht. Jeder Beitrag ist willkommen und freiwillig, die Gruppe darf von keinem einen Beitrag erzwingen.
- Jeder Teilnehmer spricht von sich und seinen Erfahrungen und nicht für jemanden anderen. Alle sind Experten für ihre Erlebnisse und Erfahrungen aus ihrem eigenen Lebensbereich.
- Die Beiträge sind anonym und dürfen nicht aus der Gruppe hinausgetragen werden. Diskretion und Verschwiegenheit fördern das Vertrauen und die Offenheit eines jeden einzelnen gegenüber der Gruppe.
- Es ist sinnvoll, gemeinsam zu beschließen, ob die Redezeit begrenzt werden soll, und wenn ja, auf welche Länge.
- Um Diskussionen und Seitengespräche zu vermeiden, sollten wenig Rück- und Zwischenfragen gestellt werden. Es sollten keine Kommentare abgegeben werden. Zwischenbemerkungen bringen den Redner von dem ab, was er sagen will.
- Die Gesprächsleitung nimmt die Wortmeldungen der Reihe nach auf. Die Redebeiträge erfolgen entsprechend dieser Liste.
- Jeder Redner bezieht sich in seinem Beitrag möglichst auf ein Thema. Weitere Wortmeldungen sind möglich.
- Das Treffen wird pünktlich begonnen und beendet. Ausstehende Wortmeldungen werden auf das nächste Treffen verwiesen.
- Eine praktikable Meetingzeit sind 120 Minuten.

- Die Teilnehmerzahl sollte so begrenzt werden, dass jeder die Möglichkeit zu einem Redebeitrag erhält. Erfahrungsgemäß ist das eine Teilnehmerzahl von 12 bis 16 Personen.
- Während der Meetingzeit geht kein Teilnehmer störenden Nebenaktivitäten nach wie Rauchen, Essen oder Telefonieren.

Diese Gesprächsregeln sind sehr umfassend. Jede Gruppe wird ihren eigenen Ritus entwickeln, nachdem ihr Treffen abläuft. Wichtig ist, dass die Gruppe einen Konsens findet und sich jeder in größtmöglicher Form mit der gefunden Vorgehensweise identifizieren kann. Weiter ist wichtig, dass dieser Ritus zwischenzeitlich immer wieder ins Bewusstsein geholt wird und neuen Teilnehmern mitgeteilt wird.

In sog. Arbeitsmeetings werden einige andere Fragen gemeinsam geregelt.

- Soll die Gruppe offen oder geschlossen sein?
- Wann und über welchen Zeitraum trifft sich die Gruppe?
- Wer übernimmt welche Aufgaben in der Gruppe?
- Soll es noch andere gemeinsame Aktivitäten neben der Gesprächsrunde geben?
- Nehmen die kranken Angehörigen an der Gruppe teil oder nicht?
- Wie wird das Problem der Betreuung während der Meetingzeit gelöst?
- Wer trägt die Kosten der Gruppe?
- Sollte in diesem Zusammenhang ein Verein gegründet werden?
- Soll die Gruppe auf längere Sicht von Betroffenen oder von einer professionellen Leitung geführt werden?

Offene oder geschlossene Gruppe

Offene Gruppen entsprechen mehr der klassischen Form der Selbsthilfegruppe. Zu einem bestimmten Zeitpunkt in der Woche wird eine Gruppe angeboten, zu der jeder ohne Anmeldung und weitere Verbindlichkeit kommen kann oder nicht. Sie sind anonymer und unverbindlicher und wenn sie nicht von einer professionellen Leitung geführt werden, in ihrer Existenz anfälliger. Nur die Leitung, die zwischen einem harten Kern rotiert, würde die Kontinuität der Treffen repräsentieren. Durch die wechselnden Teilnehmerzahlen unterliegt die Gruppe leicht Schwankungen. Eine Betreuung der kranken Angehörigen wird nicht angeboten, um die muss sich der Angehörige selber kümmern. Wird auf eine professionelle Leitung verzichtet, entstehen mehr oder weniger nur Kosten für die Raummiete.

Geschlossene Gruppen bauen mehr auf Kontinuität und Verbindlichkeit. Die Gruppe organisiert sich in einem Verein oder wird Teil einer bereits eingetragenen Initiative. Je nach Größe der Initiative führt ein Mitarbeiter mit den Interessenten separate Beratungsgespräche durch. Hier entscheidet sich, ob eine Selbsthilfegruppe die entsprechende Hilfe bietet und der Betroffene an den Treffen teilnehmen sollte. Über eine Mitgliedschaft bekundet er sein verbindliches Interesse. Er hat dann die Möglichkeit, an den Treffen einschließlich des Hilfsangebots der Betreuung teilzunehmen. In den Treffen lernen die Gruppenmitglieder sich und die Geschichten der Anderen im Laufe der Zeit kennen. Außerhalb der Treffen entstehen überwiegend per Telefon helfende und unterstützende Kontakte. Riten und Vorgehensweise müssen nicht bei jedem Treffen neuen Teilnehmern erklärt und vermittelt werden. Die Fluktuation ist niedrig. Die Intimität und Vertrautheit untereinander ist größer. Es ist leichter, für die Zeit des Meetings in Nebenräumen professionelle Betreuung für die kranken Angehörigen anzubieten und zu organisieren. Für die Teilnehmer gibt es während der Meetingzeit eine sorgenfreie Auszeit. Eine kontinuierliche Teilnahme ist dadurch leichter möglich.

Aufgaben in der Gruppe

Leistet sich die Gruppe professionelle Hilfe, so kann diese viele Aufgaben übernehmen. Neben der Gesprächsleitung als offensichtliche Aufgabe gibt es noch einige andere „Dienste":

- Sich um den Raum und dessen Verfügbarkeit zu kümmern,
- Kontaktstelle oder Ansprechpartner für neue Gruppenmitglieder sein,
- Führen einer Adressen- und Telefonliste,
- Kontaktstelle für die Öffentlichkeitsarbeit,
- Sich um Referenten, Themen und Literatur kümmern.

Aufgrund der enormen Belastung durch den zu pflegenden dementen Kranken fällt es vielen Angehörigen schwer, am wöchentlichen oder zweiwöchentlichen Meetingrhythmus teilzunehmen. Eine besondere Aufgabe kommt da den Telefonkontakten zu. Oft ist der Angehörige, der mit sich und seinen Problemen alleine ist, in Not bezüglich einer spontanen Situation. Der telefonische Kontakt zu einem anderen Mitglied, dessen offenes Ohr für seine Fragen, Probleme und seine Situation sind eine erste wirkungsvolle Entlastung.

Der Angehörige ist mit der Pflege rund um die Uhr beschäftigt und rutscht dadurch leicht in die soziale Isolation. Freizeitaktivitäten werden immer weniger. Hier bietet die gemeinsam initiierte Aktion die Möglichkeit, den Schwung der Gruppe zu nutzen und so über eine Gruppenaktivität hinaus ins vergnügliche Leben mit seinem kranken Partner zu kommen.

Teilnahme des demenzkranken Familienmitglieds am Meeting

Es ist eher schwierig für die pflegenden Angehörigen, wenn die Kranken mit im Meeting sitzen. Es fällt ihnen schwer loszulassen, zu sich zu kommen und nicht die Aufmerksamkeit dem kranken Partner zu widmen. Es fehlt die emotionale Distanz, über Trauer, Wut, Enttäuschung und Frust zu sprechen oder sie zu zeigen. Dafür sind in der Regel die Schamgefühle zu groß, dies im Beisein des Betroffenen zu zeigen.

Der betroffene Kranke mag zwar nicht mehr über die kognitiven Fähigkeiten verfügen, sich verbal zu wehren, doch spürt er noch lange im Verlauf seiner Erkrankung, über was gerade gesprochen wird. Er wird in diesem Moment durch das Gesprochene verletzt.

Gruppen, in denen Kranke mit ihren Angehörigen zusammen sind, entwickeln sich eher zu Beschäftigungs- und Betreuungsgruppen. Die psychische Entlastung des Angehörigen steht bei dieser Art nicht im Vordergrund.

Kosten

Ob offene oder geschlossene Gruppe oder professionell geleitete Gruppe oder nicht, es entstehen Kosten. Im Allgemeinen fallen so genannte „Sachkosten" an wie Porto, Telefon, Kopier- und Druckkosten, Raummiete, Fahrtkosten und Honorare. Im Verlauf der Arbeit fallen darüber hinaus Kosten für die Anschaffung von Lektüre oder Materialien zu Betreuung der Kranken während der Meetingzeit an.

Um als Initiative oder als Gruppe anerkannt zu werden und in den Vorzug finanzieller Zuwendungen zu kommen, ist die Gründung eines Vereins ratsam. Oder man schließt sich bereits bestehenden Institutionen an. Die nationalen Alzheimer Gesellschaften sind der ideale Ansprechpartner für dieses Anliegen.

Leitung

In der klassischen Form der Selbsthilfegruppe gibt es zwar eine Gesprächsleitung, diese ist mehr oder weniger nur dafür verantwortlich, die Wortmeldungen aufzunehmen und darauf zu achten, dass jeder nach dieser Reihe zu Wort kommt. Ansonsten rotiert die Leitung über einen längeren Zeitraum unter den Teilnehmern. So sind alle Mitglieder in gleicher Weise dafür verantwortlich, dass das Treffen im Rahmen der Regeln abläuft und dass sich die Gestaltung und Form des Gespräches an dem vereinbarten Ablauf orientiert. Dies erfordert einen hohen Grad an Selbstdisziplin und Erfahrung. Angehörigengruppen von demenziell erkrankten Menschen sind meistens Mischformen zwischen der klassischen Selbsthilfegruppe und einer Gruppe mit professioneller Gesprächsleitung. Für eine Gesprächsleitung spricht, dass betroffene Menschen in diesem Bereich etwas anderes bewegt als darauf zu achten, dass der Ablauf diszipliniert erfolgt. Mit zunehmender Größe der Gruppe ist dies eine verantwortungsvolle und Aufmerksamkeit raubende Tätigkeit, die einem Betroffenen die Möglichkeit nimmt, sich selber angemessen einzubringen. Das Mitteilungsbedürfnis von pflegenden Angehörigen ist stark und bedarf steter Achtsamkeit, denn die Gesprächsregeln bieten auch Sicherheit und Schutz derjenigen, die gerade nicht reden. Sie bieten die Sicherheit, dass auch sie zu Wort kommen. Die meist älteren Teilnehmer fühlen sich eher aufgehoben, wenn eine „fremde" Gesprächsleitung sich um den Ablauf kümmert. Einer „betroffenen" und involvierten Gesprächsleitung verlangt dies sehr viel Disziplin ab.

Gesprächsthemen

Wenn die betroffenen Teilnehmer in der Vorstellungsrunde einige Ereignisse der letzten Zeit ansprechen, ergeben sich hieraus von alleine Themen. Der Nächste trägt zu dem bereits erwähnten seine eigenen Erfahrungen bei und bringt eventuell ein neues Thema zur Sprache. Auf diese Weise entsteht ein bunter von den aktuellen Ereignissen geprägter Gesprächsverlauf. Manchmal ist es aber auch nötig, ein Thema vorzugeben, um eine Bandbreite von Aussagen zu dieser Frage, dieser Problematik in Erfahrung zu bringen. Themen, die die Angehörigen beschäftigen, sind immer wieder folgende:

- Erste Anzeichen der Erkrankung. Wie werden sie gedeutet? Wie reagiert das Umfeld darauf?
- Wie hat sich die gemeinsame Beziehung für den gesunden Partner verändert? Welche Veränderungen treten in den Beziehungen zur Familie, zu Freunden und zu Bekannten auf?
- Wie umfassend informiert der Partner oder Verwandte den Kranken über seine Erkrankung? Wie geht er vor?
- Anfängliche psychische Belastungen, die aus dem Festhalten am gewohnten Bild des Angehörigen resultieren; Verlust der partnerschaftlichen Rolle, Verlust an Sicherheit und Vertrauen; Eifersucht und Misstrauen; Unruhe und Depressionen.
- Beschäftigungstätigkeiten: Was kann der Kranke noch tun? Wie findet man geeignete Tätigkeiten?
- Eigene Gefühle und Unsicherheiten im Umgang mit dem Kranken; Schuld-, Ohnmachts- und Verpflichtungsgefühle.
- Umgang mit Sexualität; Bedürfnis nach körperliche Nähe und Anlehnung.
- Wie kann ich die sozialen Kontakte aufrechterhalten? Welche Veränderungen treten auf? Welche Kontakte sind wichtig?
- Grenzen in den körperlichen und geistigen Fähigkeiten: Wo beginnt die Überforderung? Welches Maß ist im Bereich von Bewegung, Sport, Gedächtnistraining und Anregung der Sinne angemessen?
- Wie beziehe ich den Kranken in alltägliche Aufgaben ein?
- Wie bitte ich Menschen aus dem bisherigen sozialen Umfeld um Hilfe?
- Wie verstehe ich die unterschiedlichen Reaktionen der Umwelt?
- Fragen zur Haftpflicht und Unfallversicherung.
- Alltagshilfen für den Kranken wie Terminkalender, Notizbuch, Tafeln mit wichtigen Abläufen und klare Wohnsituation.
- Mein Verhalten gegenüber dem Kranken; Habe ich Geduld? Habe ich zu hohe oder zu niedrige Erwartungen? Nehme ich ihm zuviel

ab? Wie verändert sich meine Sprache? Welche Haltung ist gegenüber dem Kranken angemessen?

- Meine Haltung zu den stetigen Veränderungen? Wie gehe ich mit Schwankungen in der Verfassung des Kranken um?
- Vorbereitungen treffen, Finanzen regeln, Vollmachten übertragen, sich über Pflegeheime und ambulante Hilfen informieren.
- Meine Verantwortung mir und der Situation gegenüber. Wie bekomme ich Freiräume und Verschnaufpausen?
- Belastungen in der mittleren Phase; Anhänglichkeit; gefühlsmäßige Überreaktionen; Vereinnahmen und Kontrollieren; Nachtunruhe; Empfindsamkeit; ständige Betreuung; sprachliche Verständigungsprobleme; Ängste und Halluzinationen; Resignation und Verlust einfacher Fähigkeiten.
- Ausführliche Informationen über ambulante Hilfsangebote und deren Möglichkeiten und Grenzen.
- Wie erlebt sich der Kranke selbst? Warum hat er Angst? Ist sein Schamgefühl verletzt?
- Medikamente zur symptomatischen Behandlung von Unruhe, Nachtunruhe und Depressionen.
- Störungen der Bewegungskoordination; Wie kann man damit umgehen?
- Rechtliche Informationen über die Einrichtung einer Betreuung.
- Finanzielle Hilfen; Beantragung von Pflegegeld; Zuschüsse bei Heimkosten; Schwerbehindertenausweis.
- Inkontinenz: Psychische Belastungen der beteiligten Personen.
- Hilfen bei alltäglichen Verrichtungen, wie Essen, Trinken, Waschen, An- und Ausziehen und Baden.
- Hilfsmittel, Tipps und Tricks bei den pflegerischen Tätigkeiten.
- Letzte Krankheitsphase; Bettlägerigkeit; Bewegung und Gymnastik; Welche Sinne sind ansprechbar? Dekubitus-Prophylaxe und -versorgung; Nahrungsaufnahme; Soll eine Magensonde gelegt werden? Sterbebegleitung; Umgang mit dem Sterben; Trauer und Verlust.

Perspektiven für den Einzelnen

Eine geläufige Ausgangssituation ist, dass ein Ehepaar schon jahrelang zusammenlebt und zusammen älter geworden ist. Man hat sich arrangiert, man kennt den anderen, seine Vorlieben und Eigenheiten. Kurz – man ist mit dem anderen sehr vertraut und zusammengewachsen. Ohne es am Anfang zu merken, schleichen sich bei einem Partner merkwürdige Eigenheiten ein. Jahrelang hat er morgens die Kaffeemaschine bedient und plötzlich tauchen wiederholt Fehler beim Bedienen der Maschine auf. Unwissend über die Hintergründe reagiert der andere Partner verärgert über diesen „Blödsinn" und kommentiert die Vorfälle eventuell abwertend und mürrisch. Weil ihm das mit der Zeit zu bunt wird, fängt er bald an, die Aufgabe des Kaffeemachens selber zu übernehmen. Andere Situationen folgen, wo er Aufgaben übernimmt, die der Partner aus nicht ersichtlichen Gründen nicht mehr bewältigt. Ohne dass es die beiden merken, kippt das Verhältnis langsam, der eine übernimmt immer mehr Verantwortung und wird Betreuer und der andere Betreuter. Erst viel später erklärt sich dies, dass der eine Partner eventuell am Beginn einer demenziellen Erkrankung steht. Auf dem Weg dahin häufen sich die Krisen, Freunde und Verwandte reagieren mit Unverständnis. Der noch ahnungslose „Betreuer" gerät schleichend in die Isolation und bleibt mit seinen Fragen und Selbstzweifeln alleine. Erreicht die psychische Belastung ihre Schmerzgrenze, wird der Betroffene sensibel für das Hilfsangebot, das eine Selbsthilfegruppe leistet. Unabhängig von der Gruppenform stellen alle betroffenen Angehörigen durch eine Teilnahme die selben positiven Effekte fest.

- Die Beteiligten spüren, dass sie mit ihrer Situation nicht mehr alleine sind.
- Sie erfahren das Gefühl, dass sie mit den Schwierigkeiten verstanden und akzeptiert werden.
- Sie erleben, dass sich andere auf Grund ihres eigenen Erlebens in die besondere Situation des einzelnen einfühlen können.
- Sie erkennen, dass andere Menschen mit der zunehmend schwieriger werdenden Situation auch noch zurecht kommen.
- Sie erhalten handfesten und lebensnahen Rat. Die Anregungen und Tipps sind immer praktisch erprobt und aktuell.
- Sie lernen offen und ohne Scham über alles zu sprechen.
- Wenn die Betroffenen das eigene Erlebte ansprechen, beginnen sie dies zu verarbeiten und sich emotional von der belastenden Lebenssituation zu distanzieren. In einem verständnisvollen Zuhörerkreis zu sprechen schafft Entlastung.
- Sie erhalten eine Perspektive – vom Schicksalsschlag zur Aufgabe.
- Sie überwinden die Isolation und finden neue Bekannte und Freunde.
- Es tritt ein Moment der Geselligkeit ein.

Selbsthilfegruppen sind von Betroffenen ins Leben gerufene Hilfeangebote. Neben dieser Form gibt es noch Gesprächskreise, die ähnlich arbeiten und in Institutionen aus dem Gesundheitsbereich eingebunden sind. So bieten Tagesstätten, Gesundheitszentren, Gerontopsychiatrische Einrichtungen oder Krankenhäuser dies im Rahmen ihres Dienstleistungsspektrums an.

Reflexion und Übung

Stellen Sie das Hilfsangebot von Angehörigen- bzw. Selbsthilfegruppen in Ihrer Region zusammen.

Arbeiten mit „Konzept"

Ein Konzept ist – ganz allgemein – ein Plan, ein Programm; es stellt eine Art Richtlinie dar. Ein gerontopsychiatrisches Pflegekonzept ist also eine

Art Programm. Es basiert mit seinen Aussagen auf dem Leitbild einer Einrichtung. Ein Leitbild verdeutlicht die gemeinsamen Ziele und Grundsätze des Unternehmens. Ein Leitbild gibt Richtung, geht emotional ein und verdeutlicht in gewisser Weise ein Ideal, also gewünschte und akzeptierte Werte und Normen, verwurzelt in der Gegenwart, angelegt für die Zukunft. Solche Unternehmensleit- bzw. -grundsätze sind in der Regel sehr allgemein gehalten. Sie bieten Orientierungspunkte für das Verhalten und die Geschäftstätigkeit der Pflegeeinrichtung und der darin tätigen Mitarbeiter. Die gemeinsamen Grundsätze geben dem Unternehmen eine unverwechselbare Identität; für die Öffentlichkeit wird deutlich, was das Besondere der Einrichtung ist und wie es sich von anderen unterscheidet.

Ein Leitbild ist dann sinnvoll und wird dann akzeptiert, wenn es Kunden, Mitarbeitern und anderen interessierten Parteien Antwort gibt auf die Fragen:

- Wer sind wir?
- Was wollen wir (bezogen auf die Kunden)?
- Wie wollen wir es tun?

Ein gerontopsychiatrisches bzw. demenzbezogenes Betreuungskonzept basiert auf dem Unternehmensleitbild. Es macht Aussagen über Wohnformen, Betreuungs- und Pflegeziele, Methoden, Inhalte, Organisationsformen, Standards/Arbeitsabläufe sowie soziale und therapeutische Angebote.

Ziel

Diese Informationseinheit will Sie in die Lage versetzen, ein demenzbezogenes Wohn- und Betreuungskonzept zu erarbeiten.

Erstellung eines demenzbezogenen Wohn- und Betreuungskonzeptes

Das demenzbezogene Wohn- und Betreuungskonzept stellt einen verbindlichen Rahmen für die multiprofessionelle Zusammenarbeit dar, nach der in der Einrichtung gearbeitet wird. Im Rahmen dieser Ziele wird individuelle Begleitung und Betreuung realisiert.

Warum ist es sinnvoll, auf der Basis eines Konzeptes zu arbeiten?

Die Einrichtung

- verdeutlicht ihr Leitbild in Bezug auf Wohnformen, die Pflege und Betreuung demenzkranker Menschen, die Integration pflegender Angehöriger, die Vernetzung in die Gemeinde und mit anderen Dienstleistern und Institutionen
- erhält einen strategischen Rahmen und verbindliche Standards bzw. Verfahren, wie Pflege und Begleitung durchgeführt wird
- bietet Mitarbeitern eine Orientierungshilfe

- erhält ein Konzept, welches auch als Einarbeitungskonzept für neue Mitarbeiter dient
- leistet einen Beitrag zur Qualitätssicherung auf der Basis von § 80 SGB XI und den Anforderungen des Pflege-Qualitätssicherungsgesetztes (PQsG)
- offenbart nach außen hin ihre Kompetenz und fördert ihr Image
- wird ein Ansprechpartner für Ratsuchende und Interessierte.

Vorgehen zur Erstellung eines demenzbezogenen Pflege- und Betreuungskonzepts

1. Sich informieren

Fehlt in einer Einrichtung ein demenzbezogenes Betreuungskonzept, so kann mit Hilfe von Qualitätszirkeln auf der Basis der Informationseinheiten dieses Lehrbuches ein Konzept erarbeitet und umgesetzt werden. Dazu muss zunächst jedem Mitarbeiter bis zu einem festgelegten Zeitraum Gelegenheit gegeben werden, sich mit den entsprechenden Informationseinheiten vertraut zu machen. Die Mitarbeiter halten schriftlich fest, welche Aspekte in der Begleitung Demenzkranker und der Angehörigen für sie besonders wichtig sind – zunächst unabhängig von der Umsetzbarkeit in der eigenen Einrichtung.

2. Zusammenstellen wichtiger Eckpunkte

In einem weiteren Schritt geht es darum, eine Zusammenschau der für die einzelnen Mitarbeiter wichtigen Aspekte und Eckpunkte vorzunehmen. Diese werden schriftlich festgehalten und diskutiert.

3. Überprüfung im Rahmen eines Soll-Ist-Vergleichs

Im nächsten Schritt wird ein Soll-Ist-Vergleich vorgenommen. Welche fachlichen Standards sind in der Einrichtung bereits vorhanden und welche fehlen? Und: Welche von den wünschenswerten Eckpunkten sollen und können umsetzt werden? Der Qualitätszirkel setzt in Absprache mit der Leitung Prioritäten im Hinblick auf die Umsetzung der Veränderungsvorschläge.

4. Handlungsplan und Umsetzung

Ein Handlungsplan wird erstellt: Wer macht was bis zu welchem Zeitpunkt mit wem? Die Arbeitsaufträge und Verantwortlichkeiten werden schriftlich festgelegt. Ein Termin wird vereinbart, an dem gemeinsam überprüft wird, wie die Umsetzung der (Teil-)Ergebnisse erfolgte.

5. Evaluation und Reflexion

Die Weiterarbeit wird geplant bzw. falls sich unrealistische Schritte herauskristallisiert haben sollten, korrigiert.

Ein solches Demenzprojekt zur Verbesserung der Versorgungsstrukturen wird einige Zeit in Anspruch nehmen – eine Aufgabe, die sich für Betroffene und Beteiligte lohnt.

Leitfragen zur Erstellung eines Betreuungskonzeptes

Das gerontopsychiatrische Konzept wird schriftlich niedergelegt. Die unten aufgeführten Leitfragen sollen Anregungen bieten, das Konzept zu erstellen.

Zur Gesamtorganisation

1. Vorstellung der Einrichtung/den Aufbau (Wer sind wir?)
2. Vorstellung des Leistungs- bzw. Angebotsspektrums (In welchen Bereichen/Segmenten ist das Unternehmen tätig?)
3. Vorstellung der Unternehmensgrundsätze bzw. des Leitbildes (falls vorhanden)

Speziell zur gerontopsychiatrischen Betreuung

4. Ziel des gerontopsychiatrischen Betreuungskonzeptes (Was wollen wir?)
   - für Angehörige
   - für demenziell Erkrankte
   - für Personal
   - für Öffentlichkeit
5. Inhalte (Was bieten wir?)

   Folgende Fragen sollen helfen die Schwerpunkte des Wohn- und Betreuungskonzeptes zu beschreiben:

   - Wollen Sie ein Betreuungskonzept ausschließlich für die Gruppe der Demenzkranken erarbeiten – was sich bewährt hat (Pawletko 2002) – oder bevorzugen Sie eine integrative Lösung, d.h. Wohn- und Betreuungsformen von dementen und nicht dementen Personen? Können Ehepaare zusammenleben, wenn nur der eine Partner dement ist?

   - Möchten Sie ein Zusammenleben der Dementen in spezifischen Wohngruppen ermöglichen, die nach familienähnlichen Strukturen aufgebaut sind?

   - Welche Rolle spielen die Angehörigen? Werden ihre Erfahrungen mit dem Kranken bei der Formulierung der Pflegeziele mit genutzt? Werden sie mit einbezogen? Welche eigenverantwortlichen Aufgaben können die Angehörigen in der Versorgung der dementen Menschen übernehmen?

   - Gibt es Angehörigengruppen? Welche Beratungs- und Schulungsangebote gibt es für sie?

- Wie sieht der Alltag für demenziell Erkrankte in der Einrichtung aus? Können sich die Bewohner an relevanten Haushaltstätigkeiten beteiligen? Ist eine tagesstrukturierende Betreuung vorgesehen?
- Gibt es Gruppenangebote zur sozialen Integration der Erkrankten, z. B. Beschäftigungsgruppen, Singen und Musizieren, Gesprächsgruppen, Spaziergänge und Ausflüge?
- Welche kommunikativen Grundsätze sind Ihnen in der Begleitung und Beratung wichtig (vgl. den Abschnitt „Grundsätze zur Verständigung und Förderung der Selbständigkeit")?

6. Methoden

Wie setzen Sie diese Schwerpunkte um? Wie erreichen Sie die Integration der demenziell Erkrankten und ihrer Angehörigen? Und wie wollen Sie mit Kollegen, Mitarbeitern und Vorgesetzten dieses Konzept umsetzen?
- Nach welchem Modell organisieren Sie die Betreuung und Pflege (z. B. mit hauswirtschaftlichem Schwerpunkt im Sinne der Wohngruppenkonzepte und Hinzuziehung ambulanter Pflegedienste)?
- Gibt es eine individuelle Pflege- und Hilfeplanung? Welche Rolle spielen dabei die Angehörigen?
- Wie ist der Personalschlüssel (Fachkraft/angelernte Kräfte/Laienhelfer)?
- Wie wird der Informationsfluss zwischen den einzelnen Berufsgruppen sichergestellt?
- Gibt es gerontopsychiatrische und pflegerische Fort- und Weiterbildungen für das Team?
- Welche Angebote gibt es zur psychosozialen Unterstützung der Pflegenden (Balint-Arbeit/Supervision/Autogenes Training/Gesundheitsvorsorge)?
- Mit welchen unterschiedlichen Berufsgruppen arbeiten Sie zusammen? (Wie soll die Zusammenarbeit mit Allgemein- und Fachärzten, Therapeuten, Sozialarbeitern, dem MDK usw. aussehen?)
- Gibt es Vernetzungen zu anderen Einrichtungen?
- Wie wird eine Öffnung zur Gemeinde/Nachbarschaft gewährleistet?

7. Einsatz materieller Ressourcen
- Welche Mittel setzen Sie ein für eine demenzgerechte Architektur, den Garten, milieutherapiegerechte Raumgestaltung, Ausstattung, Hilfsmittel, Literatur usw.?

- Wie ist die bauliche Ausstattung der Einrichtung und der Zimmer sowie der sanitären Anlagen? Können eigene Möbel mitgebracht werden? Ist ein Garten vorhanden?

8. Wie überprüfen Sie den Erfolg Ihres Konzeptes?
   - Was sind die Erfolgskriterien und wie wollen Sie diese überprüfen?
   - Welche Verfahrensanweisungen/Standards müssen Sie festlegen, um die Qualität der Versorgungsabläufe zu sichern?
   - Welche personellen Standards wollen Sie verbindlich festlegen (Wer macht was mit welcher Qualifikation)?
   - In welcher Weise wollen Sie die Integration und das Wohlbefinden der Demenzkranken überprüfen (vgl. dazu Beobachtungsbögen und Assessments)?
   - Wie oft wollen Sie die Qualität Ihrer Arbeit überprüfen (mindestens einmal pro Jahr z. B. durch systematische Befragung der Angehörigen)?
   - Welche Rückschlüsse ziehen Sie daraus für Ihre weitere Arbeit?

Reflexion und Übung

Erstellen Sie ein Konzept für Ihre Einrichtung.

Beachten Sie dabei folgende Hinweise. Das Konzept erfüllt zwei Funktionen:

1. Es ist eine Art „Richtschnur" für die Angebote, das Verhalten und die professionelle Tätigkeit aller Mitarbeiter einschließlich der Leitung.

Daher enthält es nur Aussagen, die Sie in Ihrer Einrichtung auch wirklich umsetzen oder zukünftig umsetzen wollen.

Formulieren Sie in klaren und einfachen Sätzen! Schreiben Sie keinen Text aus Büchern ab. Ihr Konzept muss so klar und eindeutig formuliert sein, dass alle Mitarbeiter sich daran halten. Konzepte müssen von den Mitarbeitern akzeptiert und umgesetzt werden.

Besprechen Sie das Konzept mit Ihren Vorgesetzten und Kollegen. Nehmen Sie deren Anregungen auf.

2. Das Konzept dient zur Selbstdarstellung in der Öffentlichkeit. Die Einrichtung will damit auf sich aufmerksam machen und Kunden gewinnen. Also beachten Sie immer auch den Kundennutzen: Was hat ein an Demenz Erkrankter und seine Angehörigen davon, dass sie Ihre Einrichtung aufsuchen und nicht die der Konkurrenz? Versuchen Sie diese Frage schlüssig aus der Sicht der Kunden zu beantworten und formulieren Sie aus deren Sicht Ihre Angebote.

Distanz und Nähe in der Pflegebeziehung ausloten

Über andere nachzudenken bedeutet gleichzeitig, über sich selbst nachzudenken. Denn die eigene Wahrnehmungsfähigkeit wird von der subjektiven Einstellung, aber auch von der augenblicklichen Stimmungslage stark beeinflusst. Menschen nehmen nicht „objektiv" wahr, sondern immer subjektiv. Die eigene Zuversicht lässt auch die Umgebung im hoffnungsvollen Licht erscheinen. Die eigene Traurigkeit macht die Umgebung düster. Die eigenen Gefühle können in den anderen hineinprojiziert werden, so dass ich im Anderen unbewusst das bekämpfe, was eigentlich in mir selbst als ungelöstes Problem vorhanden ist.

Wenn Pflegende mit demenzkranken Menschen oder deren Angehörige nicht zurecht kommen, vermuten sie häufig das Problem bei den anderen. Dabei wird vergessen, dass Pflege und Begleitung immer ein Beziehungsgeschehen ist, das heißt dass Pflegende unter Umständen das störende oder aggressive Verhalten Demenzkranker auch selbst auslösen oder verstärken können. Es gibt viele Verhaltensweisen, die auf Widerstand stoßen können:

- Distanzlosigkeit
- zu große Distanz
- Vernachlässigung
- Desinteresse an der Person
- Verwöhnung (Bemuttern)
- Entmündigung/Bevormundung
- Nicht ernst nehmen
- Sich nicht genügend Zeit nehmen usw.

Um sich selbst im – konfliktträchtigen – Beziehungsgeschehen wahrzunehmen, braucht man andere Menschen als „Spiegel". Sie können über ihre Reaktionen und Feedback helfen, das eigene Verhalten klarer zu erkennen.

Ziele

Die Informationseinheit will Sie

- über die Bedeutung kultureller Distanzzonen informieren
- anregen, Ihre Nähe- und Distanzbedürfnisse wahrzunehmen
- motivieren, Abgrenzung durch Ich-Botschaften einzuüben
- für Ihr eigenes Verhalten im Umgang mit Demenzkranken sensibilisieren
- anregen, Pflegesituationen als Beziehungsgeschehen aufzufassen
- ermuntern, eine „Suchhaltung" im Umgang mit Demenzkranken und Angehörigen zu entwickeln
- dazu motivieren, Kollegiale Beratung zur Problemlösung zu nutzen
- ermutigen, eine Ambiguitätstoleranz zu entwickeln, um unklare und mehrdeutige Ansprüche und Situationen auszuhalten

Distanzzonen: Zu viel oder zu wenig Abstand – die richtige Mischung finden zwischen Nähe und Distanz

Die soziale und persönliche Beziehung bestimmt die Nähe zum Interaktionspartner. Verletzt einer der Interaktionspartner den Abstand durch Bewegungen oder Körperhaltung, reagiert der andere mit Abwehr, indem er sich z. B. zurückzieht, „erstarrt" oder sich wehrt.

Vielleicht haben Sie auch schon einmal diese Erfahrung gemacht: Sie haben den Eindruck, dass eine pflegebedürftige Person traurig ist und wollen sie in den Arm nehmen und trösten. Zu Ihrem Erstaunen zuckt die Person vor Ihnen zurück. Die Umarmung war gut gemeint, aber nicht gut gemacht. Sie waren ihr durch den Körperkontakt zu nahe gekommen und haben es nicht bemerkt. Unbeabsichtigt haben Sie eine Grenze zwischen Ihnen und dieser Person überschritten.

Wenn wir über Nähe und Distanz in der Beziehung zu Menschen nachdenken, sind kulturelle und psychische Distanzzonen zu unterscheiden, wenngleich diese in gewisser Weise zusammenwirken.

Kulturelle Distanzzonen

Kulturelle Distanzzonen sind Ergebnis gesellschaftlicher Konventionen. Sie werden durch Sozialisation vermittelt und bestimmen die soziale und räumliche Nähe und Distanz in der zwischenmenschlichen Interaktion. Kulturelle Distanzzonen unterscheiden sich je nachdem, mit welchem Menschen einer bestimmten Nationalität man in Kontakt tritt, so beanspruchen Mitteleuropäer mehr räumliche und psychische Distanz als z. B. Südamerikaner, Engländer beispielsweise benötigen stärkere Distanz als Mitteleuropäer. In Mitteleuropa unterscheiden wir vier kulturelle Distanzzonen:

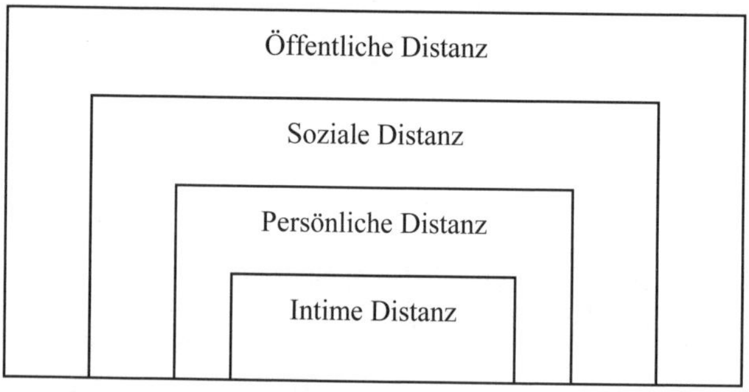

Kulturelle Distanzzonen

Intime Distanz

Starke Nähe ist nur mit intimen Freunden und Familienmitgliedern möglich, ohne dass es unangenehm wird. Die intime Distanz beträgt weniger als einen halben Meter. So nah lässt man in der Regel nur Familienmitglieder oder sehr gute Freunde an sich heran; intime Distanz erlaubt Körperkontakt – „man kann sich riechen".

Ein unberechtigtes Eindringen in die intime Distanz empfinden wir als Grenzverletzung; wir reagieren mit starker Abwehr.

Persönliche Distanz

Die Persönliche Distanzzone beträgt etwa einen halben Meter bis hin zu 1,20 Meter zwischen den Personen. Die Persönliche Distanz ist Menschen vorbehalten, mit denen wir vertraut sind. In diesem Interaktionsraum werden z. B. persönliche Themen besprochen, die eine nähere Beziehung zueinander voraussetzen. Die Kommunikationspartner sind miteinander vertraut, jedoch nicht so sehr, dass sie automatisch Körperkontakt zulassen würden.

Die soziale bzw. gesellschaftliche Distanz

Die gesellschaftliche Distanz umfasst etwa 2 bis 3 Meter, in bestimmten Situationen kann sie noch großzügiger definiert werden mit einer Entfernung von 1,20 Meter bis 3,60 Metern. Bei öffentlichen Reden, formellen Anlässen oder offiziellen Gesprächen gilt diese Entfernung zueinander als angemessen.

In dieser Distanzzone findet in der Regel der klassische Tagesgruß ohne Körperkontakt statt. In der sozialen Distanz werden mit einem freundlichen Blick, einem Lächeln und einem Gruß die Weichen für den weiteren Verlauf des Kontakts gestellt. Bei positiven Signalen spürt der andere, dass man ihm wohl gesonnen und aufgeschlossen ist. Verletzt jemand diese Distanz und kommt in die Nähe von anderen Personen, können sich diese bedroht fühlen. Sie reagieren darauf mit Ärger, Aggression oder Rückzug.

Der Wechsel zwischen den Distanzzonen in Gesprächssituationen ist häufig fließend. Daher ist es wichtig, auf die Körpersprache des Gegenübers zu achten: Ein Vorneigen oder ein Zurücklehnen, die Arme verschränken sind deutliche Hinweise darauf, welches Distanzbedürfnis der Gesprächspartner gerade hat.

Öffentliche Distanz

Bei Begegnungen auf der Straße oder in der Öffentlichkeit versuchen die meisten Menschen automatisch einen Abstand von mehr als dreieinhalb Metern zwischen sich und anderen Personen einzuhalten. Ausnahmen bilden bevölkerte Straßen wie eine Fußgängerzone, eine große Zahl Wartender, die in einen Bus einsteigen wollen, oder Volksfeste und Konzerte. Dort ist die Distanz zwischen den Menschen zwangläufig geringer, und sie fühlen sich durch die Nähe nicht sonderlich irritiert – es sei denn, man hat das Gefühl, dass sich der Nächste z. B. im Kino, Konzert, Bus oder Bahn – besonders „breitmacht". Es gibt Menschen, die missachten die Distanzbedürfnisse ihrer Nachbarn. Dann können Distanzzonen zu einem Schauplatz für Machtkämpfe werden. Die bedrängte Person reagiert nonverbal, sie hält das unangenehme Gefühl aus, verteidigt aber ihren Raum, z. B. ihren Anteil an der Armlehne, den Platz im Fußbereich. Oder sie reagiert offen und spricht das Problem an und bittet darum, ihren Platz einnehmen zu können ohne durch die Füße oder Arme des Anderen bedrängt zu werden.

Psychische Distanzzonen

Psychische Distanzzonen beziehen sich auf alle Menschen. Distanz halten und Nähe geben sind Entwicklungsaufgaben des Menschen (Riemann 1961). Menschen entwickeln sich in Abhängigkeit von ihren Lebenserfahrungen zwischen diesen beiden Polen. Es gibt Menschen, die können beides, Nähe geben, sich aber auch abgrenzen. Viele Menschen tendieren eher zu der einen oder anderen Grundausrichtung.

Nähe- und Distanzausrichtung – eine Typologie

- Nähe-Menschen brauchen Bindung, Wärme, Bestätigung; sie haben soziale Interessen, können sich leicht mit anderen identifizieren und sich selbst vergessen. Nähe-Menschen wirken kontaktfreudig sowie verständnisvoll. Sie neigen u. U. aber auch zu Abhängigkeit, da sie ungern alleine sind oder sich schlecht von anderen abgrenzen können. Sie können selbstlos sein bis zur Selbstaufgabe, was die Gefahr eines Burnouts birgt. Sie lieben harmonische Beziehungen und vermeiden Auseinandersetzungen.
- Menschen mit Distanzausrichtung brauchen das Gegenteil von dem, was Nähemenschen gut tut, nämlich Abgrenzung, Unverwechselbarkeit, Freiheit, Individualität, Eigenständigkeit. Sie wollen nicht beeinflusst werden. Sie suchen den Abstand. Distanzmenschen wirken eher kühl und unnahbar. Sie wollen nicht auf fremde Hilfe angewiesen sein und wirken bindungsängstlich und/oder unbeholfen in emotionalen Situationen.

Wer sind Sie? Sind Sie eher ein Nähe- oder eher ein Distanztyp?

Wenn Distanz- und Nähebedürfnisse des Patienten nicht wahrgenommen und respektiert werden ...

Jeder Mensch möchte in seiner Würde geachtet werden. In der Pflege ist diese mitunter bedroht. Manche Verhaltensweisen und Sprechweisen von Pflegepersonen sind geeignet, bei einem Menschen Demütigungs-, Schuld- oder Minderwertigkeitsgefühle hervorzurufen:

- Befehle: „Halten Sie Ihren Mund!" „Mach mal ein bisschen dalli!"
- Drohungen: „Wenn Sie nicht aufhören zu weinen, kriegen Sie keinen Nachtisch!"

- Moralpredigen: „Gucken Sie sich bloß mal an, was Sie gemacht haben" – zu jemandem, der sein Bett mit Kaffee beschmutzt hat; „wie konnten Sie nur … Sie wissen doch ganz genau, dass … aber Sie wollen ja nicht hören"
- Bloßstellen vor anderen: Jemand hat etwas ausgeschüttet. Die Schwester spricht zu den anderen im Raum: „Da sieht man es mal wieder, das ist ja typisch."
- Bagatellisieren: „Das ist doch nichts!" „Stellen Sie sich nicht so an!"
- Beleidigungen: „Sie sind vielleicht ein Schwein!" „Das ist ja zum Kotzen!"
- Vorwürfe: „Sie sollten doch klingeln, bevor Sie …" „Sie können aber wirklich gar nichts."
- Falsche Vertrautheit: „Oma – Opa", alle mit „Schätzchen" ansprechen, Duzen

Patienten leiden unter solchem Verhalten, sie wehren sich durch offenen oder verdeckten Widerstand und machen der Pflegeperson das Leben schwer.

Wenn ich meine eigenen Distanz- und Nähebedürfnisse nicht wahrnehme und respektiere ...

Vier Faktoren bestimmen, ob eine Situation als grenzverletzend und damit überfordernd erlebt wird:

1. In welchem Maße berührt mich diese Erfahrung im Moment?
2. In welcher Grundstimmung trifft mich diese Erfahrung?
3. Wie habe ich im Laufe meiner Lebensgeschichte mit solchen Erfahrungen umzugehen gelernt?
4. Welche (fachlichen) Kompetenzen habe ich zur Bewältigung dieser Situation?

Aggression kann als eine radikale Form der Abgrenzung gedeutet werden, wenn die betroffene Person keine Alternativen weiß, um sich vor den vermeintlichen Übergriffen des anderen zu schützen.

Pflegende lernen sich abzugrenzen durch Kommunikation. Wer sich abgrenzen will, muss wissen, was er/sie erreichen will und wissen, welches Verhalten des/der anderen er/sie als störend empfindet. Darüber hinaus muss die Person Vertrauen in ihre eigenen Kommunikationsfähigkeiten haben. Sie kann so formulieren, dass der Gesprächspartner sich nicht verletzt fühlt. Und last but not least – sie muss den Mut zur Offenheit haben. Sich abzugrenzen lernt man durch Ich-Botschaften. Ich-Botschaften werden oft missverstanden. Es reicht nicht, einen Satz anzufangen mit „Ich finde, ich möchte usw. (… dass Du dies und das tust). Diese Ich-Botschaft ist eine verdeckte Du-Botschaft in der Absicht, den anderen zu ändern. Verhaltensänderung setzt nur bei sich selber an. Dazu gehört zu lernen, Grenzen zu setzen. Eine Ich-Botschaft besteht aus vier Kommunikationsfertigkeiten:

1. Konkrete Beschreibung der Situation
2. Ausdruck des eigenen Gefühls
3. Äußern eines Veränderungswunsches
4. Konsequenzen aufzeigen

Ein Beispiel: Eine Altenpflegerin besuchte einen gerontopsychiatrischen Aufbaukurs. Ihre zukünftige Aufgabe besteht darin, ein demenzspezifisches Konzept für eine Abteilung, in der Menschen mit Demenz wohnen, zu erstellen.

Sie erarbeitet ein Konzept und will dies der Hausleitung vorstellen. Der Termin ist vereinbart. Das Treffen kommt zustande. Nun sieht die Gesprächssituation folgendermaßen aus: Mehrfach klingelt das Telefon der Vorgesetzten, unangemeldet kommen Leute ins Zimmer, denen sie kurz Rede und Antwort steht. Unter diesen Bedingungen kann und will die Altenpflegerin ihr Konzept nicht erläutern. Sie sagt:

Konkrete Beschreibung der Situation: Wir hatten einen Termin vereinbart. Doch ich sehe, Sie sind schwer beschäftigt, das Telefon klingelt, Leute bitten Sie um Auskunft.

Ausdruck des eigenen Gefühls: Ich fühle mich durch diese Unterbrechungen in meiner Konzentration stark beeinträchtigt. Oder: Ich fühle mich durch diese ständige Ablenkung nicht ernst genommen in meiner Arbeit.

Äußern eines Veränderungswunsches: Ich wünsche mir, dass wir in Ruhe miteinander sprechen und uns auf das Thema konzentrieren können.

Konsequenzen aufzeigen: Sonst kann ich Ihnen das Konzept nicht erläutern und Ihnen meine Vorstellungen und Ideen unterbreiten.

Ich-Botschaften werden in Gesprächen eingesetzt, um

- Botschaften verständlich zu übermitteln,
- Situationen deutlich zu beschreiben,
- angenehme Gefühle (z. B. Freude) auszudrücken,
- bestimmte Verhaltensweisen zu bestätigen,
- unangenehme Gefühle (z.B. Ärger, Frust) auszudrücken,
- Veränderungswünsche zu äußern,
- Grenzen zu setzen,
- Konsequenzen aufzuzeigen,

ohne den Gesprächspartner zu verletzen.

Nähe und Distanz in der Beziehungsdynamik

Die Besonderheit der Profession (Alten)Pflege ist die Tatsache, dass mit vielen pflegerischen Tätigkeiten gesellschaftliche Tabus gebrochen werden.

Das Pflegepersonal dringt in die Intimsphäre von Patienten ein. Die Verletzung der Intimsphäre bei der Pflege liegt in der Natur der Sache: Berührung und Begegnung sind beruflich bedingt, nicht freiwillig und wie im Privatleben selbst bestimmt. Zunehmende Hilfsbedürftigkeit auch bei den einfachsten Verrichtungen des täglichen Lebens führt dazu, dass die üblichen Schwellen des Schamgefühls überschritten werden.

Die pflegerische Berührung hat eine körperliche und eine psychische Dimension. In der Berührung wird die eigene Berührungsgeschichte aktualisiert. „Während ich berühre, werde ich zugleich berührt", in dieser Aussage wird diese Beziehungsdynamik deutlich (Falk, Kerres 2003).

Starke Nähe und Körperkontakt zwischen Pflegebedürftigem und Pflegeperson können nicht nur von Scham, sondern auch von Ekel begleitet sein. Scham ist ein Gefühl der Verlegenheit oder der Bloßstellung, das durch Verletzung der Intimsphäre auftreten kann. Scham tritt zum Beispiel bei empfundener Entblößung oder einem Achtungsverlust im sozialen Umfeld auf. Schamgefühle gehören zu den stärksten, unangenehmsten und intimsten menschlichen Regungen. Wer sich schämt, ist im Kern getroffen. Er möchte sich umgehend auflösen, im Erdboden versinken. Doch der Körper zeigt das genaue Gegenteil. Wir werden rot, und unser Innerstes wird nach außen gekehrt. Die Scham wird sichtbar.

Wie schützen Sie Ihre Patienten vor Scham?

Pflegekräfte erleben Situationen als ekelerregend, wenn Demenzkranke z. B. ihren eigenen Kot verschmieren oder ihn essen. Doch anstatt darüber zu sprechen, verdrängen viele Pflegende diese Tabuthemen – was nicht selten zu einem unangemessenen Verhalten gegenüber den Menschen führt, die sie betreuen.

Psychisch werde ich berührt, wenn Krankheiten, Konflikte, Leiden, tragische Lebenssituationen anderer Menschen mich so beschäftigen und einnehmen, dass ich nicht mehr abschalten kann. Die Lebenssituation des anderen bewegt so sehr und macht so betroffen, dass man sich ständig sein Schicksal vor Augen führt. Dabei droht die psychische Grenze zwischen Ich und Du, zwischen mir und dir, zu verwischen.

Distanz und Nähe sind zwei zusammengehörige Aspekte in der professionellen Beziehung. Nähe geben, den Patienten anteilnehmend begleiten, ohne seine Probleme zu den eigenen zu machen, ist die eine Anforderung an die Pflegenden. Die andere Anforderung ist die, „Grenzen zu setzen", für sich zu sorgen und nicht im Leid des anderen zu ertrinken. Nähe braucht die Fähigkeit zur Abgrenzung. Ohne Abgrenzung kann man keine Nähe zulassen.

Allgemeingültigen Verhaltensregeln gibt es nicht. Wie in jeder Begegnung mit Menschen muss auch in der Begleitung demenzkranker Menschen individuell reagiert, ethische und moralische Werte eingehalten und individuelle Lösungswege gesucht werden. Das heißt für Pflegende, eine „Suchhaltung" im Umgang mit den Kranken und Angehörigen zu entwickeln. Eine „Suchhaltung" hilft, unerklärliches, störendes, abstoßendes und widersprüchliches Verhalten in professioneller Distanz zu betrachten. Eine Suchhaltung stigmatisiert unerklärliches Verhalten Demenzkranker nicht als Verhaltensstörung, sondern versucht es als Herausforderung anzunehmen und zu verstehen.

Eine Suchhaltung entwickelt man z. B. in der Kollegialen Beratung, wenn man im Team oder mit anderen Berufsangehörigen die Situation und das Verhalten der beteiligten Personen beschreibt und emotional aufarbeitet. Die Gruppenmitglieder zeigen über ihre Fragen, Wahrnehmungen und Zurückspiegeln ihrer Gefühle, wie sie die geschilderte Situation erleben. Die Reaktion der Gruppenmitglieder hilft zudem zu klären, welche eigenen Einstellungen, Stimmungen und Verhaltensweisen, welche (Berührungs-)-Geschichte die Person in die problematische, belastende oder konfliktträchtige Situation mit einbringt. Aus dieser Erkenntnis heraus ergibt sich möglicherweise eine bisher nicht erkannte, neue Perspektive.

Kollegiale Beratung

Eine Kollegiale Beratung ist ein strukturierter Reflexionsprozess nach einem festgelegten Ablauf, bei dem die anwesenden Gruppenmitglieder dem Ratsuchenden helfen, eine eigene Lösung zu finden. Die Kollegiale Beratung nutzt also die Kompetenz der Gruppe.

Ein Gruppenleiter moderiert die Kollegiale Beratung und achtet auf Einhalten der Regeln. Die Kollegiale Beratung dauert ungefähr 1 1/2 Stunden. Der Ablauf wird in sieben Phasen dargestellt.

Das Sieben-Phasenmodell der Kollegialen Beratung

1. Gruppe: Benennen eines Problems/ der Problemsituation und Auswahl des zu besprechenden Problems.
2. Einzelner: Der Ratsuchende stellt den Fall ausführlich dar.
   Während er den „Fall" vorträgt, unterbricht ihn niemand.
3. Gruppe: Falls Sachverhalte nicht verstanden worden sind, fragen die Gruppemitglieder nach.
4. Gruppe: Was ist mir an der Darstellung des „Falles" aufgefallen? Welche Gefühle, Gedanken, Assoziationen löst der „Fall" in mir aus?
   Die einzelnen Gruppenteilnehmer erteilen keine Ratschläge und vermeiden Deutungen/Interpretationen. Der Ratsuchende hört aufmerksam zu und antwortet nicht auf jede einzelne Äußerungen.
5. Einzelner: Das was von den Gruppenassoziationen dem Ratsuchenden wichtig und im Gedächtnis geblieben ist, spricht er an.

6. Gruppe: Der Fall wird durchgearbeitet: Was würde ich in der Situation tun?
   Wichtig ist darauf zu achten, dass die einzelnen Gruppenmitglieder keinen eigenen Fall schildern, im Sinne: „Ja, das kenne ich, das ist mir damals auch schon so passiert!" Die Gruppe entwickelt eine „Suchhaltung" und Lösungsmöglichkeiten zum dargestellten Fall!
7. Einzelner: Der Ratsuchende prüft die vorgeschlagenen Lösungen für seine eigene Situation. Er wählt eine oder mehrere Lösungsmöglichkeiten – oder auch gar keine – für sich aus und wird versuchen, diese umzusetzen.

Eine Suchhaltung in der Kollegiale Beratung einzunehmen, ermöglicht den Teilnehmenden Ambiguitätstoleranz zu entwickeln. Sie lernen, mehrdeutige Ansprüche zwischen Distanz und Nähe, aber auch zwischen den widersprüchlichen Anforderungen auf Seiten der Angehörigen, der Pflegebedürftigen, Kollegen und Vorgesetzten emotional auszuhalten bzw. auszuloten und kommunikativ zu bewältigen.

Reflexion und Übung

1. Kulturelle Distanzzonen

Vergegenwärtigen Sie sich Ihre pflegerische Tätigkeiten (nur eine Auswahl) und versuchen Sie, diese in die Distanzzonen einzuteilen. Welche Konsequenzen ergeben sich daraus für Ihre berufliche Tätigkeit?

2. Psychische Distanzzonen

Wenn Sie an Ihre Arbeit mit Patienten denken, wünschen Sie sich dann eher Nähe oder Distanz? Überlegen Sie und machen Sie sich Notizen:

Welche Vorzüge hat es, Nähe zu geben? Welche möglichen Probleme sind mit der Nähe verbunden (für die Pflegekraft – für den Patienten)?

Welche Vorzüge hat es, sich abzugrenzen? Welche Nachteile hat die Distanz in der Pflegebeziehung (für die Pflegekraft – für den Patienten)?

3. Ich-Botschaften einüben

Wenden Sie die vier Kommunikationsfertigkeiten einer Ich-Botschaft auf eine konkrete Situation an, in der Sie sich nicht haben abgrenzen können. Wie würden Sie sich zukünftig verhalten? Schreiben Sie auf, was Sie in Form einer Ich-Botschaft sagen werden.

4. Selbstreflexion zum Umgang mit einem demenzkranken Patienten

Überlegen Sie einmal, mit welchem Patienten Sie nicht so gut klar kommen. Reflektieren Sie Ihre Beziehung mit Hilfe der unten aufgeführten Leitfragen.

Was macht Ihnen den Umgang mit dem Demenzkranken so schwer? Listen Sie die belastenden Verhaltensweisen auf.

Versuchen Sie herauszubekommen, welche Verhaltensweisen zur Krankheit gehören und welche ungünstigen psychosozialen, kommunikativen und anderen Umweltbedingungen anzulasten sind.

Können Sie einen Sinn in den unsinnigen bzw. nervenden Verhaltensweisen des Demenzkranken erkennen (Selbstbehauptung/an Orte flüchten, die einem im Gedächtnis vertraut sind/sich in irgendeiner Weise spüren)?

Können Sie auch gesunde Persönlichkeitsanteile im Verhalten und Erleben des dementen alten Menschen erkennen?

Welche Gefühle lösen die nervenden Verhaltensweisen in Ihnen aus?

Aus welcher Grundhaltung bzw. -stimmung heraus begegnen Sie ihm? (Mögen Sie ihn? Nervt er Sie? Ist er Ihnen gleichgültig?)

Wie reagiere Sie in Situationen, die Sie ängstigen oder verunsichern?

Literatur

Alzheimer Europe, Hrsg. (1999): Handbuch der Betreuung und Pflege von Alzheimer-Patienten, Stuttgart-New York

Alzheimer Forschung Initiative e.V. Hrsg. (ohne Datum): Leben mit der Alzheimer Krankheit. Für alle, die mehr wissen wollen, Düsseldorf

Alzheimer-Hilfe, Eine Initiative von Eisai und Pfizer, Hrsg. (2000): Die Alzheimer-Krankheit, Frankfurt und Karlsruhe

Baltes, M. M.; Gutzmann, H. (1990): Brennpunkt Gerontopsychiatrie. Internationale Pflegekonzepte zur Langzeitbetreuung in der Altenhilfe, Hannover

Bandura, A. (1997): Self-efficacy: The exercise of control. New York: Freeman

Bartholomeyczik, s.; Halek, M.; Müller-Hergl, C.; Riesner, C.; Rüsing, D.; Vollmar, H.C.; Wilm, S. (2008): Institut für Forschung und Transfer in der Pflege und Behandlung von Menschen mit Demenz: Konzept. In: Pflege und Gesellschaft 4/2008: 337-349

Bauer J, Bauer H, Teising M (1994): Psychosomatische Aspekte der Alzheimer-Demenz, in Hirsch, R. (Hrsg.): Psychotherapie bei Demenzen, Steinkopff, Darmstadt

Becker, S.; Kruse, A.; Schröder, J.; Seidl, U. (2005): Das Heidelberger Instrument zur Erfassung von Lebensqualität bei Demenz (H.I.L.DE.). Zeitschrift für Gerontologie und Geriatrie, 38(2): 108-121

Beikirch, E. „Ombudsfrau zur Entbürokratisierung der Pflege" im Bundesministerium für Gesundheit. URL:www.bmg.bund.de/pflege/entbuerokratisierung-in-der-pflege.html/Stand 4.9.2013

Berendonk, C. (2008): DEMIAN (2004-2010). Forschungsprojekt des Instituts für Gerontologie in Heidelberg, Projektverantwortung: Andreas Kruse, Projektmitarbeiterinnen: Charlotte Berendonk, Marion Motruk, Sonja Ehret, Vortrag AG Pflegeforschung, Heidelberg, 2. April 2008. URL: www.pflege-forschung.de/demian_berendonk.pdf

Bickel, H. (2010): Das Wichtigste 1 – Die Epidemiologie der Demenz. Hrsg. Deutsche Alzheimer Gesellschaft e.V. URL: http://www.deutsche-alzheimer.de/index.php?id=37 (FactSheet01_10.pdf) Stand: 2.5.2012

Bienstein, C.; Fröhlich, A. (2003): Basale Stimulation in der Pflege – Grundlagen. 6. Aufl., Bern-Göttingen-Toronto-Seattle: Huber

Blimlinger, E.; Ertl, A..; Koch-Straube, U.; Wappelshammer, E. (1996): Lebensgeschichten. Biographiearbeit mit alten Menschen. Hannover: Vincentz

Böggemann, M.; Kaspar, R.; Bär, M.; Berendonk, C.; Kruse, A.; Re, S. (2008): Positive Erlebnisräume für Menschen mit Demenz – Förderung der Lebensqualität im Rahmen individuenzentrierter Pflege. In: Schaeffer, Behrens, Görres (Hrsg): Optimierung und Evidenzbasierung pflegerischen Handelns, Weinheim und München: Juventa Verlag: 80-104

Brandenberg, C.; Fahnenstich, H. (2002): Auf die richtige Diagnose kommt es an – Früherkennung von Gedächtnisstörungen in der Memory Clinic Essen, in: Tackenberg, P.; Abt-Zegelin, A. Demenz und Pflege, Frankfurt:. 135-141

Brandenburg, H.; Stemmer, R.; Rutenkröger, A.; Schumacher, B.; Kuhn, C.; Adam-Paffrath, R.; Burbaum, J.; Ruppert, N.; Riedel, A.; Enders, V. (2012): Positionierung zu Pflegeoasen. In Pflege & Gesellschaft. 17. Jahrgang. Heft 2: 177-181

Buber, M. (1984): Das Dialogische Prinzip. Heidelberg: Verlag Lambert Schneider

Bundesministerium für Gesundheit (16.2.2009): Qualitätssicherung (Pflege)

Bundesministerium für Gesundheit, Hrsg. (2009): Bericht des Expertenbeirats zur konkreten Ausgestaltung des neuen Pflegebedürftigkeitsbegriffs 27. Juni 2013 URL: http://www.bmg.bund.de/fileadmin/dateien/Publikationen/Pflege/Berichte/Bericht_Pflegebegriff_RZ_Ansicht.pdf, Stand 30.7.2014

Bundesministeriums für Gesundheit, Hrsg. (2000): BMG Modellprojekte Hausgemeinschaften. Die 4. Generation des Altenpflegeheimbaus, Band 8. Kuratorium Deutsche Altershilfe Köln

Bundesministeriums für Gesundheit, Hrsg. (2002): KDA Hausgemeinschaften 2001/2002, Band 9 Schriftenreihe BMG. Kuratorium Deutsche Altershilfe Köln

Bundesministerium für Gesundheit, Hrsg. (2011): Leuchtturmprojekt Demenz. URL: Leuchtturmprojekt_Demenz-1.pdf/Stand: 26.4.2012

Bundesministerium für Gesundheit Hrsg. (2014): Abschlussbericht „Praktische Anwendung des Strukturmodells – Effizienzsteigerung der Pflegedokumentation in der ambulanten und stationären Langzeitpflege" URL: http://www.bmg.bund.de/fileadmin/dateien/Downloads/E/Entbuerokratisierung/Abschlussbericht_und_Anlagen__fin20140415_sicher.pdf/Stand 22.7.2014

Bundesministerium für Familie, Senioren, Frauen und Jugend; Bundesministerium für Gesundheit Hrsg. (2010): „Charta der Rechte hilfe- und pflegebedürftiger Menschen", 10. Auflage Berlin. URL: http://www.pflege-charta.de/Stand: 26.4.2012

Bundesministerium für Familie, Senioren, Frauen und Jugend; Bundesministerium für Gesundheit Hrsg. (2002): Vierter Bericht zur Lage der älteren Generation. Risiken, Lebensqualität und Versorgung Hochaltriger – unter besonderer Berücksichtigung demenzieller Erkrankungen. Altenbericht_Teil I bis Teil IV. URL: http://www.bmfsfj.de/BMFSFJ/Service/Publikationen/publikationen,did=5362.html/Stand: 26.4.2012

Butler, R. N. (1974): Sucessful aging and the role of the life review, American Geriatrics Society, 12: 529-532

Der Sturz im Alter – ein schwerwiegendes geriatrisches Problem. In: PflegeDienst. Das HARTMANN-Magazin für die ambulante und stationäre Pflege Heft, 4/2008

Deutsche Alzheimer Gesellschaft e.V. (2000); Brücken in die Zukunft, Berlin

Deutsche Gesellschaft für Psychiatrie, Psychotherapie und Nervenheilkunde (DGPPN) , Deutsche Gesellschaft für Neurologie (DGN) in Zusammenarbeit mit der Deutschen Alzheimer Gesellschaft e.V. – Selbsthilfe Demenz, Hrsg. (2009a): S3-Leitlinie „Demenzen" (Langversion). s3_leitlinie_demenzen.pdf. URL: www.dgn.org/images/stories/dgn/pdf/s3_leitlinie_demenzen.pdf/Stand: 30.4.2012

Deutsche Gesellschaft für Psychiatrie, Psychotherapie und Nervenheilkunde (DGPPN) , Deutsche Gesellschaft für Neurologie (DGN) in Zusammenarbeit mit der Deutschen Alzheimer Gesellschaft e.V. – Selbsthilfe Demenz, Hrsg. (2009b): S3-Leitlinie „Demenzen" (Kurzversion). 038-013_S3_Demenzen_kurz_11-2009_11-211.pdf. URL: http://www.awmf.org/leitlinien/detail/ll/038-013.html/Stand: 30.4.2012

Deutsche Gesellschaft für Psychiatrie, Psychotherapie und Nervenheilkunde (DGPPN) , Deutsche Gesellschaft für Neurologie (DGN) in Zusammenarbeit mit der Deutschen Alzheimer Gesellschaft e.V. – Selbsthilfe Demenz, Hrsg. (2009c): Interdisziplinäre Leitlinie der DGPPN und DGN und der beteiligten Fachgesellschaften, Berufsverbände und): Methodenreport und Evidenztabellen zur S3-Leitlinie „Demenzen". 038-013_S3_Demenzen_methodenreport_11-2009.pdf URL: : http://www.awmf.org/leitlinien/detail/ll/038-013.html (Stand: 30.4.2012)

DIMDI Hrsg. G-DRG-System – Fallpauschalen in der stationären Versorgung URL: https://www.dimdi.de/static/de/klassi/icd-10-gm/anwendung/zweck/g-drg/ Stand 22.7.2014

DIMDI Hrsg. (2013): ICD-10-WHO Version 2013. Internationale statistische Klassifikation der Krankheiten und verwandter Gesundheitsprobleme. 10. Revision, Version 2013. URL: http://www.dimdi.de/static/de/klassi/icd-10-who/kodesuche /onlinefassungen/htmlamtl2011/chapter-v.htm /Stand: 2.2.2014

DIN – Deutsches Institut für Normung e. V., Hrsg. (2009): DIN-Taschenbuch 226 - Qualitätsmanagement – QM-Systeme und -Verfahren (eBook). Berlin - Wien - Zürich. 6. Auflage. Beuth-Verlag GmbH. Berlin

Erikson, E. H. (1973): Identität und Lebenszyklus, 13. Auflage, Frankfurt am Main

Erikson, E. H. (1992): Kindheit und Gesellschaft, 11. veränderte Auflage, Stuttgart

Europäische Kommission – Demenzforschung, URL: http://ec.europa.eu/news/ environment/090723_de.htm/ Stand 12.7.2014

Evangelische Berufsschule für Altenpflege des Rauhen Hauses (2007); Entbürokratisierung der Pflegedokumentation – das Hamburger Modell. URL: http://www.hamburg.de/contentblob/128234/data/pflegedokumentation-datei.pdf./ Stand 22.7.2014

Falk, J. (1992): Biographieorientierte Arbeit: Leben in der ersten Hälfte unseres Jahrhunderts. Eine Unterrichtseinheit für die Altenpflegeausbildung, KDA-Schriftenreihe „Thema", Nr. 57, Köln

Falk, J. (2001): Sexualität in beruflichen Situationen. Ein Lernfeld, in Pflegemagazin 5: 22-24

Falk, J. (2003b): Pflegeverständnis auf dem Prüfstand. Snoezelen ein Konzept für Demenzkranke?, in Pflegemagazin, Heft 2: 48-52

Falk, J. (2003): Qualitätsorientierung über Selbstbewertung, in Pflegemagazin, H.1: 34-37

Falk, J. (2010): Methoden selbst gesteuerten Lernens für Gesundheits- und Pflegeberufe. Lern- und Arbeitsbuch zur Methodenkompetenz. Weinheim und München: Juventa

Falk, J (2012): Interventionen und Versorgungsstrukturen bei Demenz. In Studienbrief der Hamburger Fern-Hochschule – HFH. Schwerpunkt Studienschwerpunkt Stationäre Altenhilfe. 2. Auflage

Falk, J. (2014): Versagensangst und Lernen. In: Thomas Hax-Schoppenhorst, Anja Kusserow (Hrsg.): Das Angst-Buch für Pflege- und Gesundheitsberufe, Praxishandbuch für die Pflege- und Gesundheitsarbeit. Bern: Verlag Hans Huber: 110-123

Falk, J., Kerres, A. (2003): Didaktik und Methodik der Pflegepädagogik. Handbuch für innovatives Lehren im Gesundheits- und Sozialbereich, Weinheim-München

Feil, N. (1992). Validation. Ein neuer Weg zum Verständnis alter Menschen. (3. Auflage). Wien: Wiener Verlag

Fiechter, V.; Meier, M. (1981): Pflegeplanung. Fritzlar: Recom Verlag

Fischer, J. D.; Schwarz, G. (1999): Alzheimer Kranke verstehen – betreuen – behandeln, Freiburg im Breisgau
Fischer, T.; Kuhlmey. A.; Nordheim, J.: Wirksamkeit der deutschen Version der Serial Trial Intervention zur ursachenbezogenen Reduktion von herausforderndem Verhalten bei Menschen mit Demenz (SII – D): Hintergrund und Methode www.dlr.de/pt/Portaldata/45/Resources/dokumente/Gesundheitsforschung/Poster_STI_D_1_2.pdf /Stand: 29.5.2009
Fischer, T.; Spahn, C.; Kovach, C. (2007): Gezielter Umgang mit herausforderndem Verhalten bei Menschen mit Demenz: Die „Serial Trial Intervention" (STI), Pflegezeitschrift 7: 370-373
Freud S. (1970): Abriß der Psychoanalyse. Das Unbehagen in der Kultur. Frankfurt am Main: Fischer Taschenbuch, 408. Aufl.
Freud, A. (1993): Das Ich und die Abwehrmechanismen. Frankfurt a. M.: Fischer Verlag
Frey, H.-P. Hrsg. (1987): Identität. Entwicklungen psychologischer und soziologischer Forschung. Stuttgart: Enke
Gansweid, B.; Heine, U. (2008): Neues Begutachtungsverfahren zur Feststellung von Pflegebedürftigkeit, In: MDK-Forum 2/2008: 16-18
Geisler, L.S. (2004): Patientenautonomie – eine kritische Begriffsbestimmung. Dtsch Med Wochenschr 2004; 129: 453-456. Artikel-URL: http://www.linus-geisler.de/art2004/03dmw-patientenautonomie.html./Stand: 20.1.2012
Grass-Kapanke, B.; Kunczik, T.; Gutzmann, H. (2008): Studie zur Demenzversorgung im ambulanten Sektor – DIAS. In: Schriftenreihe der Deutschen Gesellschaft für Gerontopsychiatrie und -psychotherapie e.V. Band 7, Berlin
Grond, E. (1998): Pflege Demenzkranker, Hagen
Gutzmann, H. (2006): Das Wichtigste 6 – Die nichtmedikamentöse Behandlung der Alzheimer-Krankheit. Hrsg. Deutsche Alzheimer Gesellschaft e.V. URL: http://www.deutsche-alzheimer.de/index.php?id=37 (FactSheet06.pdf)/ Stand: 23.4.2010
Halek, M.; Bartholomeyzik, S. (2006): Verstehen und Handeln. Forschungsergebnisse zur Pflege von Menschen mit Demenz und herausforderndem Verhalten. Hannover: Schlütersche
Haupt, M. (2004): „Die meisten nehmen sehr genau wahr, was mit ihnen los ist." Interview mit dem Alzheimer-Spezialisten Privatdozent Dr. Martin Haupt. In: Bundesministerium für Bildung und Forschung (Hrsg.): Der Kampf gegen das Vergessen. Demenzforschung im Fokus
Hautzinger, M. (2003): Kognitive Verhaltenstherapie bei Depressionen. Weinheim: Psychologie Verlags Union
Heinitz, M. (1997): Schicksal Alzheimer, Heidelberg
Hirsch, R. D. (2009): Psychotherapie bei Menschen mit Demenz. In: Psychotherapie. Band 14. München: CIP-Medien. 14. Jahrgang. Heft 2: 317-331
Hirsch, R.D. (2001): Sozio- und Psychotherapie bei Alzheimerkranken, in: Zeitschrift für Gerontologie und Geriatrie, Heft 2, S. 92-100, Darmstadt
Janssen-Cilag GmbH, Hrsg. (1999): Psychische Störungen und Verhaltensauffälligkeiten bei Demenz, in: Psychiatrie & Altenhilfe news, Heft 4: 5-24
Kanowski, Neumann (1988): Arbeitsblätter, Max-Bürger-Zentrum, Berlin
Kant für Anfänger. Der kategorische Imperativ. Sendereihe über Kant und den kategorischen Imperativ. URL: http://www.br.de/fernsehen/ard
Kerres, A.; Falk, J. (1997): Kommunikative Unterrichtsgestaltung, Hagen

Kitwood, T. (2000): Der personenzentrierte Ansatz im Umgang mit verwirrten Menschen, Bern-Göttingen-Toronto-Seattle
Klie, T (1991): Lehrbuch Altenpflege: Rechtskunde, Hannover
Klie, T. (2001): Demenz – Ethische und juristische Aspekte, in: Deutsche Alzheimer Gesellschaft, Hrsg.: Brücken in die Zukunft. Referate auf der 10. Jahrestagung von Alzheimer Europe: 671-686, Berlin
Klie, T.; Schmidt, R. (2002): Demenz und Lebenswelten, in: Zeitschrift für Gerontologie und Geriatrie, Heft 3: 177-180
Krause, D., Duong, P., Packhäuser, A., Gogd, M., Lucke, C. (1996): Hilfsmittelverordnung und Hilfsmittelnutzung nach geriatrischer Rehabilitation – verordnen wir die richtigen Hilfsmittel?, in: Zeitschrift für Gerontologie und Geriatrie, 29, Heft 4: 267-272
Kretschmar, Ch. (1990): Die Alzheimersche Krankheit. Verlauf und therapeutische Möglichkeiten, in: Deutsche Krankenpflegezeitschrift 1: 8-10
Kuratorium Deutsche Altershilfew, Hrsg. (2009): Die Qualitätsgeleitete Pflegeoase: Ein neuer Weg zur Begleitung von Menschen mit Demenz in ihrer letzten Lebensphase. ProAlter. 41. Jahrgang. Heft 2: 46-51
Kurz, A. (2005): Das Wichtigste 5 - Die medikamentöse Behandlung der Alzheimer-Krankheit. Hrsg. Deutsche Alzheimer Gesellschaft e.V. URL: http://www.deutsche-alzheimer.de/index.php?id=37 (FactSheet04.pdf) /Stand: 4.5.2010
Kurz, A (2013): Das Wichtigste über die Alzheimer-Krankheit und andere Demenzformen. Ein kompakter Ratgeber. 23. aktualisierte Auflage. Schriftenreihe der Deutschen Alzheimer Gesellschaft e.V., Hrsg. Deutschen Alzheimer Gesellschaft – Selbsthilfe Demenz
MDS Medizinischer Dienst der Spitzenverbände der Krankenkassen e.V.(1995); Begutachtungsanleitung „Pflegebedürftigkeit gemäß SGB XI", Essen
Medizinischer Dienst der Spitzenverbände der Krankenkassen – MDS (2005): Grundsatzstellungnahme Pflegeprozess und Dokumentation. Handlungsempfehlungen zur Professionalisierung und Qualitätssicherung in der Pflege Essen
MDS Medizinischer Dienst der Spitzenverbände der Krankenkassen e.V. (2008):
Richtlinie zur Feststellung von Personen mit erheblich eingeschränkter Alltagskompetenz und zur Bewertung des Hilfebedarfs. URL: http://www.mds/ Stand: 5.7.2014
Müller-Hergl, C. (2000a): Demenz zwischen Angst und Wohlbefinden: Positive Personenarbeit und das Verfahren des Dementia Care Mapping. In: Tackenberg, P.; Abt-Zegelin, A. (Hrsg.): Demenz und Pflege. Eine interdisziplinäre Betrachtung. Frankfurt am Main: Mabuse: 248-262
Müller-Hergl , C. (2000ab: Personen – Programme – Prozeduren. Perspektiven einer Weiterbildung für Demenzpflege und Gerontopsychiatrie im Praxisverbund" In: TACKENBERG, P.; ABT-ZEGELIN, A. (Hrsg.): Demenz und Pflege. Eine interdisziplinäre Betrachtung. Frankfurt am Main: Mabuse: 117-134
Neumann, E.-M.; Zank, S.; Tzschätzsch, K.; Baltes, M. (1993): Selbständigkeit im Alter. Ein Trainingsprogramm für Pflegende, Bern-Göttingen-Toronto-Seattle
Neumann, N.U.; Frasch, K. (2008): Neue Aspekte zur Lauftherapie bei Demenz und Depression – klinische und neurowissenschaftliche Grundlagen. Deutsche Zeitschrift für Sportmedizin. 59. Jahrgang. Heft 2: 28-33
Nickel, A., Ungerer, O., Zenneck, H.-U. (1997): Altenpflege – Geriatrie, Hamburg

Olbrich, E./ Otterstedt, C. (2003): Menschen brauchen Tiere. Grundlagen und Praxis der tiergestützten Pädagogik und Therapie, Stuttgart: Kosmos

Olbrich, E.; Jonas, I. (ohne Datum): Senioren und Heimtiere. Ein Plädoyer für die Tierhaltung in Alten- und Pflegeheimen. Argumente, Informationen, Beispiele, Tipps. Hrsg. Kuratorium Deutsche Altershilfe in Zusammenarbeit mit dem Forschungskreis Heimtiere in der Gesellschaft, Köln

Pawletko, K.-W. (2002): Ambulant betreute Wohngemeinschaften für demenziell erkrankte Menschen. Im Auftrag des Bundesministeriums für Familie, Senioren, Frauen und Jugend. Berlin

Rapp, K., Becker, C. (2009): Sturzprophylaxe. Vorsicht Stufe. In: Gesundheit und Gesellschaft, Ausgabe 6: 24-29. URL: http://www.aok-gesundheitspar ner.de/imperia/md/gpp/bund/pflege/mediathek/pflege_mediathek_gg_06_09.pdf/ Stand 5.7.2014

Radebold H. (1994): Das Konzept der Regression: Ein Zugang zu spezifischen, bei demenziellen Prozessen zu beobachtenden Phänomenen, (Hrsg.) Hirsch R: Psychotherapie bei Demenzen, Darmstadt

Reisberg, B. (1986): Hirnleistungsstörungen, Weinheim

Riemann, Fritz: Grundformen der Angst. Verlag Ernst Reinhard, München 1961

Rogers C. (1979): Entwicklung der Persönlichkeit, Stuttgart

Romero, B. (2000): Integratives Behandlungsprogramm für Demenzkranke und betreuende Angehörige, in: Deutsche Alzheimer Gesellschaft e.V., Hrsg.: Brücken in die Zukunft. Referate auf der 10. Jahrestagung von Alzheimer Europe, Berlin: 67-81

Rüsing, D,: Herder, K.; Müller-Hergl, C.; Riesner, C. (2008):Der Umgang mit Menschen mit Demenz in der (teil)stationären, ambulanten und Akutversorgung. Problematische Situationen, Wissensbedarfe und Selbsteinschätzungen. In: Pflege & Gesellschaft, 4/2008: 306-321

Rutenkröger, A.; Kuhn, C. (2008): Im Blick haben. Evaluationsstudie zur Pflegeoase im Seniorenzentrum Holle. Hrsg. Demenz Support Stuttgart. Zentrum für Informationstransfer/Niedersächsisches Ministerium für Soziales, Frauen, Familie und Gesundheit. URL: www.demenz

Sauer, P.; Wissert, M. (1997): Wer ist der richtige Case-Manager?, in: Häusliche Pflege 3: 51-58

Saul, S. (1993): Führen durch Kommunikation. Gespräche mit Mitarbeiterinnen und Mitarbeitern, Weinheim und Basel

Saß, H.; Wittchen, H.-U.; Zaudig, M.; Houben, I. (2003): Diagnostisches und Statistisches Manual Psychischer Störungen - DSM-IV-TR. Textrevision. 1. Aufl. Hogrefe

Schachinger, Helga E. (2002): Das Selbst, die Selbsterkenntnis und das Gefühl für den eigenen Wert, Bern-Göttingen-Toronto-Seattle

Schaeffer, D.; Wingenfeld, K. (2008): Qualität der Versorgung Demenzkranker: Strukturelle Probleme und Herausforderungen. In: Pflege und Gesellschaft 4/2008: 293-305

Schäufele, M.; Lode, S.; Hendlmeier, I.; Köhler, L.; Weyerer, S. (2008): Demenzkranke in der stationären Altenhilfe. Aktuelle Inanspruchnahme, Versorgungskonzepte und Trends am Beispiel Baden-Württembergs, Stuttgart: Kohlhammer Verlag

Schmerzeinschätzung bei Menschen mit Demenz – BESD-Skala. Arbeitskreis Schmerz und Alter der Deutschen Schmerzgesellschaft e.V. Juni 2013 http://www.dgss.org/fileadmin/pdf/BESD_Kurzanleitung_130626.pdf/ Stand 5.6.2014

Schöne, L. (2014): Ein Gläschen gegen die Demenz. Eine Studie in Deutschland zeitgt, Wenn ältere Menschen maßvoll Alkohol trinken, könnte ihr Risiko sinken, an Alzheimer zu erkranken. In: Hamburger Abendblatt vom 9.7.2014

Schulz von Thum, F. (1981): Miteinander Reden. Störungen und Klärungen, Reinbek bei Hamburg

Spiegel, R.; Brunner, C.; Phil, L.; Monsch, A.; Nottler, M; Puxtry, J.; Tremmel, L. (1991): A new behavioral assessment scale for geriatric out-and in-patients: the NOSGER (Nurses' observation scale for geriatric patients, 39: 339-347

Spitzer, M. (2003): Gehirnforschung und das Lernen Erwachsener. In: DIE III, S. 38-40 (Quelle: http://www.die-bonn.de/doks/spitzer0301.pdf/ Stand: 14.4.2014

Statistische Ämter des Bundes und der Länder, Hrsg. (2011): Bevölkerungs- und Haushaltsentwicklung im Bund und in den Ländern. In: Demografischer Wandel in Deutschland, Heft 1, Wiesbaden

Statistisches Bundesamt Hrsg. (2010a): Demografischer Wandel in Deutschland - Auswirkungen auf Krankenhausbehandlungen und Pflegebedürftige im Bund und in den Ländern, Heft 2, elektronische Publikation, Wiesbaden. URL: http://www.statistikportal.de/statistik-portal/demografischer_wandel_heft2.pdf html /Stand: 26.4.2012

Statistisches Bundesamt, Statistisches Jahrbuch 2013. Kapitel 4 Gesundheit, 4.1 Gesundheitliche Lage, 4.1.7 Pflegebedürftige im Rahmen der Pflegeversicherung 2011

Statistischen Bundesamtes, Hrsg. (2010b): Krankheitskosten - Fachserie 12 Reihe 7.2 - 2002, 2004, 2006 und 2008. Tabellen zur Krankheitskostenrechnung mit methodischer Beschreibung des Rechensystems für die Jahre 2002, 2004, 2006 und 2008. URL: https://www.destatis.de/DE/ZahlenFakten/Gesellschaft Staat/ Gesundheit/Krankheitskosten/Krankheitskosten.html/ Stand: 26.4.2012

Süddeutsche Zeitung vom 01.04.2008 Inge Jens über Walter Jens: „Er ist nicht mehr mein Mann". Inge Jens spricht im „Stern" über ihren demenzkranken Gatten. Ein erschütterndes Gespräch. Von Willi Winkler URL: http://www.sued deutsche.de/kultur/122/437866/text/ /Stand 29.4.2014

Tackenberg, P., Abt-Zegelin, A. (2000): Demenz und Pflege. Eine interdisziplinäre Betrachtung, Frankfurt

Taulbee, L. R.; Folsom, J. C. (1966): Reality orientation for geriatric patients. In: Hospital and Community Psychiatry, Nummer 17: 133-135

Timmig, R. (2002): Meetingzeit, in Pflegemagazin, H. 2: 48-51

Unternehmensgruppe Dr. Willmar Schwabe Karlsruhe (ohne Datum): Was das Gehirn zum Funktionieren braucht". Patienten Service

Unternehmensgruppe Dr. Willmar Schwabe, Karlsruhe (ohne Datum): „Das therapeutische Gesamtkonzept"

Wächter, C.; Hirsch, R.D., Kortus, R., Stoppe, G. Hrsg. (1996): Demenz. Eine Herausforderung, Singen

Weltgesundheitsorganisation – WHO (2002): Lexikon. Zur ICD-10 – Klassifikation psychischer Störungen, Bern, Göttingen, Toronto, Seattle

Werner, B. (1997): Demenz. Epidemiologie, Ursachen und Folgen einer psychischen Erkrankung im Alter, Weinheim und München

Weyerer, S.; Schäufele, M.; Hendlmeier, I.; Kofahl, C.; Sattel, H. (2006): Demenzkranke Menschen in Pflegeeinrichtungen: Besondere und traditionelle Versorgung im Vergleich. Kohlhammer: Stuttgart

Weyerer, S. (2005): Altersdemenz (Heft 28). Aus der Reihe „Gesundheitsberichterstattung des Bundes". Hrsg. Robert Koch Institut in Zusammenarbeit mit dem Statistischen Bundesamt, Berlin: Robert Koch-Institut. URL: http://www.gbe-bund.de/gbe10/abrechnung.prc_abr_test_logon?p_uid=gastg&p_aid=&p_knoten=FID&p_sprache=D&p_suchstring=9663 (Stand: 15.1.2012)

Wiese, E. (2000): Diagnose Alzheimer, Hrsg. Alzheimer Forschung Initiative e.V., Düsseldorf

Wingenfeld, K. (2008): Neues Verständnis von Pflegebedürftigkeit im SGB XI und Entwicklung eines neuen Begutachtungsverfahrens. In Pflege und Gesellschaft: 383-384

Zaudig, M. (1994): Differenzierte klinische Diagnostik der Demenz und „leichter kognitiver Beeinträchtigung": Voraussetzung therapeutischer Bemühungen, in: Hirsch, R. D. Psychotherapie bei Demenzen, Darmstadt: 17-33

Zgola, J. M. (1989): Etwas tun! Die Arbeit mit Alzheimerkranken und anderen chronisch Verwirrten, Bern-Göttingen-Toronto-Seattle